浙派中医系列丛书

专科卷

总主编 范永升
副总主编 张光霁

推拿卷

吕立江 主编

全国百佳图书出版单位
中国中医药出版社
·北京·

主编单位 浙江省中医药学会 浙江中医药大学

图书在版编目（CIP）数据

浙派中医系列丛书．推拿卷 / 吕立江主编．-- 北京：中国中医药出版社，2024. 12

ISBN 978-7-5132-8984-9

Ⅰ．R-092

中国国家版本馆 CIP 数据核字第 2024NX8112 号

中国中医药出版社出版

北京经济技术开发区科创十三街 31 号院二区 8 号楼

邮政编码　100176

传真　010－64405721

北京盛通印刷股份有限公司印刷

各地新华书店经销

开本 787×1092　1/16　印张 16　字数 286 千字

2024 年 12 月第 1 版　2024 年 12 月第 1 次印刷

书号　ISBN 978－7－5132－8984－9

定价　79.00 元

网址　www.cptcm.com

服务热线　010-64405510

购书热线　010-89535836

维权打假　010-64405753

微信服务号　zgzyycbs

微商城网址　https://kdt.im/LIdUGr

官方微博　http://e.weibo.com/cptcm

天猫旗舰店网址　https://zgzyycbs.tmall.com

如有印装质量问题请与本社出版部联系（010－64405510）

浙派中医系列丛书·专科卷

《推拿卷》编委会

主　编　吕立江

副主编　詹　强　杜红根　汪芳俊

编　委　（以姓氏笔画为序）

王仁灿　占桂平　吕智桢　江振家

许　丽　李正祥　吴华军　沈　灏

沈志方　沈林兴　罗华送　郎伯旭

俞年塘　黄颂敏　章文宇　傅瑞阳

于 序

中医药学是中华民族的伟大创造，是中国古代科学的瑰宝，也是打开中华文明宝库的钥匙。它蕴含着中华民族几千年的健康养生理念及实践经验，凝聚着中国人民和中华民族的博大智慧，为中华民族的繁衍生息做出了巨大贡献。党和政府历来高度重视中医药工作，特别是党的十八大以来，以习近平同志为核心的党中央把中医药工作摆在突出的位置。2019 年全国中医药大会召开期间，习近平总书记对中医药工作做出了重要指示，要求遵循中医药发展规律，传承精华、守正创新，充分发挥中医药防病治病的独特优势和作用。为中医药发展指明了前进方向，提供了根本遵循。

浙江作为中医药发祥地之一，历史悠久，源远流长，名医辈出，流派纷呈，在我国中医药学发展史上具有重要地位和作用。2017 年，以首届全国名中医、浙江省中医药学会会长范永升领衔的专家团队率先提出“浙派中医”作为浙江中医学术流派的统一称呼，很快得到了浙江乃至全国中医药界的认可。近年来，浙江省中医药学会更是在传承发展“浙派中医”方面做了大量卓有成效的工作，如启动“浙派中医”宣传巡讲活动；连年开设“浙籍医家”朱丹溪、张景岳、王孟英等专题研讨会；在世界中医药大会上设立“浙派中医”专场，开展国际交流活动；在全国率先发布“中西医学协同发展杭州共识”，开设“浙里新医学·中西医对话”品牌学术论坛等。这些工作不仅促进了浙江中医药学术的发展与进步，也在全国中医药行业中发挥引领和示范作用。

近日，喜闻浙江省中医药学会编撰的“浙派中医系列丛书”即将面世，这是浙江省中医药学会积极响应国家关于促进中医药传承创新发展的号召，深入挖掘和整理“浙派中医”学术思想精华的又一重要成果。这套丛书包括“地方卷”12册、“专科卷”9册。丛书全方位、多角度展示了浙江中医药的历史脉络、地域特色、医人医著、学术思想、临证经验、发展现状等内容。两套丛书内容丰富、研究系统、实用性强，对了解浙江中医药的发展历程具有重要的临床价值和文献价值。希望浙江中医界的朋友们再接再厉，不断深入挖掘“浙派中医”的学术内涵与临床经验，出版更多的精品力作，为弘扬中医药文化，促进“健康中国”建设做出更大的贡献。是为序！

于文明

写于甲辰寒露

注：于文明，国家中医药管理局原局长，中华中医药学会会长

葛 序

浙江位居我国东南沿海，地灵人杰，人文荟萃，文化底蕴十分深厚，素有“文化之邦”的美誉。就拿中医中药来说，在其发展的历史长河中，历代名家辈出，著述琳琅满目，取得了极其辉煌的成就。

由于浙江省内地域不同，中医传承脉络有异，从而形成了一批各具特色的医学流派，使中医学术呈现出百花齐放、百家争鸣的繁荣景象。其中丹溪学派、温补学派、钱塘医派、永嘉医派、绍派伤寒等最负盛名，影响遍及海内外。临床各科更是异彩纷呈，涌现出诸多颇具名望的专科流派，如宁波宋氏妇科和董氏儿科、湖州凌氏针灸、武康姚氏世医、桐乡陈木扇女科、萧山竹林寺女科、绍兴三六九伤科等，至今仍为当地百姓的健康保驾护航，厥功甚伟。

值得一提的是，古往今来，浙江省中医药界还出现了为数众多的知名品牌，如著名道地药材“浙八味”，名老药店“胡庆余堂”等，更是名驰遐迩，誉享全国。由是观之，这些宝贵的学术流派和中医药财富，很值得传承与弘扬。

有鉴于此，浙江省中医药学会为发扬光大浙江省中医药学术流派精华，凝练浙江中医药学术流派的区域特点和学术内涵，由范永升教授亲自领衔，组织相关人员，凝心聚力，集思广益，最终打出了“浙派中医”这面能代表浙江省中医药特色、优势和成就的大旗。此举，得到了浙江省委省政府、浙江省卫生健康委员会和浙江省中医药管理局的热情鼓励和大力支持。《中共浙江省委 浙江省人民政府 关于促进中医药传承创新发展的实施意见》中提出要“打造‘浙派中医’文化品牌，实施‘浙派中医’传承创新工程，深入开展中医药文化推进行动计划。加强中医药传统文献研究，编撰‘浙派中医’系列丛书”。浙江省中医药学会先后在省内各地多次举办有关“浙派中医”的巡讲和培训等学术活动，气氛热烈，形势喜人。

为深入挖掘和传承“浙派中医”的学术内涵、发展规律、临床经验，浙江省中医药学会于 2022 年 7 月 1 日联合浙江中医药大学启动了“浙派中医系列丛书”地方卷和专科卷的编写工作。“地方卷”包括省中医药发展史 1 册和各地市中医药发展史 11 册，展现各地中医药发展的历史积淀、特色与优势。“专科卷”共 9 册，分别论述了内科、妇科、儿科、针灸、推拿等专科发展脉络、名人医著、发展状况等。本套丛书经过大家的辛勤努力，历经两年余，现已完成，即将付梓。我为此感到非常欣慰。这套丛书对传承浙江中医药而言，具有基础性的作用，十分重要。相信丛书的出版将为深入研究“浙派中医”提供有力支撑，以及借鉴和帮助。

我生在浙江，长在浙江，在浙江从事中医药事业已经六十余年，虽然年逾九秩，但是继承发扬中医药的初心不改。我十分感谢为“浙派中医系列丛书”地方卷和专科卷编写出版付出辛勤劳作的同志们。这套丛书的出版，必将为我省医学史的研究增添浓重一笔，必将会对我省乃至全国中医药学术流派的传承和创新起到促进作用。我更期望我省中医人努力奋斗，砥砺前行，将“浙派中医”的整理研究工作做得更好，把这张“金名片”擦得更亮，为建设浙江中医药强省做出更大的贡献。

写于甲辰寒露

注：葛琳仪，国医大师，原浙江中医学院院长

前言

浙江地处东海之滨，物华天宝，人杰地灵，文脉悠久，名医辈出，在中医发展史上具有重要地位和作用。千余年来，浙江的医家们不断传承发展，守正创新，形成了众多独具特色的医学流派，使浙江中医学术呈现出百花齐放的繁荣景象。2009 年在浙江中医药大学本科办学 50 周年之际，我牵头编写了《浙江中医学术流派》，提出了浙江中医药的十大学术流派。随着社会的不断发展，许多省都有了自身特色的流派名称，如黑龙江的龙江医派、广东的岭南医学、云南的滇南医学、安徽的新安医学，等等。我省如能提炼一个既能代表浙江中医药学术流派，又能涵盖浙江全域的综合称谓，则有利于浙江中医药对外交流与合作，也有利于促进浙江中医药的传承与创新。

2015 年我向时任浙江省中医药学会会长肖鲁伟教授汇报了这一想法，得到肖会长的肯定与支持。此后，由我牵头，组织相关人员，梳理了浙江中医药有关文献，调研了全国各地的基本状况，提出了综合称谓的初步方案，邀请了严世芸等全国著名专家进行论证，最后经浙江省中医药学会第六届理事会第五次会议表决通过，一致同意把“浙派中医”作为浙江中医药及其学术流派的综合称谓。2017 年 7 月 1 日正式向社会发布了这一决定，在推出“浙派中医”历史上十大流派的同时，又凝练了“浙派中医”的八大特色，分别是源远流长、学派纷呈、守正出新、时病诊治、学堂论医、本草增辉、善文载道、厚德仁术。

“浙派中医”发布后，社会反响热烈。学会在全省范围内广泛开展

“浙派中医”宣传巡讲;《中国中医药报》开设专栏并长篇报道了“浙派中医”有关内容；在意大利等地召开的世界中医药大会上设立“浙派中医”专场，得到了国内外中医药界的广泛认可。《中共浙江省委 浙江省人民政府 关于促进中医药传承创新发展的实施意见》提出要“打造‘浙派中医’品牌，实施‘浙派中医’传承创新工程，深入开展中医药文化推荐行动计划”。《浙江省中医药发展“十四五”规划》也提出要“加强中医药文化保护研究，梳理浙江中医药发展源流与脉络，整理医学文献古籍，编撰‘浙派中医系列丛书’”。浙江省中医药研究院中医文献信息研究所江凌圳主任牵头编撰出版了“浙派中医原著系列丛书”。

整理“浙派中医”地方、专科发展史，挖掘其中的内涵、特色及其规律，是一项研究“浙派中医”的基础性工作，极为重要。为此，在我的提议下，学会于2022年7月1日启动“浙派中医系列丛书”地方卷和专科卷的编撰工作。该套丛书由浙江省中医药学会、浙江中医药大学牵头编写。地方卷共计12册，包括省中医药发展史1册和11个地市中医药发展史各1册，系统介绍浙江省内11个地市中医药文化的独特魅力和历史积淀，展现不同地域“浙派中医”的特色和优势，这不仅是对地方中医药资源的梳理和整理，更是对“浙派中医”整体文化的一次全面展示。同时，为完整反映浙江省全域中医药整体发展脉络，又编撰了《浙派中医史》，使“浙派中医”各地特色与整体发展相互印证。专科卷第一辑共9册，分别针对内科、外科、妇科、儿科、针灸、推拿等专科领域进行深入整理，每一册都汇集了历代浙江医家在各自领域内的学术建树和临床经验，全面展示了“浙派中医”临床各科的历史发展过程、医家医著、学术思想、发展现状等内容。

本套丛书的出版，全景式、立体式展示了“浙派中医”地域与专科的独特魅力，为医学工作者和研究者提供了宝贵的参考和借鉴。同时，也为大众了解和学习浙江中医药提供了一套有益的读物。丛书的出版必将为提升浙江中医药的整体水平，促进健康浙江建设发挥积极作用。

丛书编撰出版过程中，得到了浙江省中医药管理局领导的关心与指导；编写人员克服了时间紧、任务重等诸多困难，忘我投入；编写专家组细致严谨，倾注了大量心血；中国中医药出版社的领导及王秋华编辑也给予了大力支持；国家中医药管理局原局长、中华中医药学会会长于文明，第三届国医大师葛琳仪教授百忙中拨冗作序，体现了对“浙派中医”的关怀与厚爱。在此一并表示衷心感谢！

“路漫漫其修远兮，吾将上下而求索。”这套丛书的完成只是整理研究“浙派中医”基础性工作的一部分，今后的整理研究依然任重而道远，希望我省中医药界的同道们，牢记使命，薪火相传，为“浙派中医”的发扬光大而不懈努力！

范永升

2024 年 10 月 8 日

注：范永升，浙江省中医药学会会长，浙江中医药大学原校长，首届全国名中医

编写说明

中医推拿，古已有之。古有按摩、按跷、挢引等诸多名称，是中医药文化的重要组成部分。它伴随着中华文明的出现而诞生，是人类最早认识的祛除疾病和保健养生的方法之一，对中华民族的健康做出了重要贡献。现存最早的医学巨著《黄帝内经》有关按摩的记载，以及与《黄帝内经》齐名的《黄帝岐伯按摩十卷》(已佚)，已充分显示在两千多年前的秦汉时期推拿已有完整的中医药文化理论体系，确立了推拿这门独特的学科在中医药文化领域的作用和地位。推拿发展演变经历了三个阶段，从古代推拿的形成、发展到推拿的成熟。在长期的生活实践和医疗实践中，推拿由原来简单的下意识手法动作，发展成为一种具有高度技巧的医疗活动，成为中医学中别具特色的一种医疗保健方法。它是中国起源最早的防病治病的中医特色外治疗法之一，是在中医理论指导下，运用各种手法作用在人体经络穴位或特定部位来防病治病和保健养生的一种中医疗法。

浙派推拿历史悠久。早在宋朝，浙江地区已出现了专业的按摩医者，并出现了现存最早、最完整的按摩专论《圣济总录》按摩篇，为浙派中医推拿流派的形成奠定了基础。随着历史的不断发展，结合各地不同的风土人情、接触的患者及病种、地域气候、文化宗教、思维方式、师承关系、经验体会及经济发展等，形成了各式各样的推拿流派。各推拿流派均有自身独特的学术观点，彼此间又有千丝万缕的联系，流派纷呈，源远流长，百家争鸣。浙派中医推拿流派融合了各派所长，又结合本地区地域、文化、历史、人文等特点，形成了浙派中医推拿流派发展独有的特色。这不仅推动了推拿学科的发展，还极大地丰富了浙派中医的内容。

目前国内主要推拿流派包含一指禅推拿、㨰法推拿、内功推拿、正骨推拿、小儿推拿等。各流派通过学术交流、师承、研修班等方式不断壮大。浙派中医推拿流派传承了国内主要推拿流派学术思想，通过多年发展，其在国际上的地位亦越来越重要。虽然浙派中医推拿流派发展迅速、应用广泛，但未有前人对浙派中医推拿流派进行系统的总结。在此背景下，本书编写团队对浙派中医推拿源流与传承、学术特色与推拿名医、推拿理论的创新与特色技术的总结等方面进行了系统梳理。全书共分六章，包括浙派中医推拿源流、浙派中医推拿流派的传承、浙派中医推拿学术特色、浙派中医推拿名医荟萃、浙派中医推拿专著精要、浙派中医推拿特色技术，附录介绍了浙江中医推拿专科的组织发展与学术贡献。

本书由从事推拿临床与研究的浙江中医药大学吕立江教授担任主编，由浙江省中医药学会推拿分会的常务委员及其他专家共同撰写。主编吕立江负责全书的统稿、编修和增补。编写分工：第一章由吕立江、詹强、许丽、李正祥、傅瑞阳编写，第二章由吕立江、詹强、占桂平、吴华军、许丽、章文宇编写，第三章由吕立江、詹强、汪芳俊、郎伯旭编写，第四章由吕立江、汪芳俊、罗华送、郎伯旭编写，第五章由杜红根、王仁灿、江振家、黄颂敏编写，第六章由吕立江、杜红根、沈志方、沈林兴、沈灏、俞年塘编写，附篇由吕智桢编写。特别感谢浙江省中医药学会与中国中医药出版社领导与专家在本书编写过程中给予的大力支持。书中的手法图片由摄影师与吕立江、许丽、胡会杰、田雨、魏子程拍摄与绘制，在此一并表示感谢！

尽管编委会做出了许多努力，但由于时间仓促且限于编者水平，书中有些内容及观点可能存在不足，或未完全展现浙派中医推拿的全部内容。如有错误、纰漏，欢迎广大读者在使用过程中提出宝贵意见，以便再版时修订完善。

《推拿卷》编委会

2024年5月

目 录

第五章　浙派中医推拿专著精要

第六章　浙派中医推拿特色技术

附　录

第一章 浙派中医推拿源流

第一节　浙派中医推拿渊源

推拿，古称按摩、按跷等，中国有些地方至今还沿用按摩的名称。推拿起源的具体时间没有定论，其体系是我们的祖先在长期的生产和生活过程中逐步形成的。浙派中医推拿是中医推拿的重要组成部分，是在浙江区域形成的特有的推拿流派。关于浙派推拿疗法的起源说法不尽相同，本节我们从生活环境、巫觋文化、道术文化、医疗实践等几方面加以阐述。

一、生活环境影响

推拿在所有的医疗技术中，是最古老的疗法。我们的祖先在生产劳动中出自本能的自我保护，在出现损伤和病痛时，会不自觉地用手抚摸、拍打病痛局部及周围部位，后来人们发现这种抚摸、拍打使疼痛减轻，于是从中不断积累经验，逐渐由自发的本能行为发展到自觉的按摩行为。而根据不同地区的特有的环境特征，每一个地区推拿疗法形成的原因与后续发展的路线也不尽相同。

浙江位于中国长江三角洲南翼，东临东海，南接福建，西与江西、安徽相连，北与上海、江苏接壤。境内最大的河流钱塘江，因江流曲折，又称"之江"。浙江地形复杂，耕地面积仅 208.17 万公顷，山地、丘陵占总面积 70.4%，平原、盆地占 23.2%，河流与湖泊占 6.4%，故有"七山一水两分田"之说。在很长的一段历史时期内，浙江自然环境相当恶劣，被称作"蛮荒之地"。地质学考古的结果证明，大约自更新世（距今约 260 万年至 1 万年）晚期以来，浙江沿海的平原地区，包括大部分杭嘉湖平原和宁绍平原在内，经常发生海浸，土地盐碱化严重，植物稀少，沼泽密布，气候潮湿。这与中国大陆上经历的鄱阳亚冰期、大姑亚冰期、庐山亚冰期与大理亚冰期 4 个亚冰期有关。在冰期，平均气温比现在低 10℃左右，而冰期之间的温暖时期（间冰期），平均气温又会比现在高 10 ～ 15℃。大约在 1 万年前，第四纪冰川步入尾声，亚欧大陆大量的冰川开始融化。在浙江，分布在高海拔地区的冰川消融，融水大量汇入江河发源地，导致大洪水连绵不绝。另外，冰后期的降雨量也是大洪水的一大原因。根据《中国历史地理》的资料，7500年前到5000年前的平均降雨量比现在多500毫米左右。第四纪冰川融化经历了很长的一段时间，因此洪水的持续时间也是非常漫长的。长此以往，这种温热湿润的环境极有可能导致风湿病和关节炎等疼痛疾病的产生，这也直接地导致了生活在此处的先民们需要通过按摩捶打的行为缓解不适。例如，在生产劳动时或与野兽搏斗中，必定有一些外伤发生，出现疼痛，他们自然地用手去抚摸、按揉患处，逐步发挥作用；当人体的某一部位受到损伤出血时，人们便本能地用手按压以止血；当损伤使局部部位隆起时，人们又本能地通过抚摩、揉动使隆起变小或消失，从而缓解了肿痛。人们还发现，用石片等刮擦某些部位能缓解一些特定的病痛。人类本能地重复应用一些能够祛病的抚摸按揉手法，经过时间的延续，这些手法得到发展和积累。即便到今天，人类在感到不适时仍会产生捶打、敲击、摩挲以试图缓解疼痛的下意识行为。随着时间推移，先人也开始尝试用木棍、骨棒等器具协助或代替双手进行揉按的手法。在浙江杭州的良渚文化遗址中，就出土了一些玉制锥形体、石针和金属棒等供针灸推拿治疗使用的器具。在浙江其余的多个遗址中，也出现了类似骨针、骨棒等疑似用于推拿治疗的器具，可以推断推拿治疗已在当时成为南方许多部落的重要的疾病治疗形式。在自然环境和社会环境的不断变迁中，浙派推拿也在不断地丰富并发展。

二、巫觋文化影响

由于早期社会条件的限制，人们对于疾病缺乏一定的了解，医疗方法十分单一，先人运用巫术对神秘的鬼神进行祷告和膜拜，以期消除疾病死亡带来的威胁。巫也因此一度上升到极高的地位，但凡可左右人生命财产病痛安康之大事，均可视作巫术，医术中的推拿术也不例外。在古代，出现了一种称作“导引按跷”的行为。导引按跷是古代按摩术的一种原形，导引按跷源于巫觋的舞蹈动作（图1-1）。《吕氏春秋·古乐》载：“昔陶唐氏之始，阴多滞伏而湛积，水道壅塞，不行其原，民气郁阏（恶音）而滞着，筋骨瑟缩不达，故作为舞以宣导之。”其中的“舞”就是华夏先民疗疾祛病的导引术的早期形态。殷商时期是中国古代巫风最为炽盛的时代，当时人们患病后，祭祀祷告就是攘灾祛病的主要手段。在该时期，巫、医拥有强烈的一致性，因此巫师在很长一段时间内都拥有极高的社会地位，能左右风水、气候、生命、病痛之大术，皆称作“巫术”。因此在占卜大书《殷墟卜辞》中关于“按摩术”治病的记载比食物、酒类等还要详细。甲骨文[illegible]字，在孟世凯所著《殷墟甲骨文简述》中释为：“象人卧床，有手按摩。”《甲骨文字典》释为疾字：“人腹部有疾病，用按摩以治之。”《说文解字》云：“拊，揗也。”“揗，摩也。”还有一个“疛”字，意为一人卧床不起，另一人以手按摩其腹部的形象。《殷墟文字乙编》记载：贞，疾拊宠。即患有腹部疾病用按摩治疗，能受上天宠佑而痊愈吗？卜辞中另有一条为“疛“冎”。此处的“疛”用作动词，释为“拊”的字义，是卜问可否采用按摩法治疗骨痛症。在另一段甲骨文中，有几段文字记载了为王室成员按摩前做的可行性占卜过程，并记录了三个专职按摩师的名字。他们是“拊”“臭”和“婢”。可以看出，手法医疗是附属于巫术的，在占卜之后才可进行，得到上天保佑后，先民方才开始推拿治疗。

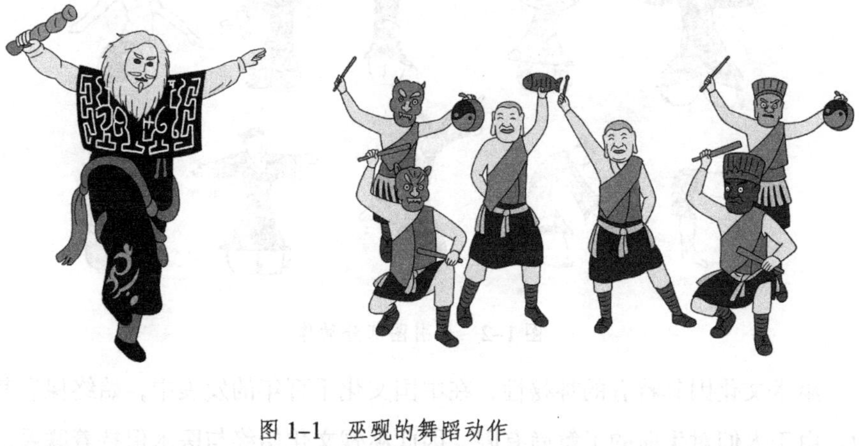

图 1-1　巫觋的舞蹈动作

由于汉初统治者自幼浸淫在浓厚的巫风中，他们大力弘扬巫觋文化，使巫觋活动的身影和影响遍及两汉时期全国各地。马王堆三号汉墓出土的载有大量与按摩导引相关的文物，如《养生方》《导引图》（图 1–2），有许多手法治疗疾病的记载，病种有腹股沟疝、白癜风、疣、虫咬伤、皮肤瘙痒、冻疮、外伤出血、癃闭等；其中涉及的推拿手法有按、摩、摹、靡（磨）、蚤挈、由指蚤（搔）、括（刮）、捏、抚、循（揗）等 10 多种。原文一百一十条曰：“一方：癃，燔陳芻若陳薪，令病者背火炙之，两人为摩其尻，癃已。”原文二百六十二条曰：“一方：取藜蘆二齊，乌喙一齊，礜一齊，屈居齊，芫花一齊，并和以车故脂，如裹。善洒，乾，即炙裹药。以摩其瘙，瘙即已。”《养生方》是一部以养生为主的方书，载有对腿脚、涌泉及肾俞穴等部位推拿方法。

《说苑》一书中载上古巫医“俞跗之为医也，搦脑髓，束肓莫，炊灼九窍而定经络，死人复为生人”。

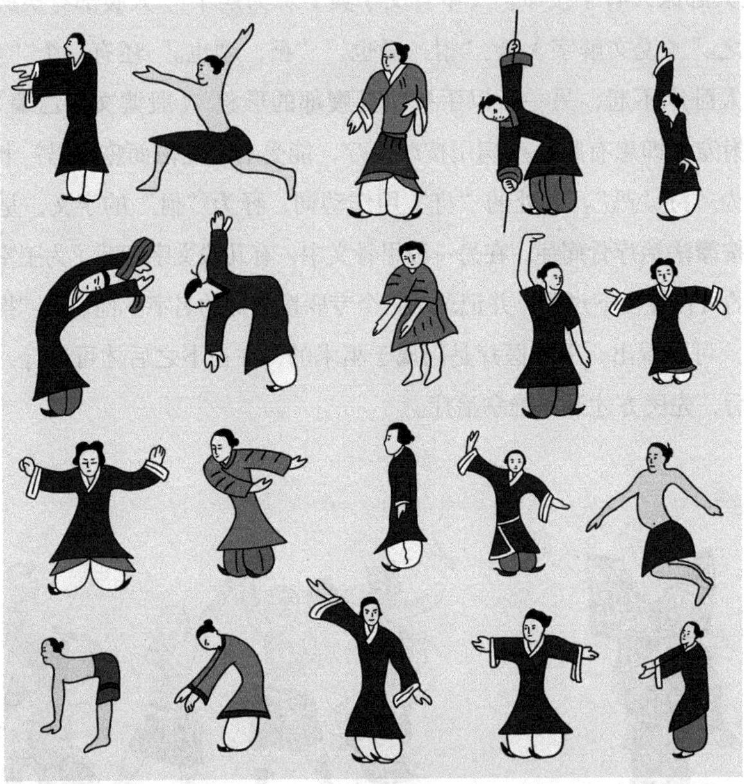

图 1–2　导引图部分动作

巫术文化因其特有的神秘性，在中国文化千百年的发展中，始终保有其活力，由于人们对生命的了解尚有限，因此巫觋文化始终与医术保持着联系，直到如今，仍有部分落后地区保有着生病求巫的习惯。可以说，巫觋文化就是人们对不可见的生命所产生的敬畏之心。而当时浙江所在的地域由于部落繁多，巫师盛行，因此可以说，巫觋文化与浙派推拿的发展存在不可割裂的关系。

浙江良渚文化起始于公元前 5300 年至公元前 4300 年间，拥有大规模的公共建筑、优美的玉器、先进的水利工程等。其中，巫觋文化是良渚文化的重要组成部分，巫觋文化中的巫医，通过神秘的仪式和手法，为人们治疗疾病，这其中就包括推拿疗法。据考古发现，良渚文化遗址中出土的石针、石刀等医疗工具，就说明了针灸推拿在当时的医疗中有着重要的地位。良渚文化中的推拿医术，不仅包括按摩、拔罐、刮痧等方法，还有诸如针刺、艾灸、草药熏蒸等多种治疗方法。这些治疗方法，被广泛地应用于巫师的医疗活动中，成了当时的重要医疗手段。同样在河姆渡文化中也发现了巫术医学，其中也包括了巫觋文化。据记载，河姆渡文化时期的巫觋文化也与推拿有着密切的关系，当时的巫觋人们使用按摩和针灸等方法来治疗疾病；《桐庐县志》中记载了桐庐地区早期的巫觋信仰和巫觋治疗方式，其中提到了使用手法和按摩等方法治疗疾病的情况；舟山嵊泗地区传承了一种独特的巫术，被称为“嵊泗巫术”，嵊泗地区的巫师在进行祭祀活动时会使用推拿手法来帮助信众放松身心、舒缓疲劳；慈溪地区的江南巫术在其巫术体系中，也包含了推拿（按摩）手法治疗疾病的方法，根据《慈溪县志》记载，慈溪江南巫术中的“揉捏”就是指推拿疗法……种种迹象表明巫与医、与推拿拥有着十分紧密的联系。

三、道术文化影响

道教是我国主要教派之一，也是我国的本土宗教。浙江山川秀丽，气候宜人，是道教思想萌发的绝佳之地，相传早在东周时期便流行起黄老道家思想，随后流传千年，至今仍有保留。而浙江有关道教的神话传说，更是可追溯到黄帝时代。浙江道教始于汉，兴于南北朝，发展于隋唐，鼎盛于五代至北宋，明清后才趋向衰落。据《史记》载，西汉初东瓯王驺摇酷信鬼神，这与温州道教信仰的兴盛不无关系。东汉末年，会稽郡沃洲山一带，已受到道教活动的影响。相传东汉永平十五年（72），剡人刘晨、阮肇采药游至桃源洞遇到仙人（图1–3），也就是现今新昌刘门山中。据载，汉以前台州诸山就有道士结庐修道。相传周灵王太子修道于天台桐柏山，周刘奉林学道于嵩山，炼丹于委羽山，徐来勒真人治括苍洞，道家周义山在温岭方山结庐修道。后汉时期台州就被誉为江南道教圣地，天台桐柏宫被奉为道教南宗祖庭，委羽山是台州道教龙门派的发祥地。

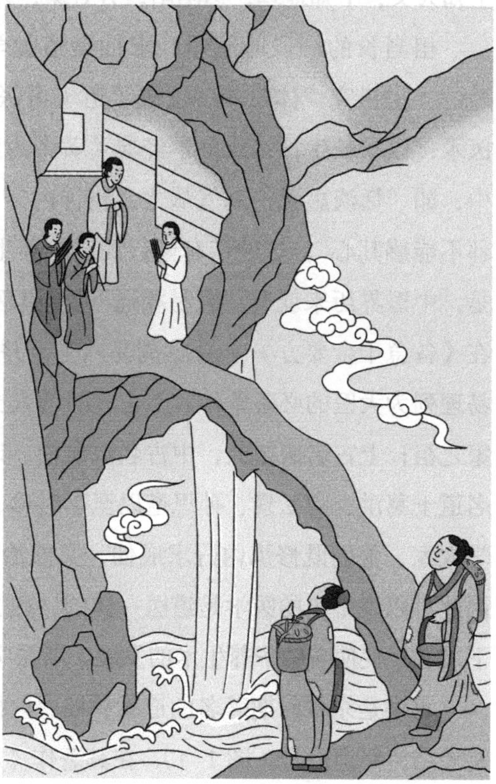

图1–3　剡人刘晨、阮肇采药遇仙人

传说伏羲画卦，肇启《易经》，黄帝祖述《内经》，神农撰用《本草》，从此开创中华民族“三坟”之学，三坟之学既为道之本源，亦是中医文化的本源。浙派推拿作为中医文化重要的一部分，也深受道教的影响。道术经典《易经》将阴阳哲学形象化为“阴阳鱼太极图”，阴阳之间交感相错、对立制约、互根互用、消长平衡和相互转化，这正是构成中医辨证论治理论核心的阴阳理论。

阴阳学说和五行学说是中国古代重要哲学思想。战国末年，阴阳、五行学说大为流行，因此在道教和医学之中都有它的身影。成书于战国至秦汉之际的《黄帝内经》就吸收了阴阳学说和五行学说思想，用于医学领域，形成了传统医学所特有的阴阳五行学说。而道教内外丹修炼的重要指导思想之一同样也是阴阳学说和五行学说，《周易参同契》以卦爻配阴阳五行，阐述金丹术的用药与火候，奠定了道教金丹术的理论基础。就道教外丹黄白术而言，还丹大药的制作，必须是阴阳相制配方。以阴制阳，以阳制阴，方成大药。故南宋道人吴悮在《丹房须知》中首先强调炼丹之人必须掌握阴阳八卦理论：“修炼之士，必上知天文，下知地理，达阴阳，穷卦象，并节气。”

相当长的一段时间里，求仙是道教学子的最终目标，而求仙不仅讲究“术”，也讲究“体”——这成了道士习医研医的根本愿意，许多道士会学习医术，以求长生，以致医学经典《黄帝内经》也被挟裹进道教的典籍《道藏》中，如“恬淡虚无，真气从之，精神内守，病安从来”“嗜欲不能劳其目，淫邪不能惑其心”，这种带有修行性质的养生法也在道士之间流行。与之相应的是，中医界历来就有“医易相通”“易具医之理，医得易为用”之说。孙思邈在《备急千金要方》中说：“周易六壬，并须精读，如此乃得为大医。”把精通易理列为大医的必备条件。上古之时的人文之祖黄帝，既是医家之祖，更是道家之祖；上古名医苗父，中古名医俞跗，以及神农、岐伯等，而先秦以后，著名道士葛洪、陶弘景、孙思邈以至李时珍、张三丰等，既是医学大家，又是道学大家，他们既修炼内丹求成仙，又修治外法以活人，深研医道，济世利生。因此可以说中国的医学是道医一体的，褪去了远古的蛮荒，道家特有的沧济天下之心，促使着中华养生术的发展，浙派中医推拿的导引功法也是如此。

葛洪是东晋时期著名的道教领袖，内擅丹道，外习医术，相传其曾于杭州葛岭结庐修道炼丹（图 1–4），在其著作《肘后备急方》中提出“以指代针”并最早提出了颞下颌关节脱位的整复方案，并且首次系统论述膏摩，使其成为证、法、方、药齐备的治疗方法，是浙派推拿历史中重要的奠基人。同时期的另一位道教大师陶弘景传承葛洪衣钵，在浙地游历并写下了《养性延命录》，有“安坐，未食前自按摩……导引诸脉，胜于汤药”，记载了于饭前按摩而养生之法；唐代游道士名马湘，今海宁人，《太平广记》有记载其事迹“患腰脚驼曲，拄杖而来者，亦以竹杖打之，令放拄杖，应手便伸展”，这种治疗方法可以视作现代推拿手法棒击法的前身；宋代著名文豪苏东坡幼时进入天庆观北极院跟随道士张易简学习，其多次任职于浙江，在多年的游历中总结出以“左右手热摩两脚心及脐下腰脊间……次以两手摩熨眼面耳项”并结合打坐的养生方法，这是足底按摩的极大发挥；北宋杭州钱塘人沈括深谙卜筮之术，他的著作《良方·十卷》记载了用推拿手法掐法治疗脐风的手段。直到后世林林总总，道医仍然广泛地存在于道教群体之中。

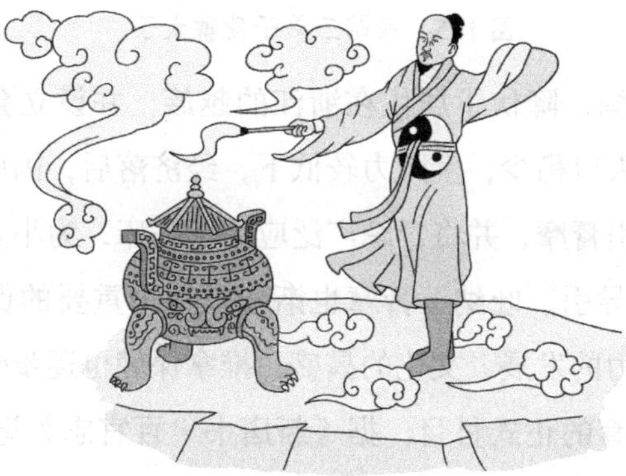

图 1–4　葛洪结庐修道炼丹

四、源自医疗实践

前文中已经提到，在原始社会阶段，中国祖先就凭借双手进行最原始的医疗活动，通过无数次的按压、抚摸，逐渐形成按摩疗法。《路史》记载：“上古之时，神农命贷季理色脉，对察和齐，摩踵告，以利天下。”其中的“摩踵”便是推拿。而后医学之祖僦贷季又把自己的医疗技术传给了弟子岐伯，于是产生了《黄帝内经》《黄帝岐伯按摩十卷》等医学著作。春秋战国时期，随着冶金技术的发展，促成了农业、手工业、商业的繁荣，人们对于健康长寿愈发重视，竹简、帛书中开始出现按摩、导引、吐纳等推拿相关的内容，《孟子·梁惠王上》中就有“为长者折枝”的治疗方法，《周礼疏案》中还记录了扁鹊使用推拿手法抢救尸厥患者的故事：“扁鹊过虢境，见虢太子尸厥，就使其弟子子明炊汤，子仪脉神，子游按摩。”（图 1–5）由于气候原因，江南人的易患疾病适合推拿的发展，因此在不断的医疗实践中，浙派推拿逐渐自成一体，也慢慢扩大开来。

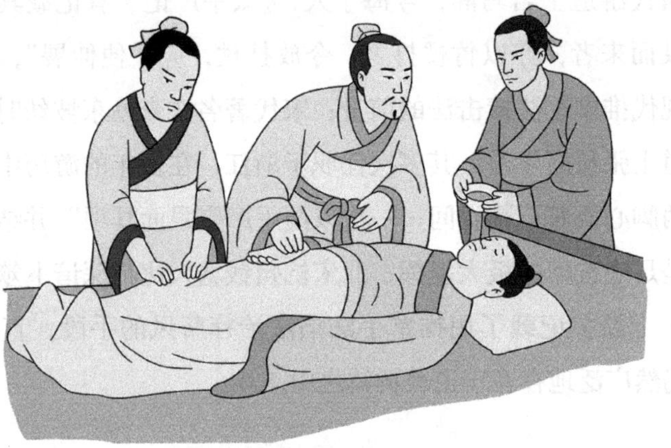

图 1–5　扁鹊三弟子救虢太子

秦始皇统一六国，降伏了居住在浙江的越族，并设立会稽郡。相比于中原地区，当时浙江人口稀少，生产力较低下，经济落后，因此医药卫生发展缓慢。华佗发展了导引膏摩，并将膏摩广泛应用于临床，为小儿推拿介质的使用奠定了基础，同时导引、吐纳、膏摩也渐渐被视为重要的保健预防方法。隋唐时期，随着生产力的发展、文化的昌盛，推拿保健也逐步受到重视，推拿也被列入国家医学教育的正式科目，据《新唐书·百官志》记载："按摩博士一人，按摩师四人，并以九品以下，掌教导引之法以除疾。"按摩设有专科，有按摩专科医生、按摩博士。《圣济总录·第四卷·治法篇》曰："可按可摩，时兼而用，通谓之按摩，按之弗摩，摩之弗按。按之以手，摩或兼以药。曰按曰摩，适所用也。"除了单纯手法治疗疾病，医者还会根据病情辅以药物，此手法被称为膏摩。此时期浙江道医盛行，《苏沈良方》便有记载足底按摩养生保健之法。

随着明清时期浙江社会发展迅猛异常，浙派推拿集前朝众多医家的经验，有了质的飞跃。《古今图书集成医部全录》中叙写了明朝永乐间浙江地区医家严乐善常以运气之术疗病，且精于子午按摩法："按《嘉兴府志》：严乐善，业医有名。……善能运气凝神，及子午按摩法，年七十五卒。殓后五日，邻人有遇之于西湖者。其后有引芳、世美，皆精医。"这也是浙地首个关于子午按摩法的文字记载。当时，浙派中医儿科传承了历代医家的学术思想，逐渐形成了滋阴清热、顾护脾胃的特点，因此该时期的小儿推拿也得到蓬勃发展。明朝杨继洲撰写的《针灸大成》中刊录了《小儿按摩经》，书中总结了既往小儿推拿手法，总结为“掐、揉、按、摩、推、运、搓、摇”基本八法，并将特殊手法由2种增加到了29种，文献考证其作者“四明陈氏”为宁波人，而《小儿按摩经》为我国现存最早的推拿学专著，为后世小儿推拿的发展具有重要意义。除了《小儿按摩经》外，明浙江桐庐人黄贞甫通过总结前人经验和多年的医学实践著有《推拿秘旨》，该书采用歌赋体裁描述手法操作，记录了“按弦走搓摩”“黄蜂入洞”“水底捞月”等12种操作法，还出现了“推坎宫图”等5幅头面部推拿操作图等，使浙江地区的小儿推拿理论及操作体系更加趋于完善。随着推拿学科的不断完善与临床实践的积累，以及西学东渐，清朝时期的浙江地区开始出现各式推拿流派，如一指禅流派、㨰法推拿流派、正骨推拿流派、袁氏按导流派等，他们除了吸收传统医学文化，还结合了西方解剖和康复手法，沿用至今并对现今推拿学科的建设产生巨大的影响。

从历史进程来看，浙派中医推拿的发展显然与医学发展水平存在正相关关系，因此也可以说浙派推拿体系是在不断的医疗实践中逐步建立起来的。

第二节 浙派中医推拿形成

一、宋代推拿理论应用有发挥

宋元时代是中医药学发展历史进程中的一个重要时期，此时科学技术发展，活字印刷术的发明应用均促进了中医药学的繁荣与发展，同时宋朝政府高度重视医药且南宋政权迁都临安（今浙江杭州），使南方成了全国的医药文化中心，该时期成立了太医局、惠民和剂局、校正医书局等机构，编纂、校注出版了大量的医学著作。在此大环境下，推拿按摩疗法尤其是浙派推拿亦迎来了天时地利的发展时机，并被不断丰富与完善，运用推拿的范围更加广泛，据《宋史·艺文志》记载，宋代曾有《按摩法》《按摩要法》等推拿按摩专著出版，可惜因宋太医局取消了隋唐以来近400年的按摩科设置，且战乱频繁等原因，致使这两本推拿按摩专著均佚而不传，甚为可惜。尽管如此，推拿按摩的内容仍然大量散在于正骨、伤科、妇科、儿科等科的医学著作中，就连朝廷敕辑的医学巨著《太平圣惠方》《圣济总录》仍把膏摩、按摩、导引编录其中。

宋太宗时期较为重视医药发展，在官修的《太平圣惠方》中，载录了大量的膏摩方，例如摩腰膏治疗腰痛顽疾、摩顶膏治疗颠顶头痛、摩风膏治疗风毒筋急等，并首次将膏摩法用于治疗眼科疾病，并介绍了按摩手法治疗小儿病证。宋徽宗时期官修的大型方书《圣济总录》中的按摩篇被认为是现存最早、最完整的按摩专论，其系统总结、归纳和整理了《黄帝内经》以来推拿理论的发展成就，并在理论方面有了进一步的阐述和临床应用范围进一步拓展，如《圣济总录·第四卷·治法篇》指出："可按可摩，时兼而用，通谓之按摩，按之弗摩，摩之弗按。按之以手，摩或兼以药。曰按曰摩，适所用也……世之论按摩，不知析而治之，乃合导引而解之。夫不知析而治之，固已疏矣，又合以导引，益见其不思也。大抵按摩法，每以开达抑遏为义。开达则壅蔽者以之发散；抑遏则剽悍者有所归宿。”理顺了推拿按摩手法及其作用，以及与导引三者之间的关系，指出了按与摩的区别，认为推拿按摩手法应当辨证使用，不得随意乱用，这种强调推拿按摩手法辨证应用的观点是对推拿按摩理论认识上的一个重要突破和发展，认为手法具有“斡旋气机，周流荣卫，宣摇百节，疏通凝滞”，从而使人们对推拿按摩治疗作用的认识有了进一步的提高，亦对后世关于作用机制的研究产生了重大的影响。书中还记载了手法治疗眼病的方法，开创了眼科疾病推拿治疗的先河；该书还阐述了按摩在养生保健等方面的应用，说“养生法，凡小有不安，必按摩挼捺，令百节同理，邪气得泄”，认为“大补益膏摩”可摩腰补肾，提出推拿补虚的理论，是对《黄帝内经》推拿理论的又一个发挥；同时针对当时因战乱而带来的跌打损伤患者的增多，为了适应社会的医疗需求，规范了治疗骨伤疾病的按摩手法，指出“凡追堕跌仆，骨节闪脱，不得入臼，遂致蹉跌者”，用按摩手法复位，对骨折者“急须以手揣搦，复还枢纽”，最后“加以封裹膏摩”，将封裹膏摩、按摩复位和用药并提，作为正骨疗法的标准程序，使骨折脱位的手法整复更为科学、系统。《圣济总录》突破了之前膏摩只用于内科、五官科、皮肤科疾病的限定，拓展了适用范围，将其应用于跌打损伤疾患之中，将膏摩“炙手摩令热”或“热手摩之”的特色发挥到极致，借助手法以透热为度，既有利于药物的吸收又不损伤皮肤，达到温经通络、提高患者依从性的目的，也成为后世推拿治疗时适当使用推拿介质的理论依据。同时《圣济总录》还将宋代以前十余家养生学派的保健按摩进行归纳整理，各取所长，编制成一套完整的养生功法，称为“神仙导引”。此功法共上下两节，上节有九式依次为：①转胁舒足；②鼓腹淘气；③导引按跷；④对修常居、按目四眦、摩手熨目；⑤俯按山源；⑥营治城郭、击探天鼓；⑦拭摩神庭修昆仑；⑧顺手栉发朝三元；⑨运动水土摩生门。下节有十八势，如“两手捺，左右捩肩；两手捻，左右扭腰；左右挑头；一手抱头，一手托膝；两手托头，三举之；一手托头，一手托膝，从下向上，三遍，左右同”等。

宋元时代推拿按摩被广泛地应用在各科疾病的治疗中，沈括和苏轼合著的《苏沈良方》就介绍了推拿手法中的掐法治疗脐风，开创了推拿治疗新生儿破伤风的先河，《苏沈良方·上张安道养生诀》记载的“苏氏养生功法”书中描写为：“每日以子时后，披衣坐”，先行叩齿、闭息、内视、漱津等相关术式，“然后以左右手热摩两脚心（此涌泉穴，上彻顶门，气诀之妙），及脐下腰脊间，皆令热彻（徐徐摩之，微汗出不妨，不可喘）。次以两手摩熨眼面耳项，皆令极热。仍按捏鼻梁左右五七次，梳头百余梳，散发卧，熟寝至明。本书将按摩与调气、存想、咽津等各种养生方法配合运用。沈括，字存中，武康人，宋嘉祐二年（1057）举进士，医学著作有《灵苑方》《沈氏良方》，后人将后者与苏轼所撰的《苏学士方》合编成《苏沈良方》。苏轼，字子瞻，号东坡居士，四川眉山人，宋神宗时期（约 1069—1079）曾在杭州、湖州等地任职。

张杲《医说·颠仆打伤》中创新性采用搓滚竹管治疗筋缩，来恢复肌筋及关节功能，实现了器械推拿零的突破。杨子建的《十产论》是最早介绍用手法矫正各类异常胎位引起的难产的产科专著，书中详述了横产（肩先露）、倒产（足先露）、偏产（臀先露）、碍产（脐带攀肩）、盘肠产（产时子宫脱垂）等引起的难产可通过手法助产，可惜此书已佚，但是其主要内容被保留在宋代陈自明的《妇人大全良方》（成书于 1237 年）中。洪迈的《夷坚志·甲志》中也记载名医庞安时采用推拿按摩治疗七日难产不下的医案，“为人治病率十愈八九……有民家妇孕将产，七日而子不下，百术无所效……令其家人以汤温其腰腹，自为上下拊摩，孕者觉肠胃微痛，呻吟间生一男子，母子皆无恙”，运用腹部按摩手法催产，是世界上首例产科手法助产的病案，为后世用手法拨转胎位奠定了基础，此例在元代脱脱等所著的《宋史·卷 462》中也有记载；《夷坚志·丁志》则载有萧山女医武元照采用按摩手法治疗患者足疾的病例：“武真人，名元照。会稽萧山民女也。……韩自幼患足疾，每作，至不得屈伸。照为按摩，觉腰间如火热，又摩其髀亦热，拂拂有气从足指中出，登时履地，厥疾遂瘳。”苏轼的《东坡志林》介绍了“以指代针”，是采用手指作针刺激腧穴来治疗疾病的一种推拿方法。说明随着宋朝政府的南迁，政治经济核心南下，医学中心也逐渐由北向南发展，浙派推拿由此也有了长足的发展，并已有专业的按摩医者，从业人员不受性别的限制，且推拿方法多样，适用范围扩大，此外还有《医说》中介绍的“搓滚舒筋法”，《仁斋直指方论》的“按压腹部缓解法”，刘完素《刘河间医学六书》的“屈伸按摩法”治疗“卒中暴死”；金代张从正在《儒门事亲》中记载木梳梳乳法治妇人乳汁不下、乳痈，后世被广泛用于乳部疾病的手法治疗，书中还多处记载了推拿治疗内、妇、幼、眼科等疾病的案例，如以自我揉腹催吐治疗伤食、伤酒，推揉法配合泻下药治疗妇人腹中有块，按摩治疗小儿腹内痞块，揉目配合针刺治疗目上长瘤等，并提出“按导”依次被后世延续使用，书中将推拿按摩手法归纳为“汗、吐、下”三法中的“汗”法，突破了宋以前谈按摩的作用时只限于“温通闭塞”一种解释，并认为按摩推拿技术类似针刺、砭石、灸、熏、蒸、导引诸法，都具有祛邪解表的功效，将中医的辨证治则融入推拿按摩中，进一步丰富了推拿按摩理论，亦表明对推拿按摩作用的认识更为深入，同时也说明了宋元时期的推拿按摩适用范围相当广泛，不仅可以治疗骨伤、内科、外科、儿科、妇科、眼科等疾病，甚至还用于急症“猝死”的抢救。

南宋除了朝廷官修书籍、专业医者所著书籍外，著名文学大家陆游（1125—1210，字务观，号放翁，越州山阴，今浙江绍兴人）亦有热衷于养生及谈医论药，在其所著的诗词中多次描写了南宋时期按摩的场景和应用现状。如《幽居》“朝晡两摩腹，未可笑幽居”与《庵中晚思》“小庵摩腹独彷徉”自我按摩保健，《病减》“病减停汤熨，身衰赖按摩”描述了大病初愈身体亏虚依赖按摩康复，《自叹》“晨兴袖手观空寂，饭罢宽腰习按摩”、《晚饭后步至门外并溪而归》“徐行摩腹出荆扉”、《自诒》“饭余解带摩便腹”以及《饭后偶题》“结衣扣腹西窗下”等则描述了饭后缓行摩腹所带来和胃消食的愉悦心情，说明在宋代时期不仅将按摩用于预防保健和疾病的治疗，亦被广泛用于疾病后期的康复。宋末元初的养生学家李鹏飞自称宋咸淳四年（1268），在杭州受官道人之教，始知人的年寿应有天元、地元、人元，受此启发而撰写《三元参赞延寿书》，书中集录元之前的各种养生文献，如具有自我按摩性质的手朝三元法，又名上朝三元，三元指头顶部，即用手指从前额部向上抚摩头部如梳头状，有活血祛风等作用，在《圣济总录·神仙导引上》也有记载，并教导人们自我按摩结合调节情绪、起居有常、饮食有节诸方面，达到养生保健的目的。概括南宋时期的养生保健活动的内涵就是内外兼修、形神皆备，预防为主、天人合一，循序渐进、劳而不累。

二、元代太医院设立搿引按摩

太医院为古代医疗机构名称，始设于金代（1115—1234），承袭于隋唐的太医署、宋代的太医局，元代正名为太医院。临安（今浙江杭州）作为我国的七大古都，南宋政权曾在杭州建都152年（1127—1279），据《宋史·职官》记载，宋初太医院仍有按摩博士，至宋徽宗时期的太医院只设三科共计13门医科，即为疡科、针科和方脉科，其中疡科下设书禁、伤折、金疮、疮肿等四科；针科下设针科、灸科、眼耳科、咽喉科、口齿科等五科；在方脉科下设风科、产科、大风脉科、小风脉科等四科。按摩科被取消，其从业人员被分散在伤折、金疮、针科和产科等科内，故而太医院内仍有人会搿引按摩，据《绍兴医学史略》记载：“张廷玉，系元名医张径之四世孙，选为太医院使。又善搿引按摩，甚奇。”张廷玉，字坦庵，元代绍兴人，医官之职位居太医院使，类似于五品官员，在太医院内行医治病，收浙江推拿名医项昕为徒，因此人具有“手到病除”的挢引按摩技术而被世人所称奇。

金元四大家之朱丹溪（今浙江义乌人），亦擅用摩腰膏外摩治疗腰痛（图1-6），对寒湿和虚寒腰痛均有良效，如《丹溪心法·卷四·腰痛七十三》云：“摩腰膏，治老人虚人腰痛，并妇人白带。乌头尖、附子尖、南星各二钱半，雄黄一钱，樟脑、丁香、干姜、吴茱萸各一钱半，朱砂一钱，麝香五粒大者。上为末，蜜丸龙眼大。每用一丸，姜汁化开如粥厚，火上烘热，摩腰上。候药尽粘腰上，烘绵衣包缚定，随即觉热如火，日易一次。”另外《丹溪心法·卷四·疝痛七十四》也有摩腰膏的相关记载：“予尝治一人，病后饮水，患左丸痛甚。灸大敦穴，适有摩腰膏，内用乌附、丁香、摩香。将与摩其囊上横骨端，火温帛覆之，痛即止。一宿肿亦消。”宋朝时期摩膏的制备技术较唐代有了长足的进步，膏摩技术的操作也更加细化，不仅在太医院使用，民间更是被广泛使用于临床各科疾病中，全国尤其是浙派膏摩由此更趋兴盛，《丹溪治法心要·腰痛第四十三》《圣济总录》等的记载就是最好的明证。

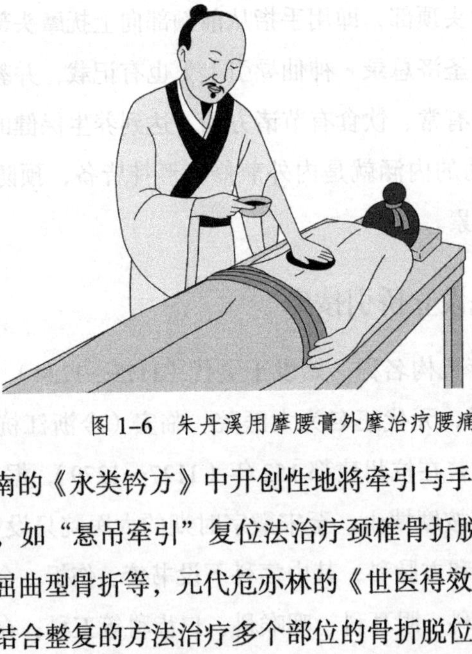

图 1-6　朱丹溪用摩腰膏外摩治疗腰痛

元代李仲南的《永类钤方》中开创性地将牵引与手法复位结合，用于治疗多种骨伤疾病，如“悬吊牵引”复位法治疗颈椎骨折脱位、“过伸位牵引”复位法治疗脊柱屈曲型骨折等，元代危亦林的《世医得效方》一书中更是详细描述了自体牵引结合整复的方法治疗多个部位的骨折脱位，如坐凳架梯法治疗肩关节脱位、倒吊复位法治疗髋关节前脱位、悬吊复位法治疗脊椎骨折等，并沿用至今。

三、元代名医项昕善正骨按摩

元代有一位名医项昕，字彦章，晚号抱一翁，今浙江温州永嘉人，后徙居余姚，是我国医学史上继金元四大家之后较有成就的一位名医。据《李濂医史·卷十·抱一翁传》记载："抱一翁者，东嘉人也，今居越江上。姓项氏，名昕，字彦章，晚更自号抱一翁。……太医院使张廷玉善挢引按机，甚奇，非世之所闻也，翁亦得见事之，尽其技。于是为人治，诊病决生死，无不立验。"

项昕生长于医学世家，年未成便诵读《岐》《扁》《素》《难》及王叔和《脉经》等医学著作，年岁稍长又因母亲患病被庸医误治，故立志学医，曾拜越江大儒韩明善为师，学习其所藏方论，又师从陈白云学习五脏辨证的脉法精髓，师从金华朱丹溪阅览学习金源、刘河间、张戴人、李东垣等的医著，在钱塘（今杭州）拜学于陆简静、往浙右（浙江西部）葛可久探讨刘张之学、去建邺（今南京）观摩戴仝父之医术，后官授太医院吏，跟随太医院使张廷玉学习挢引按摩。项昕所处的元代，中国医学中心已经南移，吴越各医家之间的师承学派传承完备，习医已不必远渡北方，只需在江浙一带跟师学习即可完成。他系统学习总结当代各大著名医家，尤其是浙派中医的理论体系，博采众长，为今后的在浙江、福建一带40余年的行医之路打下了坚实的基础。在此期间，著有《脾胃后论》《竹斋小稿》《医原》等书，其中《医原》已佚。项昕所著《脾胃后论》补李东垣《脾胃论》之不足，尤为重视脾胃在人体中的作用，认为"脾胃兴，则元气盛，元气盛，则邪不可干"；同时对外伤患者均施以挢引按摩之术，方法新颖，疗效独特；项昕还曾担任杭州府吏及鄞县肃政府书吏等职。其子项恕，继其衣钵，并兼各家之长，擅治内、外、妇科之疾，从医40余载，为民除疾，医术高明，门庭若市。

《续名医类案》中记载："南台掾梁彦思使闽而足不能履，医以风论，或以脚气治，经年不瘳。翁诊之，六脉仅微数而他无所病。即探患处，乃骨出之入肯綮耳。施之按摩，即愈。""南台治书迭里迷失公，足失履而伤腕骨，掌反于后者，六阅月矣。众医不能治。公知翁精按摩，曰：'幸予治也。'翁令壮士更相摩，从辰至申，而筋肉尽腐，遂引其掌以蹂之，嚏嚏然有声。药以两月，其足如常时。"项昕的从医历程及医案医话在其他历史文献中亦有多处记载，如《中国医学史》第四十一人等史书；元代友人戴良《九灵山房集》，明代李梴《医学入门》、江瓘《名医类案》、俞震《古今医案按》等医案，清代《绍兴府志》卷五十七《方技》、《浙江通志》卷二百四十七《脾胃后论》注、《余姚县志》卷三十四“寓贤传”等地方志，陈梦雷《古今图书集成》，丹波元胤《中国医籍考》卷五十三方论三十一目录书；现代王瑞祥主编《中国古医籍书目提要（下卷）》目录书，刘时觉《丹溪九族师友考》、洪琴仙《长歌欲自慰情心卷弥重——戴良与医家关系考述》等文章。

总之，宋元时期在东西南北四方文化交流融合及科技发展的背景下，特别是活字印刷术的发明和应用，为宋元时期的挢引按摩留下大量珍贵的文献，继承并发展了宋元以前的中医保健养生按摩、膏摩等推拿技术，特别是宋代政权的南迁，使得杭州成为当时的医学中心，进一步促进了浙派中医推拿繁荣与发展，显现出现代中医推拿学的雏形，并对明清时期推拿按摩技术及理论的突破产生了深远的影响。

第三节　浙派中医推拿发展

一、杂病应用多见效

明代著名医者徐春甫（1520—1596），最初从太学生叶光山攻举子业，因多病而师从明代医家汪宦习医，曾供职于太医院。徐春甫在《一体堂宅仁医会录》中自诉："余初学医，志友天下。尝游吴越江湘，历濂洛关闽，抵扬徐燕冀……"说明其早年行医主要范围为江浙一带。徐春甫著有《古今医统大全》，为中国"十大医学全书（类书）"之首，书中对身体痛、肩背痛、颈项强痛、腰痛等伤科疾病的病机进行了详细描述，对辨证施治、因症施术有一定的借鉴意义。"以手交项上相提自极，治胁下痛……""疝气以两手合搓一二百回，以热掌捻大子，久久自消而痛亦止。"其针对胁痛、疝气病运用导引法的方式使病得治。此外，据《古今医统大全》所述："周汉卿，元末明初名医，浙江松阳（今浙江丽水）人，尤擅长以针灸按摩治病。永康人应童患腹疾而伛偻不能伸，汉卿解其衣诊视，气突出于腹部有两处，其大如臂，以针刺结合按摩，即病自愈，身直行走如常。诸暨黄生背弯曲，扶杖而行，他医皆以风治之，汉卿诊断为血涩，用针扎两足昆仑穴，即痊愈去杖而行。时人誉为神医，闻名两浙。"说明明朝初期浙江地区的按摩推拿发展较迅速，应用于各类杂病的治疗效果颇佳，治疗时注重审病求因，精准施治。

据明代李梴所著《医学入门》所载："马湘，字自然，唐之杭州盐官县（今浙江杭州）人……治病以竹杖杖人，应手便愈。"（图 1–7）以竹杖击打患处，为器具配合的"推拿"疗法之一。说明此时期的推拿之法除了手法结合针刺、灸法、药物，还有推拿配合辅助器具的应用。

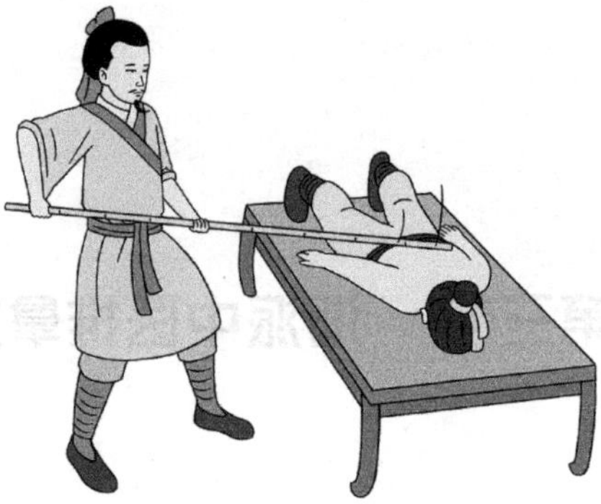

图 1–7　马湘以竹杖杖人治病

二、子午按摩运气法

严乐善，明朝永乐间嘉兴（今浙江嘉兴）人，明代名医，其父严震，为太医院官吏。乐善亦以医为业，颇有医名。常以运气之术疗病，且精于子午按摩法。子午流注可分为纳干法和纳支法，子午按摩法主要是纳支法，是以一天的时辰经气流注，分纳脏腑结合补母泻子方法开穴，采用推拿手法的补泻施术以治疗疾病。《古今图书集成医部全录》卷五百十一载："按《嘉兴府志》：严乐善，业医有名……善能运气凝神，及子午按摩法，年七十五卒。殓后五日，邻人有遇之于西湖者。其后有引芳、世美，皆精医。"这是浙江地区第一个关于子午按摩法的文字记载。

三、补要袖珍小儿方

明代著名医家徐用宣，衢州府（今浙江衢州）人，为世医出身，晚年贯通医术，尤擅长小儿科。致力于搜集小儿诸家方书，以《小儿药证直诀》为本，加以整理，选取良方，并参附己意，汇成《袖珍小儿方》十卷。书成于永乐（1403—1424）年间，并于明嘉靖十一年（1532）重刊。《袖珍小儿方》中还记载了"龙入虎口""苍龙摆尾"等手法，为现存最早的小儿推拿按摩文献。明代太医院吏目庄应祺以《袖珍小儿方论》为基础校正补充，著书《补要袖珍小儿方论》，为儿科著作，共 10 卷，刊于明万历二年（1574）。书中卷十有"秘传看惊掐筋口授手法论"，论曰："盖由冷热不调，阴阳失序，乍寒乍热，颠倒昏沉，故孩儿失其调理作炒……人之手足与树枝梢根一同其发生，衰旺荣枯，俱是阴阳节度而无差殊，却向男女儿推上三关为热为补，推下六腑为凉为泻，任是昏沉霍乱，口眼㖞斜，手足掣跳，一应杂证，俱有口诀存焉。先须推擦，然后用灯火按穴而行，无不随手而应，随手而灵，随手而苏，万无一失也。”此手法论对于各种惊证病因进行概括，以人之手足喻树枝梢根，注重男女左右分而治之，运用推上三关、下六腑之法合并手足诸穴按摩，治疗惊证诸症效果甚好。

四、儿科按摩渐成熟

明代杨继洲撰写《针灸大成》，该书共计十卷207篇，是一部对后世影响较大的汇编型综合类针灸文献。作者杨济时，字继洲，今浙江衢州人。《针灸大成》一套共十卷，其内刊录了《小儿按摩经》(1601)，据《针灸大成》卷一“针道源流”记载，《小儿按摩经》为“四明陈氏著集”。有文献考证其作者“四明陈氏”为今浙江宁波人。《小儿按摩经》又名《保婴神术》，为我国现存最早的推拿学专著，上海中医药大学学者赵毅认为《小儿按摩经》成书年代的范围为1574年至1601年之间，并认为此书应名为《小儿按摩经》，而非《保婴神术·按摩经》(《保婴神术按摩经》)，原因有二：其一，《小儿按摩经》为《针灸大成》卷一“针道源流”记载的20多部引用书之一，卷十所述《按摩经》为其简称；其二，“保婴神术·按摩经”并非书名与篇名的主从关系，在上海图书馆的1601年原刊本中有多处类似各式，如卷九的“治症总要·杨氏”，卷七的“十二经筋·节要”等。其学术思想主要来源于《袖珍小儿方》，奠定了穴位、手法等治疗基础，并首次将方脉以及按摩相结合，形成了小儿按摩学。

《小儿按摩经》是继《黄帝岐伯按摩十卷》(已佚)以后中国首部按摩专著，其在中国推拿按摩史上占有不可或缺的地位。书中第一次提出了“掐、揉、按、摩、推、运、搓、摇”的小儿按摩基本八法，并将特殊手法由2种增加到了29种。《小儿按摩经》中对于小儿推拿特定穴概括为“穴法不详注，针卷考之甚详”，并将特定穴扩充至50个，且将特定穴在体表投影做了详细论述，如“额为心，鼻为脾，左腮为肝右为肺，承浆属肾；大指末节为脾，食指第一、第二节为大肠、小肠；中指、小指第一节为三焦、命门；中指、无名指、小指第二节分别为心、肺、肾等”。《小儿按摩经》记载了单一手法8种，复式手法28种。复式手法中包含了“黄蜂入洞”：“屈儿小指，揉儿劳宫，去风寒也”；“二龙戏珠”：“以两手摄儿两耳轮戏之”；“按弦搓摩”：“先运八卦，后用指搓病人手，关上一搓，关中一搓，关下一搓，拿病人手，轻轻慢慢而摇，化痰可用”。《小儿按摩经》将前人小儿推拿手法进行继承及发展，扩充了手法种类、形式及特定穴数量，因小儿特性，着重强调望诊在小儿疾病治疗中的重要性，《小儿按摩经》的出现标志着明代小儿推拿体系的建立，并逐渐走向成熟，学科走上独立发展之道。

五、推拿秘旨出桐庐

明代医者黄贞甫，浙江桐庐人，曾游学湖北襄阳，得赵某授以救婴秘术，后潜心研究之，遂精医术，尤长于儿科推拿术。坊间亦有“此术无烦药饵，惟以推拿除病”之说，说明其推拿之术精湛高明。黄贞甫著有《推拿秘旨》，为小儿推拿名著，成书于明泰昌元年（1620）。清代徐庚云于嘉庆十五年（1810）重编，现存于《味义根斋偶钞》稿本。《推拿秘旨》共四卷，书前有徐赓云于嘉庆十三年（1808）六月所作小序，以及泰昌元年岁次庚申（1620）八月桐庐壶天逸叟所作的原序，原序中称明世宗婴儿时曾患惊风危急，天帝命太白金星显化马郎，救活皇储，后传授仙术于内廷。徐赓云小序中称“钠斋族叔得此书于笠泽渔隐，珍秘箧”，但原书本有缺损、绘图不够清晰，故自己重新编次、摹图，“殊费苦心，阅月竣事，心手交瘁”。目前此书内容完整，绘图精细，堪称精品。卷一内容包括：论婴儿、小儿五脏标本、五脏病症形色、面部分五脏以及小儿有疾歌、辨不死症、看孩儿筋色辨痘歌等十五节。卷二主要有儿科诊断、小儿特定穴和推拿理法，除了“按弦走搓摩”“黄蜂入洞”“水底捞月”等12种无图的操作法外，还出现了“推坎宫图”等5幅头面部推拿操作图。卷三重点介绍小儿推拿操作法和推拿治疗，包括论婴幼异治、要穴十拿、周身正穴背穴图、推拿手法图说总目、手法图说（共三十四则）、治经要诀、诸经分治法、诸症推拿法、灸灯火穴图说（二则）等共七节，并附有“天河水过入洪池手法”“传送打马过天河手法”等34幅手部推拿操作图，操作图的名称出现了操作名加功效的表达方式。与明代其他小儿推拿著作不同的是，该书采用歌赋体裁描述手法操作，便于记忆与流传。卷四主要介绍儿科方药。该书虽名为“推拿”，但内容涵盖了小儿各科疾病和内外治疗诸法，重在对小儿疾病的诊断，多以歌诀形式叙述病情，推拿手法及穴位图示清晰，内容全面，理论性与实用性皆强。

《推拿秘旨》的出现，使浙江地区的小儿推拿理论及操作体系更加趋于完善，书中手法操作图的应用使得后人能够更加形象地学习体会。

六、万育仙书在杭州

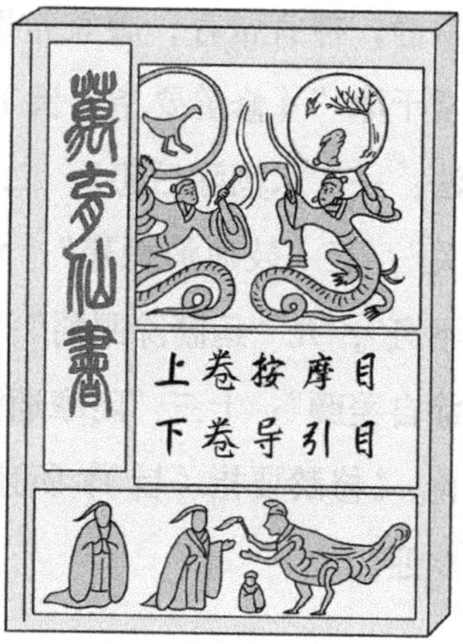

图 1-8 《万育仙书》

《万育仙书》（图 1-8），二卷，明代罗洪先（达夫）1565 年原撰，明末清初曹无极（若水）增辑。上卷“按摩目”，下卷“导引目”。“按摩目”专论小儿推拿，“导引目”为中医导引疗法专论。此书初版时只有导引而无小儿推拿内容（故原书又名《万寿仙书》），至明末清初曹无极增辑时才补入“按摩目”，而更名为《万育仙书》。现存主要版本有明天爵堂陆氏刻本。卷上首页题：金沙曹无极若水氏订定，古杭张文启开之氏、陆嘉穀穗三氏同参。卷下首页题：金沙曹无极若水甫手辑，古杭陆嘉穀穗三氏、古越陆堃天臣氏参阅。1665 年（清康熙乙巳）《万寿仙书》天爵堂刻本序：“康熙乙巳岁（1665）仲秋望日金沙曹无极若水氏书于武林（即杭州）之天爵堂。”《万育仙书》跋：“天爵堂主人穗三陆嘉穀敬跋。”陆嘉穀序认为《万育仙书》是曹无极住在天爵堂完成的。

七、按摩导引养生法

当时的浙江除了不断涌现的著名医者外，也出现了许多闻名遐迩的导引按摩养生之士，如高濂（1573—1620），为明代万历年间著名养生学家、戏曲作家，字深甫，号瑞南道人，钱塘（今浙江杭州）人，以戏曲名于世。曾在北京任鸿胪寺官，后隐居西湖。除擅长诗文，更兼通医理，擅养生。其著有《遵生八笺》，全书共分十九卷，其中卷九、卷十曰延年却病笺，皆服气导引诸术。其中所收录和创造的养生导引法共 53 条。其在书中自诉：“日得空闲，即以唐李真人十六字行之，自然不饥不渴，如常饮食一般，不可厌倦间断。久久行之，功不尽述。”唐李真人十六字即为“一吸便提，气气归脐。一提便咽，水火相见”。该书为中国古代导引养生的集大成之作。

冷谦，明代医家、道士、养生学家，字启敬，号龙阳子，武陵（今浙江嘉兴）人，擅长养生术，提出六字延年诀，即“嘘、泗、呵、吹、呼、嘻”（图 1-9）。于调摄、养生、四季起居、自我按摩等方面，均有独到见解。编撰了《修龄要指（旨）》，成书于 1442 年前后，后辑入《颐身集》。此书主要收集了宋明时期有良好功效并影响较大的养生功法，如《长生十六字决》《导引歌诀》

《起居调摄》。其中《修龄要指（旨）·起居调摄》中记载："面宜多擦，发宜多梳，目宜多运，耳宜常凝，齿宜常叩，口宜常闭，津宜常咽，气宜常提，心宜常静，神宜常存，腹宜常摩，胸宜常护，囊宜常裹，言语宜常简默，皮肤宜常干沐。"《修龄要指（旨）·导引歌诀》中描述了十三种自我导引养生长生之法：一"水潮除后患"；二"起火得长安"；三"梦失封金匮"；四"形衰守玉关"；五"鼓呵消积聚"；六"兜礼治伤寒"；七"叩齿牙无疾"；八"升观鬓不斑"；九"运睛除眼翳"；十"掩耳去头眩"；十一"托踏应轻骨"；十二"搓涂自美颜"；十三"闭摩通滞气"。冷谦养生及自我按摩重视结合中医精气神理论，《修龄要指（旨）》所述养生之法效果显著，在当时民间广为流传，并深受欢迎。

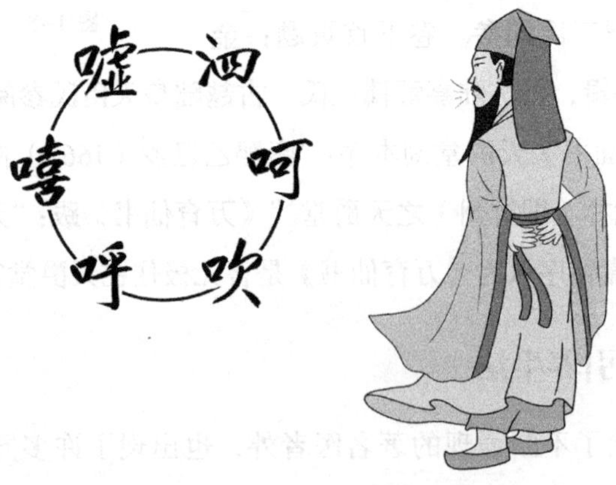

图 1-9　冷谦与六字延年诀

明末清初著名医家陈士铎，字敬之，号远公，别号朱华子，自号大雅堂主人，为浙江山阴（今浙江绍兴）人。据嘉庆八年（1803）《山阴县志》记载，陈氏著书繁多，传世之作近20种，但现今仅存6种。县志中记载："陈士铎，邑诸生，治病多奇中，医药不受人谢，年八十卒。陈氏幼习儒术，初为乡间诸生，后因仕途不成，遂弃举子业，乃究心医学，以'良医济世'为勉，治病多奇中，从不计酬。士铎平生好学，上探典籍之奥，博采诸家之长，通过临床实践，擅长归纳总结，喜爱著书立说，以惠后学。其著作之丰，当为浙中之佼佼者，堪称著述等身。"其所著《石室秘录》，全书分6卷，依次分为礼、乐、射、御、书、数六集，各集之中以治法为目。该书为中医古籍中唯一一部以治法为主要内容和标目的著作。《石室秘录·摩治法》中记载："颈项强直，口眼歪斜是也，法当以人手为之按摩，则气血流通，痰病易愈……"其细致描述了按摩治疗风证的具体操作，以及以何为度，对于后世治疗风证有一定的启示作用。

八、秘传推拿有妙诀

《秘传推拿妙诀》，二卷，补遗一卷，作者钱汝明，字用晦，浙江嘉善人（今浙江嘉兴），清乾隆四十一年（1776）以明代周于蕃《小儿推拿秘诀》为蓝本，并采用《小儿按摩经》和宜兴张廑云《按摩仙诀》等先贤诸论和自己的临证经验加以参订补遗，辑成《秘传推拿妙诀》一书（图1-10）。书中有钱汝明所作序一篇，曰："推拿一道，古曰按摩。上世治婴赤，以指代针（图1-11）……余幼多疾病，家大人官京师。因得宜张……'按摩仙决'一篇。试之屡验。及长，诵读其文，嫌其简而不备……手自编摩，细加参订。更采先贤绪论以补集中之所未及。"书中先论小儿望诊，次述推拿之汗吐下三法。举凡指纹三关、男左女右推拿法、小儿节饮食、养护法等，均予阐介，并介绍天门入虎口等9种推拿手法及60余种儿科疾患之推拿处方。对胎惊、脐风惊等20余种惊风之推拿手法，叙说颇详，并载有周身穴图、手掌穴图、灯火灸穴图、推三关手法图等10余幅推拿穴位手法图。另载病机赋1篇，以六淫论诸病治法。此书在推拿学中较有影响，然世学罕见。现存万历四十年（1612）刊本，题《小儿推拿秘诀》，另有清抄本，北京大学图书馆见藏。此书基于《小儿推拿秘诀》所扩充，钱汝明更是在此基础上加以扩充，如"一絮说""原病因治法""节饮食说""四症八候说""补推指法""字解法"，均为《小儿推拿秘诀》所未著述。

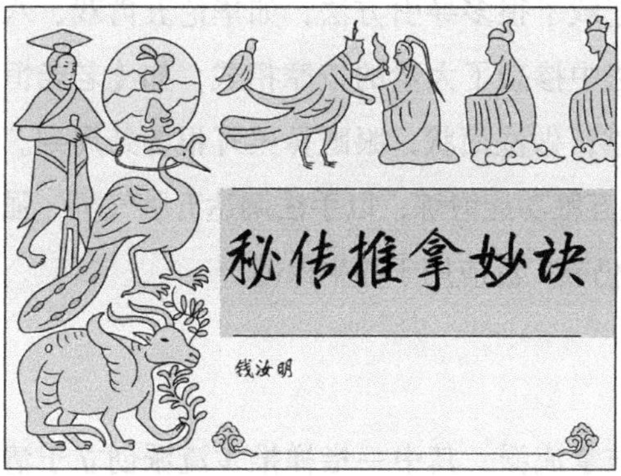

图1-10 《秘传推拿妙诀》

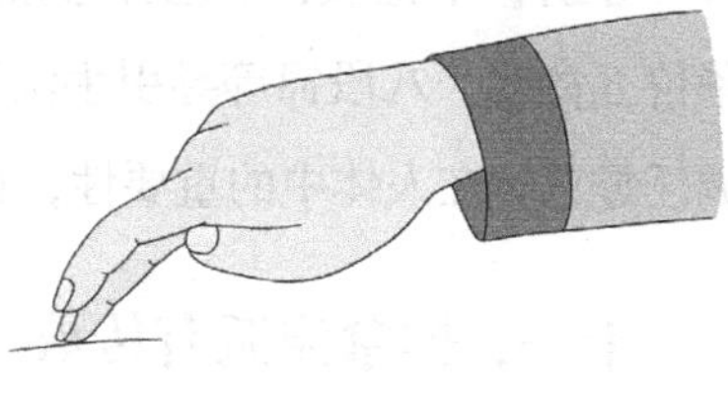

图1-11 以指代针

九、清代儿推在发展

清代医者余懋，据《中国医学大辞典》记载：余懋，字啸松。新安人，居于嘉兴（今浙江嘉兴）。父恕堂，精医，著有《推拿述略》《牛痘要法》《方解别录》《万选良方》等书。余懋在《推拿述略》一书序中写道："世人咸知儿疾之非易疗，因望闻问切皆不甚可凭，深恐不能无误，欲求无损而有益者，惟推拿一法，即古按摩之遗意，施于乳子尤宜。"其认为对于小儿疾病，推拿较之其他治病方法，有益而无害。

晚清时期的小儿推拿著作《福幼手法仙诀》，作者为臧瑜，浙江吴兴（今浙江湖州）人，历任陕西省商南、大荔等县知县，官至陇州知州。该书内容主要参考了明代著作《小儿按摩经》，书名中的"福幼"为明清时期儿科的代名词。该书成于1894年至1901年，原版存于四川述古斋。《针灸指南》为海盐（今浙江嘉兴）孙勉之校注，约成书于乙亥年（1875），书前有一序所述："……并将小儿推摩法所应读者，亦附于后，名曰'针灸指南'，盖以便初学者也。"书中所述小儿推拿法出自《小儿按摩经》。《针灸指南》及《福幼手法仙诀》的出现，说明《小儿推拿经》在浙派中医推拿学派儿科推拿分支中占有不可或缺的地位。

十、延年益寿有秘诀

明清时期推拿发展有众多相似之处，清代也有不少养生学家通过导引及自我推拿按摩的方式来强身健体，延年益寿。如曹庭栋（1700—1785），清代养生家。一作廷栋，字楷人，号六圃，又号慈山居士，浙江嘉善魏塘镇（今浙江嘉兴）人，生活于清代康熙、乾隆年间，享年八十六岁，撰有《老老恒言》一书，为著名老年养生专著，书中记载了很多导引方法，如华佗五禽戏、八段锦、天竺按摩诀等。这套导引功法中掺杂了大量的按摩招式，如《老老恒言·导引》中记载："趺坐，擦热两掌，做洗面状，眼眶鼻梁耳根各处周到。"华佗五禽戏、八段锦等导引手法重视五脏功能锻炼，以手法调达五脏气机，强调任督二脉在人体中的重要性，目前仍被广泛应用于养生保健。

十一、推拿流派有传承

清末民初，各地开始出现各式推拿流派，其中一指禅推拿流派创立于清朝咸丰年间，流传于江南一带，特别是江苏、上海、浙江地区。一指禅推拿流派由李鉴臣所创，后传于丁凤山。现存《一指定禅》一书，为王松山在师傅丁凤山指导下整理完成，为清光绪二十年（1894）手抄本。原书不著撰人，当为丁凤山所著或传授。原抄本由一指禅推拿前辈王松山所藏，并于1958年执教于上海推拿学校时献出，现存上海中医药大学附属推拿学校（1959年横排油印本和1961年竖排油印本）。《一指定禅》主要论述痧症和外科病症的推拿治疗，兼及内科杂症。前半部分与痧症有关的内容，取材于《痧症全书》，但治疗不用刮痧放血而采用了推拿手法；后半部分的外科内容，与《外科证治全生集》有一定的关系。对于痧症，主要以推、揉、缠三法治之。该书认为："病在肌肤，推法治之。病如在血肉之间，以揉法治之。恐入经络，定当以缠法治之。""其治痧之大略，有三法焉：如在肌肤，推之则愈，在血肉者，揉之则痊，甚势虽重，其病犹轻，此皆浅也。至若深而重者，胀塞肠胃，壅阻经络，直攻少阴心主，命悬斯须，即危于旦夕，扶之不起，呼之不应，即当推揉而已。此法之外，非药不能救醒。如此三法兼备，庶可回生。"书中涉及的手法还有刮、按、摸、捏、擦等法，以及推揉、缠揉复合手法，与清末民初一指禅流派的十大手法不尽相同。本书非常重视经络穴位，"周身穴道"篇介绍了51个穴位的定位及取法。书中论述推拿治疗的体例，一般为病症名、症状或病机、手法，加上穴位或部位。一指禅推拿流派强调"审证求因，辨证施治，因人而治，因证而治，因部位而治"，在浙派中医推拿学派的渊源、传承及发展中起了重要作用。

第四节 浙派中医推拿成熟

一、教育体系已形成

据现有资料记载，浙江中医专门学校为国内最早实行推拿教育的学校之一，1916年由杭州的中药行业集资筹建，1917年正式招生，首任校长为绍籍名医傅懒园（1861—1931），名崇黻，字篚笙，又字本善，近现代医家，浙江绍兴人。浙江中医学校师资与学生中也不乏绍兴籍人士，对绍兴中医界影响较大，当时校址位于杭州四条巷，后迁至柴木巷，至1937年停办，共招生20班，共计学生425人，其中第18～20届学生因抗战爆发未能毕业。学生来源以杭州为主，遍布浙江各地，自第四期开始，前来求学的学生远自江苏、安徽、天津、广东甚至台湾，校内老师不少为傅氏子弟及门生，如傅炳然、傅浩然、徐印香等。后傅氏年高，校长一席由杭州名宿范耀雯（字效文）继任。傅氏亲自制订教学计划、编撰教材、授课，并作校歌，歌词云："谁为医国手，吾今溯岐黄。良相不可得，曷若良医良？大地疮痍，调和元气，责任在吾辈。美哉！储蓄药笼物，霍然起东方。"该校早期学制五年（预科三年，本科两年），本科课程中包含推拿，说明民国时浙江已经十分重视推拿专业学生的栽培，除师承方式外，新增的专业学校的系统教育使得浙派中医推拿学派的发展更加专业化、系统化。

在民国十年（1921），浙江嘉善人叶劲秋（1901—1956）从上海中医专门学校毕业，后在中国医学院任教并开业行医。曾与沈济人创办《嘉善医药月刊》，致力于推广中医药及推拿按摩在国内的发展。中华人民共和国成立后，曾任上海市卫生局中医编审委员。1941年《国医导报》第三卷第一期、第二期、第四期，叶劲秋撰文连载《按摩法》。亲自著作了《中医基础学》《临证直觉诊断学》《伤寒论启秘》《仲景学说之分析》《中药问题》《灸法自疗学》《针灸述要》《花柳病治疗学》《现代名医验案》《不药疗法验案》等。更加完善了民国期间浙江地区中医学、针灸学、推拿学等中医类高校系统教育，为培育中医类医师做出杰出贡献。

1933年4月至1936年，诸暨草塔庄余霞村人杨则民（1895—1948）在浙江中医专门学校任教，其间编写《推拿讲义》。民国时期已经出现了注册的推拿师，如1946年《杭州市中医师公会会员录》中记载了注册推拿师共4人：丁慧君，杭州市人，推拿科，执业于金波桥1号；王沛然，杭州市人，推拿科，执业于金波桥7号；王宝芝，杭州市人，推拿科，执业于金波桥7号；胡云晔，杭州市人，推拿科，执业地点不详。另有《杭州市国医会会员录》《杭州市医学公会记刊》《浙江中医专门学校校友会会刊》等均出现了推拿科的相关记载。但各记录中均未见更详细的记载，如当时推拿医师的毕业院校、师承、擅长领域、学术思想等，未能给浙派中医推拿学派提供丰富的史料。

1958年朱春霆（1906—1990）与程门雪同作为上海中医界代表出席了“全国医药卫生、技术经验交流大会”，受到周恩来总理的亲切接见。同年，受宋庆龄、陆定一的委托，朱春霆于上海成立中国第一所推拿学校并设立了推拿门诊部，同时担任校长和推拿门诊部主任，自编教材、亲自授课，亲自培养了500余名学生，曾主编《中医推拿学》，著有《推拿发展史》，修订《中医大辞典》推拿部分，并撰写《近代中医名医选》推拿部分，是为推拿现代教育的开创者，对丁氏推拿流派在国内广泛传播起推动作用，栽培了浙派中医推拿元老陈省三、沈景允等推拿名家。

上海中医学院创立于1956年，是新中国诞生后国家首批建立的四所中医高等院校之一，具有深厚的历史与积淀。该校于1974年建立针灸推拿伤科专业，于1978年建立针灸推拿系，于1982年在全国最早实行针灸、推拿专业的独立招生，创立针灸系和推拿系，于1998年正式成立针灸推拿学院。浙江省国医名师范炳华教授于1980年毕业于该校针推骨伤专业。

创立于1956年的浙江中医学院，前身为浙江省中医进修学校，2006年2月更名为浙江中医药大学，是浙江省重点建设高校，是教育部、国家中医药管理局与浙江省人民政府共建高校。1978年筹建针灸推拿系，1984年获针灸推拿学硕士学位授予权，2003年获准设立中医学一级学科博士后科研流动站，2006年随学校更名为浙江中医药大学第三临床医学院，2011年取得中医学一级学科博士学位授予权。针灸推拿学专业成立于1986年，为教育部一类特色专业、国家一流本科专业建设项目、浙江省高校重点建设专业、浙江省“十二五”优势专业、浙江省“十三五”优势与特色专业、浙江省一流本科专业建设项目；为针灸推拿博士及硕士学位授予点。学院有专任教师人数 70 人，其中教授 20 人，副教授 34 人，博士生导师 20 人，硕士生导师 193 人。以浙江省针灸推拿国际培训中心为平台，积极开展对外交流，年平均接收外国进修生 200 余名。学院高度重视学生实践技能培养，建有高标准的、全国同类专业一流的推拿示教室、练功房、体能训练室、推拿手法测试室、推拿生物力学实验室、校内学生模拟医院（晨曦针灸推拿医院）等。

浙派中医推拿专业相关课程和教材建设有突破性进展。顺利完成校级精品课程《推拿功法学》《推拿学》的建设任务与省级精品课程《推拿手法学》《推拿保健与养生》《推拿治疗学》的建设要求，在此基础上获得国家精品课程《推拿手法学》、国家精品资源共享课《推拿手法学》、国家精品视频公开课《呵护您的颈椎》与国家级精品在线开放课程《推拿保健与养生》，成为全国唯一获得四精课程的推拿教研室。同时国家级一流本科课程《推拿保健与养生》突破十万选课，成为“十万金课”代表（图 1–12，图 1–13）。出版教材和专著 100 余部，其中范炳华主编普通高等教育“十二五”国家级规划教材《推拿学》、主编全国中医药行业高等教育“十三五”规划教材《推拿治疗学》，吕立江主编全国中医药行业高等教育“十二五”“十三五”“十四五”规划教材《推拿功法学》、全国中医药行业高等教育“十三五”创新教材《针灸推拿临床诊疗基础》。

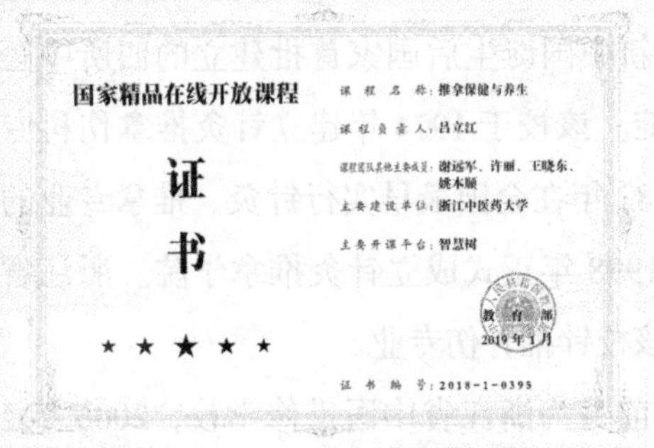
国家精品在线开放课程
课程名称：推拿保健与养生
课程负责人：吕立江
证书
课程团队其他主要成员：谢远军、许丽、王晓东、姚本顺
主要建设单位：浙江中医药大学
主要开课平台：智慧树
教育部
2019年1月
证书编号：2018-1-0395

图 1–12　国家精品在线开放课程

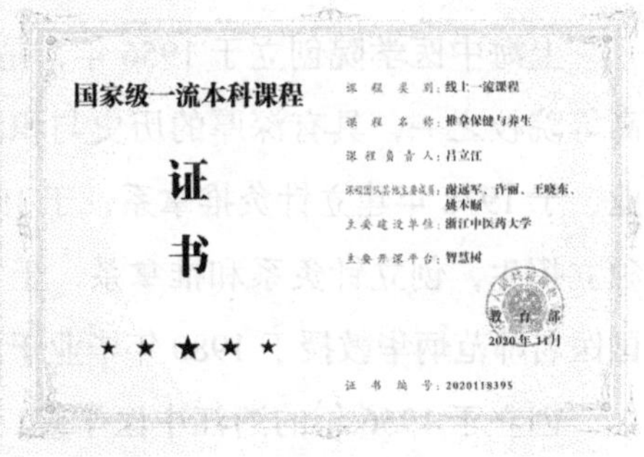
国家级一流本科课程
课程类别：线上一流课程
课程名称：推拿保健与养生
课程负责人：吕立江
证书
课程团队其他主要成员：谢远军、许丽、王晓东、姚本顺
主要建设单位：浙江中医药大学
主要开课平台：智慧树
教育部
2020年11月
证书编号：2020118395

图 1–13　国家级一流本科课程

二、学科研究出成果

他山之石，可以攻玉。浙派推拿归属于中医学，以中医基础理论作为理论基础，以腧穴、经络、脏腑、手法与功法理论为导引，同时结合现代医学中的

解剖学、影像学、血流动力学、神经生物学、生物力学等相关理论与方法，依托国家高水平中医药重点学科、国家重点临床专科与浙江中医药大学推拿脊柱病研究所等平台，深入开展浙派推拿的基础实验与临床研究，取得较多成果。

（一）脊柱解剖结构研究

正常的脊柱解剖结构是脊柱健康的基础，研究脊柱结构的稳定对推拿治疗脊柱病的临床应用十分重要。脊柱结构的稳定分为外源性稳定和内源性稳定，外源性稳定来源于肌肉组织，肌肉能够维持脊柱的动态稳定，内源性稳定则来源于能够提供更高弹性模量的脊柱骨及软组织等。筋与骨是维持脊柱静力性稳定的必要条件，正如《灵枢·经脉》曰："骨为干，筋为刚。"筋束骨，骨张筋，筋约束骨，骨支撑筋，二者相辅相成。脊柱病研究以吕立江教授为代表，提出"筋骨平衡，筋骨同治"理论，以此理论为基础，积极开展基础实验和临床研究。针对特发性脊柱侧弯患者，他认为脊柱周围的韧带、筋膜等软组织发挥其静力性稳定作用，防止骨的异常移位或偏歪；而脊柱骨性结构能维持附着在其上软组织的张力，附着在各椎体后缘的后纵韧带，能够防止脊柱过度前屈，当韧带松弛或变薄时脊柱的稳定性将减弱。对脊柱侧弯进行矫正，遵循中医"筋骨平衡"的理念，达到了较好的效果，经过20余年的探索，创新了杠杆定位手法（manipulation of lever location）脊柱矫正技术。围绕杠杆定位手法，吕立江教授主持了国家自然科学基金面上项目4项、省部级课题5项，并取得浙江省科学技术进步二等奖、三等奖与浙江省中医药科学技术进步奖等研究成果7项。临床验证证实，杠杆定位手法具有操作省力、定位明确、疗效更好等优点。如何将这一特色手法转化为智能化的产品设备并在临床上投入使用，提升诊治效率？为此，吕立江教授团队主持了浙江省"尖兵""领雁"重大攻关项目，研发了治疗脊柱侧弯的中医智能化医疗设备。同时，杜红根主任中医师团队也承担了"青少年特发性脊柱侧弯中西医诊疗新技术研究"的"尖兵""领雁"重大攻关项目，对脊柱侧弯的相关理论与技术、诊疗模式进行了创新构建，并发挥数字化技术优势，研发疾病早期预警系统和可穿戴式监测评估系统，对脊柱侧弯的临床推广与应用带来了广泛的社会效益。

对于脊柱侧弯的基础研究，吕立江教授团队从椎旁肌（paravertebral muscle）着手进行了深入研究，因为椎旁肌主要起到运动和稳定脊柱的作用。而椎旁肌的失衡常常会引起脊柱的位置改变乃至侧弯，与此同时，脊柱的侧弯也会产生背部两侧肌肉体积不等、肌纤维分布改变、肌肉内脂肪浸润等形态乃至结构上的改变，从而加重椎旁肌的失衡。在青少年快速生长发育的催化下，促进了脊柱和椎旁肌的恶性循环，也使脊柱侧弯持续进展。肌肉的生长发育和肌纤维的转化受到多种信号通路的调控，如 AMPK 通路、PPARs 通路、Wnt/β-连环蛋白通路等；但是研究较多的是 Ca^{2+} 介导的 CaMK Ⅱ /MEF2 通路。Ca^{2+} 被广泛认为是真核细胞中必不可少的细胞内第二信使，可以调节肌肉收缩、神经递质释放、基因表达和细胞增殖等过程。吕立江教授团队通过建立大鼠脊柱侧弯模型分析对比手法治疗组与 CAMK Ⅱ抑制剂 + 手法治疗组的影像学指标、行为学指标、椎旁肌中的肌湿重比和横截面积、椎旁肌Ⅰ、Ⅱ型肌纤维面密度、数密度特征、CaMK Ⅱ、p-CAMK Ⅱ、MEF2、PGC-1α 蛋白以及 mRNA 表达位置与含量的特征，验证手法是可以通过调控 CaMK Ⅱ /MEF2 信号通路干预椎旁肌特征，提高椎旁肌质量，从而调控脊柱侧弯进程。

（二）椎动脉形态学研究

颈性眩晕又称椎-基底动脉供血不足、后循环缺血等。临床以头晕为主症，同时可伴有寰枕痛、恶心（呕吐）、耳鸣（耳塞）、视物模糊（视物旋转）等自主交感神经受刺激的症状。其发病机制多归咎于椎动脉壁上的交感神经纤维受刺激后引起椎动脉痉挛，或机械性压迫刺激导致脑供血不足而引起眩晕。椎动脉一般分为 4 段：V1 段是颈部或椎前部；V2 段是椎骨部或横突部；V3 段是枕部或寰椎部；V4 段是颅内段。临床多以第 2、第 3 段发病率最高。范炳华教授团队研究分析 1999 年至 2011 年 1680 例颈性眩晕患者的椎-基底动脉 CT 血管造影三维重建血管形态学影像资料，发现颈性眩晕患者椎动脉 V3 段存在椎动脉血管痉挛、椎动脉血管缺如、椎动脉血管出孔异常、椎动脉血管局限性狭窄 4 种血管形态病理学改变。通过影像图谱分析，发现 V3 段血管痉挛在 V3 段的血管形态异常类型中所占比例最高，占 6.90%。可发生于任何年龄段人群。V3 段位于环枕交界处，当此段血管受寰枕筋膜、枕下三角区等软组织炎症刺激、牵拉、受压时，往往导致血管痉挛。这与临床上颈性眩晕患者有寰枕部疼痛、牵掣、活动受限等症状相符合。在影像学上明确观察到椎动脉 V3 段血管痉挛，能为推拿手法治疗椎动脉型颈椎病提供较好的科学依据。

该团队研究三部推拿法与传统手法对椎-基底动脉缺血性眩晕模型家兔椎-基底动脉及小脑后下动脉血流速的影响，通过在家兔颈椎一侧颈椎横突侧面及附近肌肉组织注射组织硬化剂 775 注射液，使单侧椎动脉血管通路纤维化、单侧颈椎肌肉纤维化并挛缩，制成慢性椎-基底动脉缺血性眩晕 VBI 动物模型，并分别以经颅多普勒（TCD），脑干听觉诱发电位（BAEP）来确定模型成立。模型确立后，通过对两种推拿方法进行量化和标准化设计，最后通过对治疗前后家兔的模型椎–基底动脉及小脑后下动脉平均血流速度和家兔眼震持续时间进行比较判定疗效，研究得出三部推拿法能够比传统推拿法更为有效的改善“上虚”型椎–基底动脉缺血性眩晕模型家兔椎–基底动脉及小脑后下动脉血流速度，并延长眼震持续时间。研究成果“推拿对颈性眩晕的椎动脉形态学及其血流速的影响”获得浙江省中医药科学技术创新奖一等奖和浙江省科学技术二等奖，并发表多篇论文。

（三）脊柱生物力学研究

生物力学应用在脊柱病临床研究中可筛选出有效治疗方法，通过科学临床研究与实验研究明确其治疗机制及手法动作规范，这不但有利于提高推拿手法治疗的疗效，还可减少医源性损伤的发生，进一步坚定推拿医生及广大患者对推拿手法治疗的信心。近年来计算机有限元技术与推拿手法相结合，利用有限元分析法研究脊柱推拿，通过模拟手法作用下脊柱的拉伸、弯曲、扭转各种情况，可以显示腰椎的应力分布及应变情况，有限元法对传统的推拿手法进行研究，给传统的推拿手法研究注入了活力。手法缺乏量化研究，由于施术者对手法掌握程度不一，所用力量大小、方向、角度、时间、速度都会有所差别，难以明确手法在什么程度既起治疗作用又能避免附加性损伤，故加强对手法量化研究，明确手法的安全范围，将会使推拿手法机制研究更加客观、统一。吕立江教授团队基于临床实践证实杠杆定位手法治疗腰椎间盘突出症有效性的事实，应用有限元建模与仿真技术建立生物力学模型，揭示了杠杆定位手法对腰椎间盘作用的机制，为正确分析手法的临床合理性提供依据，为手法标准化、操作规范化、流程科学化打下临床基础。同时明确了杠杆定位手法对腰椎间盘作用的关键点，为今后腰椎间盘突出症的临床治疗提供科学依据。通过动物模型仿真实验及临床数据收集，明确了有限元分析算法与应用软件，建立了具有高仿真度的生物力学模型。从生物系统方面对其进行研究，运用生物物理与生物医学工程的方法研究杠杆定位手法治疗腰椎间盘突出症的机理，给杠杆定位手法研究注入了新的活力。研究主要采用有限单元法，建立 L4 ～ L5 椎间盘及邻近的肌肉和神经组织所组成的生物系统的有限元模型，运用生物系统三维建模与仿真研究杠杆定位手法作用时椎体、椎间盘、韧带和后部结构的内在应力变化的规律，逼真地模拟椎骨、椎间盘以及周围的韧带、肌肉，探讨杠杆定位手法的作用机制和防止手法损伤的方法，探索提高推拿手法临床疗效的方法。

吕立江教授团队在国家自然科学基金面上项目的支持下，通过生物力学实验（图 1–14），建立了生物力学数据采集分析系统，在电磁场的作用下，家兔腰椎间盘的肌群的生物力学参数会发生改变，提示在相同杠杆定位手法下，脉冲治疗仪能提高治疗效果的原因可能是生物力学特性的改变造成的，其内在机理可能是在电场的作用下，肌肉收缩引起弹性模量的增大，发生同样的应变需要施加更大的作用力（即在电磁场的作用下，缓冲了部分杠杆定位手法的压力）。而在临床治疗上，若无电磁治疗仪的作用，是否可以通过降低杠杆作用力的大小而达到更好的治疗效果？实验积累了大量的原始数据，采用神经网络的 BP 算法，来计算生物力学参数，取得一定的成果。随着数据量的不断积累和增加，采用深度学习算法进行大数据分析，研究开发新的神经网络模型进行生物力学数据的分析。为研究杠杆定位手法的作用机制建立了新的科学研究方法。疲劳兔腰椎间盘有限元模型的建立，为正确分析疲劳兔腰椎间盘的生物力学特性提供了方法学的支持。电场干预与杠杆定位手法的应力和应变的相关性研究结果，为阐述神经反馈对脉冲电场干预下杠杆定位手法对腰椎间盘作用机制提供了科学依据。以上基础性研究为杠杆定位手法的临床推广应用提供了实验依据；为杠杆定位手法在临床的应用提升疗效，取得更好的理论依据。研究成果荣获浙江省中医药科学技术一等奖和浙江省科学技术进步奖二等奖，发表论文多篇。

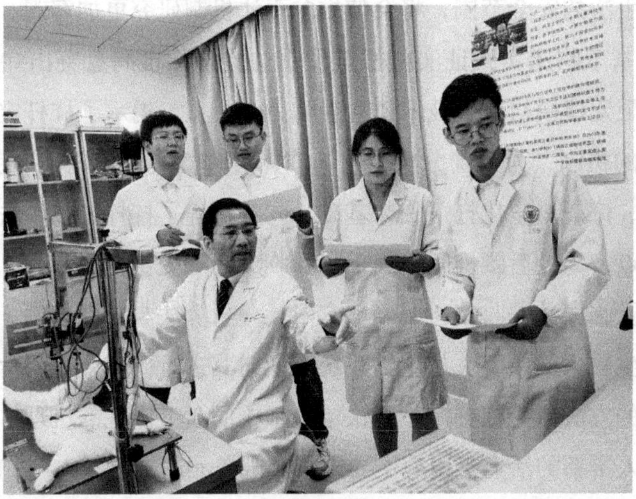

图 1-14　生物力学实验

三、学术交流有平台

改革开放以来，各种学术交流平台相继建立。1979 年 11 月浙江省中医学会推拿分会成立，从此，推拿学派有了自己的学术交流平台，推拿分会每年举行一次学术会议，交流讨论推拿学术成果与临床经验。陈省三任第一届浙江省中医药学会常务理事兼推拿分会主任委员，沈景允任副主任委员。1982 年由陈省三担任第二届浙江省中医药学会常务理事兼推拿分会主任委员。2000 年换届由范炳华任第三、四、五届主任委员，2016 年由吕立江担任第六、七届主任委员。1982 年浙江省第一次主办推拿相关继续教育项目，后续每年举办国家级或省级继续教育项目，交流推拿特色技术与适宜技术，培养大批年轻医生，提升他们的临床技术与能力。

伴随着改革开放进程，浙派中医推拿的学科内涵不断丰富，外延不断扩大，学术思想与创新不断涌现，推拿技术走向国际。1989 年 8 月，陈省三受一指禅推拿流派代表人物俞大方的邀请赴美国进行推拿学术交流，深受欢迎。同年 10 月，中国科学技术委员会联合浙江中医学院与加拿大一起举办了国际推拿研讨会，得到与会代表的一致好评。1995 年与 2006 年在杭州分别成功举办了中华中医药学会推拿分会第四、第九次全国学术交流大会，全国 300 余人参加了会议，提升了浙派推拿在全国的影响力。1989 年 11 月，沈景允受日本静冈医院邀请进行推拿学术交流访问，沈景允从推拿手法力的方向、作用、大小等来探讨推拿手法对疾病的治疗，并现场进行了手法操作演示，得到日方的赞同。范炳华、吕立江等（图 1–15，图 1–16）受美国、日本、韩国、英国、德国、澳大利亚、新西兰、印度尼西亚及泰国等国家的邀请，进行讲学与推拿技术交流，提升了浙派中医推拿学派在国际上的影响力。

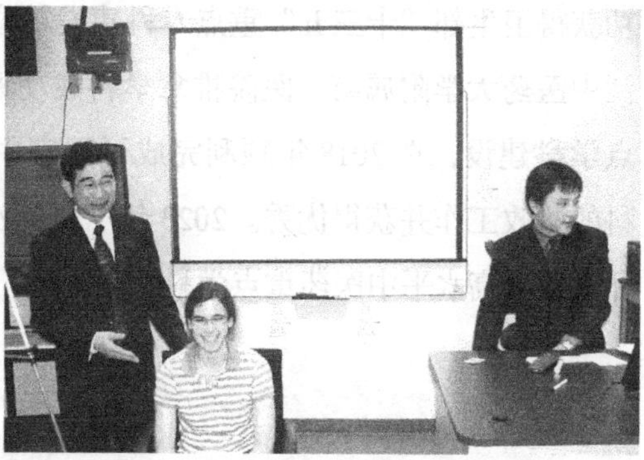

图 1–15　范炳华在美国纽约医科大学上洲分校讲学

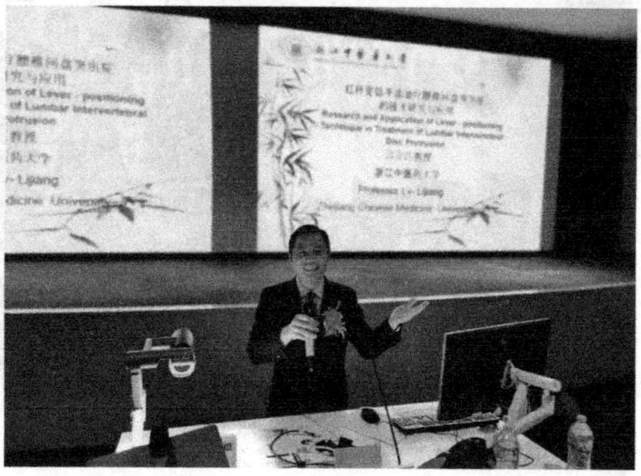

图 1–16　吕立江在澳大利亚悉尼科技大学讲学

四、学科专科有提升

1983 年浙江中医学院开办针灸推拿学专业，1984 年开设针灸推拿学硕士点，2001 年推拿学被列为浙江省中医药重点学科，2003 年被列为浙江省高校重点建设专业，2005 年列为浙江省高校重点学科；2007 年针灸推拿学专业遴选为国家特色专业；同年推拿学重点学科被列为浙江省中医“名科”建设项目；2008 年“针灸推拿学专业”被批准为教育部一类特色专业，同年浙江中医药大学附属第三医院推拿科被国家中医药管理局确定为“十一五”重点专科建设单位；2009 年“针灸推拿学科”被列为浙江省重中之重学科。2011 年顺利完成了国家中医药管理局“十一五”推拿重点专科的验收工作，并继续得到国家中医药管理局“十二五”重点专科建设，范炳华担任专科负责人。2013 年成功获得卫生部“十三五”重点专科建设单位，吕立江为专科负责人。2012 年浙江中医药大学附属第三医院推拿学科成功评为国家中医药管理局“十二五”重点学科建设，在 2018 年顺利完成了国家中医药管理局“十二五”推拿重点学科的验收工作并获得优秀。2023 年 7 月浙江中医药大学附属第三医院推拿学又评为国家高水平中医药重点学科（图 1–17），吕立江教授担任学科带头人。

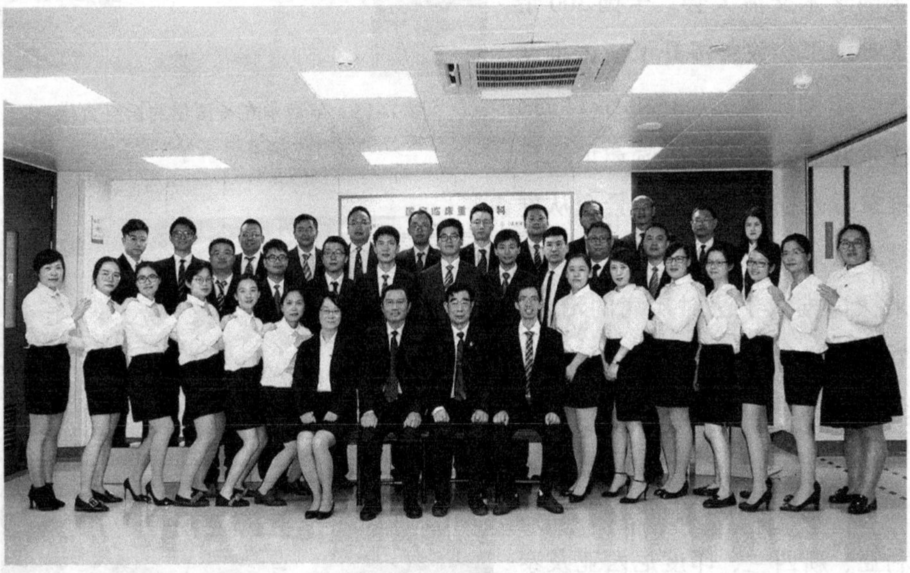

图 1–17　国家高水平中医药重点学科团队

在浙江中医药大学推拿学科的引领下，浙江省各地医院也取得了较好的成绩：2001 年杭州市中医院推拿科列入浙江省重点学科和重点专科建设基地；2004 年浙江中医药大学附属温岭中医院推拿科被列为浙江省中医重点建设学科；2007 年杭州市中医院推拿科被评为杭州市卫生局医学重点专科，同年浙江中医药大学附属温岭中医院被列为国家级农村中医特色专科（颈椎病推拿专科）建设单位；2012 年杭州市中医院、温岭市中医院、湖州市中医院、新昌县中医院推拿科入选为国家中医药管理局“十二五”重点专科建设单位；2014 年温岭市中医院推拿科被选为浙江省中医药优势病种（颈椎病）建设项目、全国基层名老中医药专家传承工作室建设单位；2019 年浙江省中医院、台州市中医院、嘉兴市中医院推拿科入选浙江省“十三五”中医药重点专科名单。学科融合不仅是一项项殊荣，更是浙派推拿人一百年来薪火相传、师徒相传的成果，这是浙派推拿生命力最好的体现，也是浙派推拿人不断自我发展革新的重要基础。

五、推拿技术有新论

推拿疗法作为一种无毒副作用的绿色疗法，在一代又一代的传承中，至民国时期初步形成各具特色的推拿学术流派。浙派推拿源于明代，现存最早的小儿推拿专著《小儿按摩经》便是四明陈氏编著；浙派推拿历经朝代更迭，至民国时期以至现代仍持续发展，保持良好的发展势头，取得了有目共睹的业绩；近现代以来，随着现代解剖学、生物力学及康复医学知识的引入，浙江推拿医家博采众长，出现了很多新技术新理论。

推拿长于舒筋通络、活血消肿、散瘀止痛，对于治疗“骨错缝、筋出槽”的伤科疾病，浙派推拿新论层见叠出，如范炳华教授秉持“有症必有因，无因不成症”原则，根据颈型颈椎病的受累区域、症状区的骨性定位，结合经脉循行路线，提出了五线五区十三穴概念；通过对椎动脉型颈椎病发病机制的研究，提出椎动脉病因学说，创立了椎动脉型颈椎病三部推拿法，根据患者椎动脉纤细、痉挛出现节段的不同，进行对因治疗；基于针对解剖和神经定位研究，运用定位侧扳法治疗神经根型颈椎病，亦突出体现了推拿“理筋整复”的治疗特点。吕立江教授根据腰椎解剖学特点及腰椎三维力学特征，在整骨手法基础上结合临床经验，创立五步复位法；基于“筋骨平衡理论”，汲取传统正脊手法的操作精华，巧妙运用“扳机点”和“巧力寸劲”，结合现代生物力学创新发展出具有临床实用价值的杠杆定位手法。詹强教授精研《黄帝内经》“阴平阳秘”思想结合多年临床经验，经长期实践总结后，现已形成以“平秘论”为总纲，以“激发”“三部三层”“经痹点”三大理论为要点的“平秘”推拿法。另有浙北伤科推拿手法继承人傅瑞阳依据关节杠杆原理，针对肩关节的病理特点、生物力学结构，形成了具有地域特色的牵张手法，经长年应用，牵张手法已成为浙北地区治疗粘连期肩周炎的独特手法。

在内妇儿疾病方面，浙派推拿技术理论亦是硕果盈枝：在整体观指导下形成的，以“三因制宜”为原则的揉捏牵转法治疗小儿肌性斜颈的技术；在中医“治未病”及五轮八廓学说理论指导下，以指代针，以手代术，温养目窍目络，从而达到“亮目”目标的五位一体推拿法防治青少年近视技术；以脏腑经络为理论指导，通过穴部加之补泻手法，从而达到防治目的的四部推拿法治疗婴幼儿腹泻技术等。

进入新时代，传统推拿技术依然发挥着重要作用，尤其是新中国成立以来，推拿教育、推拿临床均得到了长足的发展，在传统推拿技术基础上，衍生了很多新的方法和技术。推拿虽然是一种古老的疗法，但随着时光流转，它与现代医学理论相结合，催生出了新的生命力；浙派推拿众多特色理论和技术具有重要的医学价值。浙派推拿在未来也将继续兼容并蓄、不断扬弃，保持推拿学科的生命力，跟上世界医学前进的步伐，在继承中求发展，在发展中求创新，不断完善自身，促进中医药事业的繁荣与进步。

六、推拿理论有总结

浙派中医推拿，源远流长，理论丰富。其中，筋骨同治论、症因相关论、肾督气脉论、平秘论等作为浙派推拿理论中的佼佼者，便是我们接下来介绍的重点。

“筋骨同治论”由浙江省名中医吕立江教授博采众长，充分学习吸收、结合各家学术思想总结而出，对脊柱伤病的临床治疗和基础研究指导意义重大。“筋骨平衡论”历史渊源深厚，早在《黄帝内经》中就有体现，并有较为明确的发展脉络，在中国古代曾被广泛应用于脊柱伤科病的临床实践中。在现代，其科学性、有效性正逐步被临床科学研究所证实。吕立江教授认为，“筋”为中医学概念，包含肌肉、筋膜、肌腱、韧带、软骨及周围神经血管。《黄帝内经》有言，“诸筋者皆属于节”“宗筋主束骨而利机关也”。筋具有联缀关节，约束骨骼，参与运动的功能，腰部的“筋”包括周围肌肉、韧带、椎间盘、髓核、血管、神经等。“骨”即骨关节，属于奇恒之腑，《说文解字》曰：“筋，肉之力也；腱，筋之本，附着于骨。”骨具有支撑形体、保护内脏、完成运动的作用，腰部的“骨”包括腰椎椎体、关节突关节。《灵枢·经脉》载有：“骨为干，脉为营，筋为刚，肉为墙。”《普济方·折伤门》曰：“夫诸脉从肉，诸筋从骨，骨三百六十有五，联续缠固，手所以能摄，足所以能步。”由此可见，骨为主干，筋性刚劲而坚韧，连串骨骼使之坚强，相互依存，互相为用。吕立江教授提出，筋骨的平衡关系在维持腰椎稳定性中起到的作用不容忽视，腰椎的稳定性由静态平衡和动态平衡两个方面来维系，当二者处于动静态平衡时，既可以保持各椎体与附属软组织的正常解剖关系，又能够完成各种生理功能的活动。“筋”“骨”各司其职，相互依附，通过“筋”对“骨”约束，进一步巩固“骨”对“筋”支持，从而达到“骨正筋柔，气血以流”的生理平衡状态。

“症因相关论”由浙江省国医名师范炳华教授提出，是范教授在长期的临床实践中所总结而出的理论精华。范教授通过对传统医学“思外揣内”理论的实践与思考，结合现代解剖学和生物力学知识提出脊柱相关疾病“症因相关”理论。《丹溪心法》曰：“视其外应，以知其内者，当以观乎外。诊于外者，斯以知其内，盖有诸者，必形其外。”《素问·阴阳应象大论》云：“治病必求于本。”我国首部症因学专著《诸病源候论》中也记载了一千多条关于各种疾病病因、病理、证候的论述，提示我们各种外在的症状，必然有其内在的致病因素，也就是其真正的病因。在治疗疾病时，必须针对造成疾病的根本原因进行治疗，这是辨证论治的基本原则。范教授临证注重审症求因，诊断倡导症因相关。“有症必有因，无因不成症”是范教授的一句名言，临证必先审其症求其因，是范教授的临证特点。如何审症求因，他认为因有主次之分，症有先后之序，一般情况下，主因与先症关系密切，在病情持久或反复的情况下，主、次因可相互交杂，互为因果；先、后症会交替反复，临床要仔细鉴别，首要任务是“审症求因”。临证必须做到“三细”，一是细听，认真听患者诉说病情，全面了解疾病发生、发展过程有效信息；二是细问，详细询问发病时间、症状及前后变化、诊断与治疗经过等；三是细查，根据症状仔细做体征检查，对脊柱源性病症即使有明确的影像学报告，也要查体征，在检查中发现的问题再次询问情况，有时在查体的过程中，还会应用诊断性治疗手法予以鉴别。如对颈椎病患者除了常规的体格检查如颈椎的曲度、活动度、压痛点、肌肉紧张程度、特殊的体格检查外，还需仔细询问各种症状、发病时间、症状先后、生活习惯、姿势等。如患者上肢麻木，是持续麻木还是睡觉醒来麻木，以鉴别麻木是局部受压还是神经根受压；患肢是否有发凉、发绀等症状，以判断是否存在前斜角肌痉挛因素；仔细观看影像学资料，以决定整复手法的方式。总之，刨根问底地为临床每一“症”都找到合理的“因”，用尽可能多的有针对性的问诊、查体来获得有用的信息，这便是“症因相关论”的主要思想。

“肾督气脉论”是由浙江省名中医吕立江教授通过多年临床经验总结出来的治疗脊柱病的理论，多用于治疗腰部疾病如腰肌劳损、腰三横突综合征、腰椎间盘突出及脊柱侧弯、强直性脊柱炎等脊柱病。《医学衷中参西录》提出：“肾虚者，其督脉必虚，是以腰痛。”说明督脉的充盈依赖于肾的供养，而督脉在背部与肾相通，是以肾、督脉二者之间关系紧密。腰部疾病早期多以腰部酸软无力、疼痛为主要表现，且随着年龄、病情进展及其他因素，肾气逐渐亏虚，症状会随之加重。督脉由会阴而出，沿脊柱上行，掌管全身阳气。若督脉亏虚，则阳气不足，腰失温养、寒湿之邪侵袭，腰脊出现病变，即“督之为病，脊强而厥”。因此，“补肾强督，调整气脉”可起到预防或减轻腰部疾病的发生、发展的作用。

“平秘论”系浙江省名中医詹强教授经多年临床与教学所总结提出的防病治病临床学术理论。“阴平阳秘，精神乃治”，机体阴阳失衡而致病，治疗并非消灭疾病，而是建立新平衡。“平秘论”以调和致平衡，即调和阴阳，令机体适应疾病，带病生存，与疾病和谐共存。“平秘论”核心思想为治病过程中调和阴阳平衡，任何疗法皆旨在调节患者阴阳、气血及力学结构等多方平衡，纠正超出正常的偏离。“平秘”推拿法核心为激发机体自愈能力以求阴阳平衡。詹强教授认为，人体阴阳保持相对平衡则体健，失衡则发病，人体具有自我调节能力，任一致病因素致病皆基于机体自我调节功能障碍，自愈机制是人类与生俱来的平衡机体、治愈疾病的能力，但现代治疗如西药药物等常掩盖人体自愈能力。詹强教授临证常激发经痹点等处气血，进而激活人体自愈能力，“阴阳自和者，必自愈”。“无问其病，以平为期”，“平秘”推拿理论重激发以求本，随证择法，或令筋肉松弛，或令气血条达，激活自愈机制，诱导人体在病变基础上建立新平衡，而非一味“消灭”。

第二章 浙派中医推拿流派的传承

第一节　一指禅推拿流派

一、流派起源

"一指禅"的名称，一说起源于《景德传灯录》"一指头禅"，乃佛教用语，属佛学修为法门。宋代《景德传灯录》记载：金华俱胝和尚向天龙和尚询问关于佛教教义时，天龙竖起一个手指，俱胝马上大悟。此后凡有人来求教，他也经常竖起一指。俱胝临死前说："吾得天龙一指头禅，一生用不尽。"另有一说法认为其源头应归于两千多年前我国的医学巨著《黄帝内经》和《黄帝岐伯按摩十卷》。而对于"一指禅推拿"起源亦有两种说法，其一是1936年版《辞海》中关于"一指禅"条目的解释："按摩术亦称一指禅。按摩创于岐伯，至达摩大备……名曰一指禅。"正式提出了作为"按摩术"的"一指禅"来源于达摩。相传禅宗创始人菩提达摩在南北朝梁普通元年（520），来华传法，由梁武帝迎至金陵，后渡江居魏，至嵩山少林寺面壁九年后将古印度婆罗门按摩术与中国推拿流派融为一体创立新按摩方法，后世将这种按摩方法演变为一指禅推拿。其二，更广泛流传的"一指禅推拿"源头，是根据师承相传的脉络，追溯到150多年前，即清咸丰年间，由河南李鉴臣传扬州丁凤山。李鉴臣，河南洛阳人，传说为咸丰年间武举人，生卒不详，以一指禅推拿术行医于江浙一带。后至江苏邗江，遇到与人比武负伤的丁凤山，李鉴臣用一指禅推拿为之疗伤。后丁凤山拜李鉴臣为师，得传一指禅推拿。

二、传承脉络

（一）创始人

丁凤山（1847—1920）（图2-1），原名丁永春，江苏省江都县（今属扬州市）西门人，住扬州西门街小梅家巷，医疗活动的区域主要在江浙两省（包括在上海的 8 年），弟子也主要是上述地区人，所以 1962 年上海推拿学校校长朱春霆对采访他的上海《大众卫生报》称丁凤山“为江浙两省一指禅推拿创始人”，一指禅推拿流派以上海为基地辐射江浙，并以一指禅推拿、针刺行医，遍治内外科疾病，其绝招是用缠法治疗外科痈疽、喉痹、白喉、乳蛾，疗效颇佳，清末已名噪苏浙沪一带。1912 年，丁凤山由门人钱福卿接往上海行医，推拿医寓设在新租界的北山西路缸甏店北横街第二家（见 1914 年、1916 年、1919 年、1920 年上海商务印书馆《上海指南》）。1920 年丁凤山赴杭州为浙江省督军杨善德之妾治病，不幸中风暴卒于旅馆，享年 73 岁。王松山、钱福卿、沈希圣等弟子从上海到杭州奔丧，扶柩回沪。1924 年后移葬于上联义山庄。

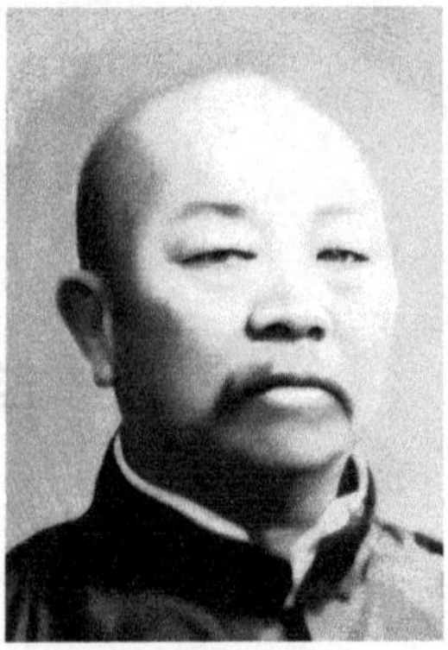
图 2–1　丁凤山

据 1917 年丁凤山七十大寿时的师徒合影照片显示，丁凤山有入室弟子 11 人，为王松山、钱福卿、丁树山、沈希圣、钱砚堂、黄海山、丁鹏山、丁宝山、周昆山、翁瑞午、吴大嘴。其中对江浙一带一指禅推拿最具有影响力的弟子如下所述。

（二）主要传承人

1. 王松山（图 2–2）

王松山（1874—1962），字涟，江苏江都（今扬州）人。1891 年拜丁凤山为师学习推拿，为丁凤山在扬州收的早期弟子，1898 年业成，先后行医于扬州、宁波、镇海等地，1914 年 10 月迁居上海行医。1920 年与钱福卿共创“中国推拿医学会”，每月组织一次医学讨论活动，至 1949 年，专职于一指禅的推拿医师达 40 余人，形成了苏浙沪乃至全国均有影响力的推拿队伍。

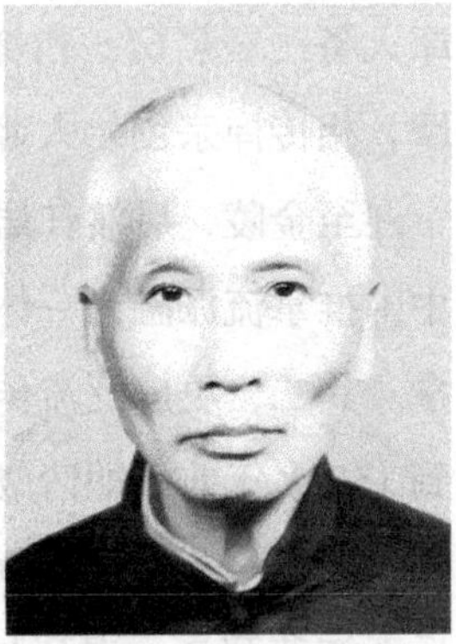
图 2–2　王松山

2. 钱福卿（图 2–3）

钱福卿（1884—1967），又名钱焘，江苏江都（今扬州）人。出身书香门第，早年随父习文，15 岁起随丁凤山学医达 11 年之久，常随师出诊，往返于江浙两省，有“小先生”之称。早期开业于扬州，1911 年开业于上海法租界，1912 年接丁凤山迁居上海行医，1920 年与王松山共创“推拿研究会”，1956 年参与创办并任教于上海市卫生学校干部进修班的推拿训练班（1958 年改为上海中医学院附属推拿学校），先后任上海市第六人民医院和中山医院医师，上海市高血压病研究所顾问。1958年被国家专家局任命为中医三级专家。1959年与王松山、王纪松、王百川、丁季峰等参与中央新闻纪录电影制片厂拍摄的推拿专题片。传承的主要弟子有曹仁发、俞大方、钱裕麟（孙）、陈力成、陈省三、张炳元、赵善祥等，对浙江推拿产生深厚的影响。

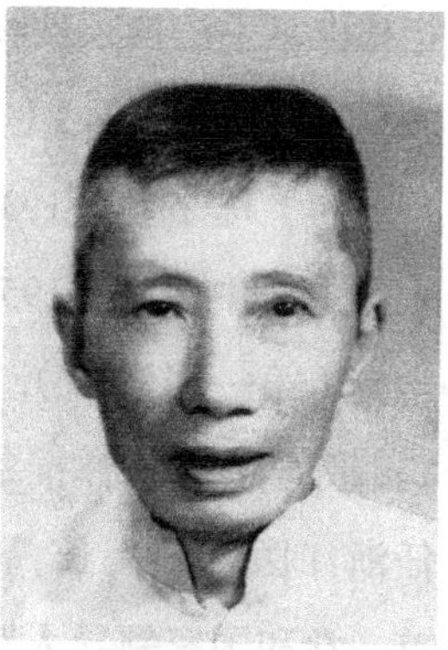

图 2-3　钱福卿

（1）曹仁发：1931年生，浙江宁波市人。上海中医学院附属推拿学校1959届毕业生，中共党员。得王松山、钱福卿、王纪松亲传。中国中医学会推拿分会第一届理事会主任委员，上海市中医药学会推拿分会主任委员。主编《推拿手法学》(1987)、《中医推拿学（高等中医院校教学参考丛书）》(1992、2006)、《推拿功法与治病》(1992)、《中医推拿临床手册》(1996)，为《中国医学百科全书·推拿学》(1987）副主编。范炳华，1977年2月进入上海中医学院针灸推拿骨伤专业学习，师从曹仁发学习一指禅推拿，毕业后进入浙江医院工作，积极推动浙江一指禅推拿发展。

（2）钱裕麟：1942年生，钱福卿孙，钱志坚侄。上海中医学院附属推拿学校1961届毕业生，随祖父习医近10年。钱福卿逝世后，师从钱志坚、王纪松继续研究推拿，1999年于上海市黄浦区陆家浜路开设中医推拿诊所。2004年10月赴日本行医讲学2年。2009年被浙江省温州市中西医结合医院聘为温州市中医一指禅推拿临床基地专家顾问，2010年应邀赴土库曼斯坦为二战老英雄推拿治疗。2012年赴温州市中西医结合医院推拿科带教半年。他擅长一指禅推拿流派“缠法”——“心功劲”（一指禅“小步子”推法），其双手一指禅操作的视频被收入赵毅、王诗忠主编的全国普通高等教育中医药类精编教材《推拿手法学》（上海科学技术出版社，2009）和赵毅、季远主编的全国中医药行业高等教育“十二五”“十三五”规划教材《推拿手法学》的配套光盘和数字化教材。发表有一系列关于一指禅推拿流派的回忆录，弟子有赵毅、朱正奇、章文宇等。

（3）陈力成：1939年生，浙江舟山人。1959年于上海中医学院附属推拿学校毕业。1964年于上海中医学院夜大中医学专业毕业，1988年任上海中医学院附属岳阳医院推拿科副主任医师，1991年晋升副教授，曾任岳阳医院推拿科小儿推拿分科主任，2000年退休。手法深得钱福卿真传，酷似钱福卿。其一指禅推拿手法视频被收入赵毅、王诗忠主编的全国普通高等教育中医药类精编教材《推拿手法学》(上海科学技术出版社，2009)配套光盘。

(4)陈省三(1936—2016)(图2-4)：浙江萧山人，主任中医师，1959年10月毕业于上海推拿专科学校(第一届学生)，在校期间跟一指禅推拿名家钱福卿等学习一指禅推拿，1959年在浙江医院工作，曾任浙江医院副院长，分管干部保健工作，为外国元首、党和国家领导人医疗保健专家。曾任中华中医药学会推拿分会学术部主任，浙江省中医药学会推拿分会第一、第二届主任委员(1979—2000)。1986年调任浙江中医学院针推系副主任，筹建推拿专业(大专)，1996年编著《实用推拿手册》，由浙江科学技术出版社出版，2001年台北正中书局经版权转让出版繁体字版《实用推拿手册》(上、中、下三册)。后续师从陈省三的一指禅的代表有吕立江教授、褚海林主任中医师等。陈省三是浙江推拿的奠基人之一，为浙江推拿的医疗、教学、科研做出较多贡献。

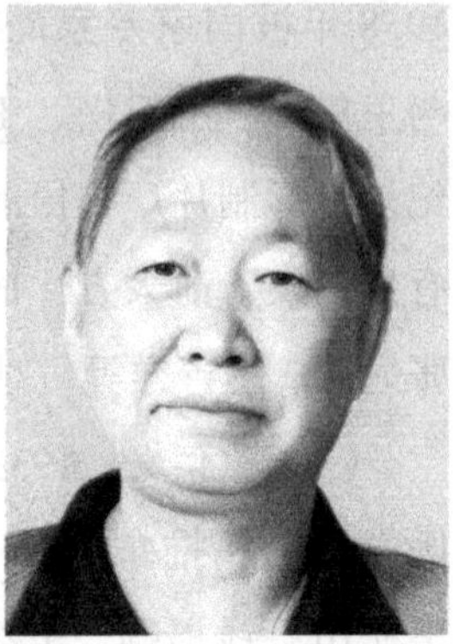

图2-4　陈省三

3. 钱砚堂(图2-5)

钱砚堂(1881—1933)：浙江杭州仁和镇人，出生于杭州官宦之家，为钱福卿同宗兄弟。1912年拜丁凤山为师，学成后在上海北浙江路晋康里开业，曾参加"中国推拿医学会"。1899年在杭州拜武术名家郭云深学习形意拳，帮助王芗斋先生在上海成立了意拳社。据1915年12月1日的《绍兴医药学报》记载："扬州丁凤山君，夙精按摩术，光复后到沪行医，名噪一时，杭州钱砚堂君，见丁君迭次，治愈亲戚各病，精为仙技，遂委贽于丁君之门，迄今三年，已尽得丁君传授。"1933年因心脏病病逝于上海。

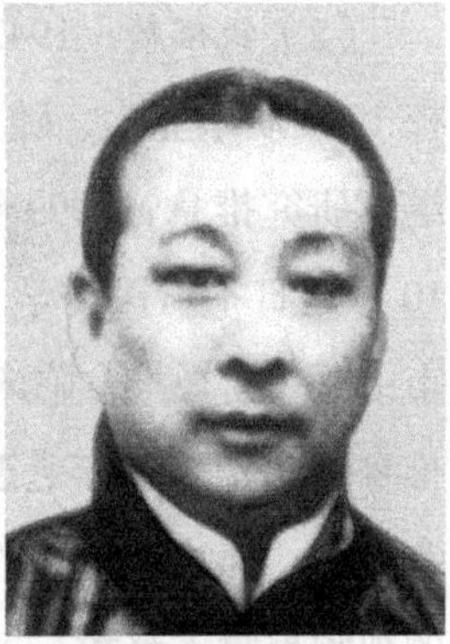

图2-5　钱砚堂

4. 黄海山

黄海山，生卒年不详，安徽人，出身官宦之家。师从丁凤山，学成后开业，曾参加"中国推拿医学会"，19世纪40年代中期病逝。弟子有黄汉如、喇丹甫等，黄汉如曾为浙江省省长张载阳推拿治疗。《一指禅推拿说明书》《黄氏医话》有前浙江省省长张载阳(号暄初)赠联："术擅按摩精侔岐伯，心存普济高并陈珪。"《黄氏医话》有医案。他曾在杭州为康有为推拿治病，《黄氏医话》

有为康有为治病的医案，康有为对一指禅推拿评价甚高："凡从事推拿者，苟真能窥达摩一指禅之堂奥，则万病可治，超乎一切医家之上。"（黄汉如《一指禅推拿浅说》）。黄汉如在杭州有女弟子黄静如，1930 年杭州工商业汇编社《杭州工商业汇编·医药编·中医》："黄静如女医，（杭州）长寿弄 4 号，医士推拿。"

三、手法特色

一指禅推拿流派流传至今，正是由于一指禅推拿具有其独特的手法特色，而使得一指禅推拿发扬光大。其手法特点：功力内透，以柔为贵，刚柔相济，重视经络，变换灵活。

（一）功力内透

一指禅推拿要求医者先锻炼推拿功法的"易筋经"和"少林内功"作为基本功，以练就强壮的体魄与手法，在此基础上才能进一步在人体上进行操作训练，使手法日趋纯熟。这基本功除了苦练指力和手法技巧外，把"易筋经"作为基础的练功法，以强壮体魄。通过练功，使得医者动静结合，意、气、体三者互相配合，才能炼精化气生神，内养脏腑气血，外壮筋骨皮肉。

（二）以柔为贵

"柔"，即一指禅推拿手法，轻而不浮，软中有实。要求：频率较慢，幅度较小，移动缓慢，压力较轻，时间较长，施于患部的刺激量较弱。一指禅推拿手法中，摩法、揉法、一指禅推法等手法在运用中常较缓和，刺激力亦弱，可归属于"柔"类手法。手法运用时要做到"轻""柔""稳"三字。"轻"：不加重局部损伤；"柔"：不增加患者痛苦；"稳"：耐心细致而不粗暴。

（三）刚柔相济

所谓"刚"，即一指禅推拿手法，重而不硬，沉实深透。要求：频率稍快或快，幅度大，移动快，压力较重，时间较短，施于患部的刺激量较强；而按法、拿法、缠法等手法刺激相对较强，可归属于"刚"类手法。在手法上以柔为贵，切不可过"刚"伤及患者，以柔制刚，从而达到"但欲运行气血，不欲有所伤"的目的。要求医者的手法：看不到用力之形，且需轻松飘逸，其力既柔和又深透，暗透"禅"字之真谛。

（四）重视经络

一指禅推拿在中医辨证论治的前提下，通过经络的双向调节作用，发挥其定穴准确、指力柔和、渗透力好等特点，以指代"针"，从而充分发挥人体经络的内外调节作用。

（五）变换灵活

一指禅推拿手法的变化多样。在中医辨证论治、治病求本的理论指导下取穴、分解组合手法，使之成为复合手法，犹如君臣佐使之汤剂。其具有取穴精准，点线面分明的特点，形成一指禅推拿的“理法方药”。

第二节　㨰法推拿流派

一、流派起源

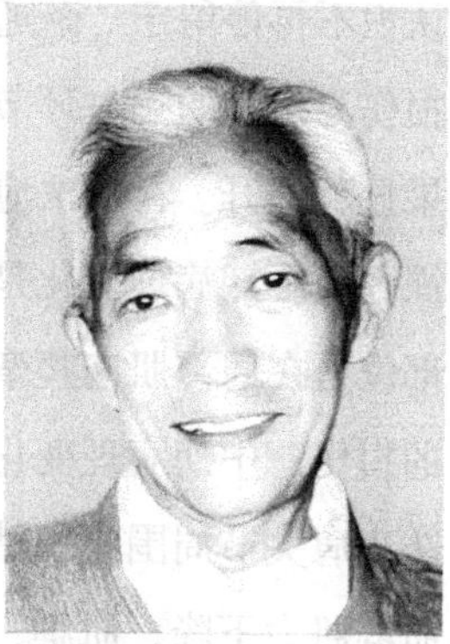
图 2-6　丁季峰

㨰法推拿流派创始于丁季峰（1914—1998）（图 2-6），其出生于一指禅推拿世家，伯祖父丁凤山、父丁树山均为一指禅推拿大家，深得一指禅推拿流派的精华，通过长期的临床实践及观察，发现许多神经系统、运动系统疾病和软组织损伤的病因病机和转归有着共同的规律，但与内科疾病存在本质的差异，原有的许多推拿手法操作于人体体表，对上述疾病和损伤并非都可以产生满意的疗效。运动系统和损伤性疾病用单一的一指禅推拿手法或费时颇长，不能速效，或经久不愈，徒劳无功。为此，他潜心研究诸家手法的特点，吸收了祖传一指禅推拿流派及其他流派各种手法的长处，从原有一指禅推拿流派的“小滚法”加以改革，创造出独特的“㨰法”，结合中医经络学说及西医学有关运动系统软组织的解剖、生理及病理学知识，并在“㨰法”的基础上逐步形成了㨰法推拿流派。㨰法最早记载于 1945 年其所著《推拿医术原理简论》，后来又将㨰法与各部关节被动运动相结合，并辅以揉法和按、拿、捻、搓等法，形成了风格独特的㨰法推拿流派，现已成为浙江推拿流派较有影响力的推拿流派之一。

二、传承脉络

丁季峰先生于 1914 年 9 月 1 日出生于杭州，祖籍江苏扬州，出生于一指禅推拿世家，为我国近代推拿做出巨大贡献，是首届全国老中医药专家学术经验继承工作指导老师，其弟子有严隽陶、沈国权、是有康等。其中严隽陶是推拿界老前辈一指禅推拿传人王纪松和滚法推拿创始人丁季峰的入室子弟，深得一指禅推拿和滚法推拿学术流派真传。沈景允曾师从推拿界一指禅推拿代表人物王纪松老师、内功推拿代表人物马万龙老师和滚法推拿创始人丁季峰老前辈。深得一指禅推拿、滚法推拿及内功推拿学术流派真传。后来滚法推拿流派的传承相继由陈省三、范炳华、吕立江等为浙派推拿代表，传承了滚法推拿流派的内涵与手法要领，广泛应用到浙江地区的推拿临床，服务于浙江广大患者，见效明显，受益者众。为滚法推拿的继承与发展做出了重要贡献。

三、手法特色

（一）与现代医学知识相结合

滚法不拘泥于中医传统理论，率先与现代医学知识相结合，对手法作用的认识不再停留于“疏通经络，活血化瘀”的模糊认识，而能够进一步了解它对损伤与疾病的哪一环节发挥影响，手法目的性明确，针对性强，使推拿治疗效果显著上升。在手法应用时结合解剖、生理、病理知识应用于临床。如肩关节周围炎早期病理变化是炎症渗出较多、组织较为脆弱、疼痛剧烈，治疗的重点部位是在肩部肌肉痉挛最为明显之处，手法的压力宜轻柔，以免加重病变组织的损伤；中期病理变化是炎症渗出减少、疼痛减轻，手法的压力逐渐增强，以防止肩关节周围组织粘连的形成；后期病理变化是炎症渗出基本消失，但周围肌群肌力下降，肌腱、韧带、关节囊、筋膜强度削弱，容易导致肩关节周围软组织粘连，所以手法治疗以松解粘连为主，并指导患者做自主性功能锻炼，以消除余痛，恢复肩部功能。

（二）手法应用重视辨经辨病

辨经论治和辨证论治就是从不同的角度观察和分析疾病，并采用不同的治疗手段，才能取得更满意的疗效。首先提出必须辨证、辨经结合论治的观点和方法。辨证论治是中医学的特点，是中医理论体系的精髓之一。推拿治病不但要辨别阴阳、表里、寒热、虚实，而且要根据经络学说来辨经论治。更由于滚法推拿流派强调以运动系统软组织的解剖、生理及病理学知识为其基础理论，因而更注重将辨证与辨经相结合。对于辨经论治，首先根据《灵枢·经筋》中“以知为数，以痛为输”的论述，治疗软组织损伤和疾病时，重视“阿是穴”的治疗，强调压痛点是推拿施术的关键部位，只有抓住压痛点这个本，才能达到解除痉挛、活血止痛的目的，因此必需仔细寻求，准确定点。

（三）手法操作要求刚柔相济

㨰法操作是术者通过在患者体表施行手法来达到调整及治疗的作用，因而手法操作的熟练程度及正确与否将直接影响治疗效果。㨰法操作必须达到“刚柔相济”的程度。所谓“刚”就是手法要具有适当强度，力量要深透入软组织深层，以加强对组织的刺激；所谓“柔”就是手法要有柔软性，从而使患者不仅在治疗过程中不发生由于手法压力刺激而引起的显著疼痛及其他不良反应，并且在治疗后立即有轻松舒适病情减轻的感觉。“刚柔相济”就是手法既有深透的治疗作用，又不会因过重过硬的手法刺激使患者不能忍受而产生不良反应。

第三节　袁氏按导流派

一、流派起源

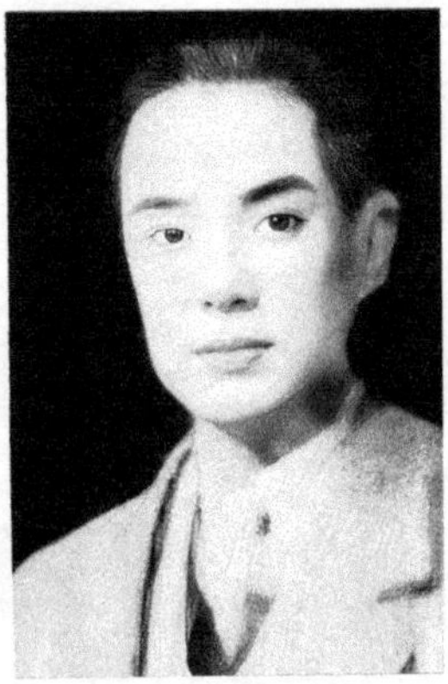
图 2-7　袁正道

袁正道（1891—1981）（图 2-7），字达三，号静声、证道居士，湖北房县人，郧阳府师范毕业，后考入湖北法政专门学校攻读法律，毕业后留校执教。因受军阀通缉，转经上海遁迹北平。经河北腹部按摩大师安纯如以按导术治愈其病痛，遂拜师学习 3 年，得古按导秘籍 8 卷。先后到北京、上海、浙江等地行医。1927 年后定居开业于上海法租界成立“袁氏兄弟按导医院”。1929 年刊行《证道居士按导医效录》。

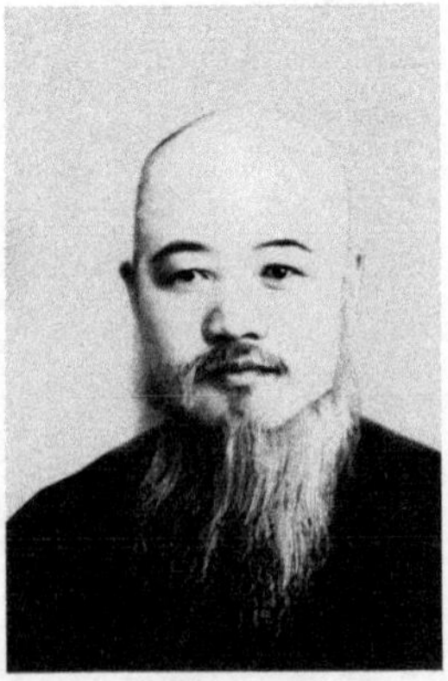
图 2-8　袁正伦

袁正伦（1882—1949）（图 2-8），字敦五，别署静修居士，袁正道之兄。弃儒行医，曾与弟弟袁正道一起行医浙江，袁氏兄弟在杭州居住。据袁正伦加入“杭州市国医公会”的资料记载，袁正伦作为当时按导名家，担任杭州市国医公会会员，说明民国时期袁氏按导科在浙派中医推拿流派的源流中占了一席之地，《海上医傍记》及《按导一得录》中记载了不少病案。其中“蒋君国榜：母患咳嗽宿疾，当秋而作，商乞往诊杭州，以复本按导以此愈，蒋君甚感”及“王福厂，字维季，号福厂，现代著名书法家，金石家，浙江杭州人……”等记录了袁正伦兄弟在浙江行医的过程。1931 年 7 月，《新闻报》刊登证道居士紧要启事：“家兄敦五，近十年来，兄在平津，以术济世，负盛名。去岁南归，应杭垣望族高欣木先生延聘，为其夫人治宿疾，大奏奇效……

一时名震杭垣。”袁正伦在杭州行医期间加入“杭州市国医公会”,《杭州市国医公会年刊》1932 年第 1 期中的杭州市国医公会会员录中有按导科，其中记录了袁敦五。其所著《按导一得录》，1940 年由上海商务印书馆刊行。

二、传承脉络

袁靖（1931—2014）祖籍湖北房县，22 岁赴上海三伯父袁正道家中，承袭家学中医太极图腹脉按导术，随师行医于沪；1957 年返鄂；1958 年挂牌“按摩科袁靖诊所”开业；1959 年创立武汉市中医院中医按摩科，是湖北省第一个公立医院按摩科；1982 年任湖北省按摩学会主任委员；2000 年聘为名誉主任委员。1991 年由人民卫生出版社出版其专著《袁氏按导学》。其子袁烽和崔立津，子承父业，他们主编的《袁靖按摩疗法》于 2010 年由辽宁科学技术出版社出版。

三、手法特色

袁氏按导流派，是根据道家《黄庭经·内景图》中记载：“上有魂灵下关元，后有密户前生门，左为少阳右太阴，出日入月呼吸存”的益寿养生理论，辅以“高拱无为魂魄安”“百谷之实土地精”等要道，再结合中医理论所形成的。流派重视脏腑气机的作用，主张治病求本。袁氏兄弟主张推拿疗法应该为“按导”，袁正道人称“按导大医士”。袁氏按导流派以腹诊和腹部按摩为主，腹部治疗又分总持法和分持法，手法独特，治疗范围广泛。袁靖出身按摩世家，随师行医于沪，自立于汉，不拘门派，卓识远见，广搜博采，以中医理论为核心，精手法于 54 字诀八大类 123 种。袁氏按导对湖北省中医推拿影响深远。

第四节　正骨推拿流派

一、流派起源

早在周代就有了专治骨折的医生，《周礼·天官》中记载有疡医专处折疡，晋代《肘后备急方》中首次介绍了用牵引等手法整复关节脱位；唐代《备急千金要方》记载的下颌复位手法沿用至今；《理伤续断方》中记载的揣、摸、拔伸等正骨手法和肩、髋关节脱位的复位手法，首次运用杠杆力学原理，对后世影响深远；宋代《圣济总录》进一步总结了正骨推拿和用药封裹、膏摩等骨伤的综合治疗方法。

元代官方医疗制度中设立了正骨兼金镞科。浙江正骨推拿代表人物，项昕，字彦章，晚号抱一翁，浙江永嘉人，医从太医院使张廷玉，学得挤引按摩之术，兼各家之长，精内外妇伤，行医于浙江、福建40年，著述《脾胃后论》《竹斋小稿》等。李濂《医史》卷十一《抱一翁传》云："抱一翁者，嘉人也，今居越江上，姓项氏，名昕，字彦章，晚更字号抱一翁……太医院使张廷玉善挤引按机，甚奇，非世之所闻也，翁亦得见视之，尽其技，于是为人治病，诊病决生死，无不立验。""南台掾梁彦思使闽而不能履，医以风论，或以脚气治，经年瘳。翁诊之，六脉仅微数而他无所病。即探患处，乃骨出之肯綮耳。施之按摩，即愈。""南台治书迭里迷失公，足失履而伤腕骨，掌反之于后者，六阅月矣。众医不能治。公知翁精按摩，曰：幸予治也。翁令壮士更相摩，从辰至申，而筋肉尽腐，遂引掌以揉之，唓唓然有声。药以两月，其足如常时。"明代危亦林在《世医得效方》中有关于颈椎、肩、肘、髋、膝、踝等关节及髌骨脱位之正复与固定方法的论述。明代薛己的《正体类要》中所记述的正骨手法19条简明实用；王肯堂的《证治准绳》也记载了许多正复骨折的方法。清代《医宗金鉴》总结前人正骨手法的经验，概括出摸、接、端、提、推、拿、按、摩八种手法。新中国成立后，众多中医与中西医结合工作者对正骨八法进行了科学研究，并进行改进及创新，充实和提高了正骨推拿的内容和水平。

二、传承脉络

正骨推拿又称正骨按摩、伤科按摩。是以矫正骨缝开错、筋结筋歪等一类骨伤疾病为诊治范围的一种推拿方法。其基本手法为摸、接、端、提、推、拿、按、摩八法。临床应用可分为正骨及推拿手法，两者又可配合运用。正骨推拿在治疗骨伤方面具有重要作用。《肘后备急方》《诸病源候论》《圣济总录》《医宗金鉴》中均可见正骨推拿理论和操作手法的记载。其中清代巨作《医宗金鉴》首次提出"骨缝开错"理论，对正骨推拿起到了巨大的临床指导作用，并对正骨推拿流派的发展起到了承前启后的作用。文中曰："背者，自后身大椎骨以下，腰以上之通称也。其骨一名脊骨，一名膂骨，俗呼脊梁骨。其形一条居中，共二十一节……若脊筋陇起，骨缝必错，则成伛偻之行。"对于脊椎骨的错缝治疗，提倡先用手法放松局部软组织，再行按脊复位手法。然后配合药物内外服用。

因历史发展、地域、人文的原因，正骨推拿流派繁杂，各门各派，各有绝招，技术繁杂，如北派、南派、少林伤科、武当伤科、汇通伤科等，其中南派正骨推拿代表有岭南林氏正骨推拿流派、西关正骨流派等。正骨流派因其治疗方法的特殊性而导致学术渊源的诸多差别，特别是骨伤手法很难用文字描述，师带徒手把手的教授，是形成正骨手法流派的重要途径。

正骨推拿流派繁多，各流派均有自家独特操作手法，在全国得到广泛的传播与应用。正骨推拿在民国至近代传至江浙一带，并得到广泛流传。浙江代表性人物如沈景允，应用"一次正骨推拿法"治疗腰椎间盘突出症；应用"一牵二扳三蹲腿"方法治疗腰椎小关节紊乱；并创立"二位分粘法"治疗肩关节粘连症及"蝴蝶双飞一指禅加拿、按、滚、扳法"治疗落枕。沈景允治疗疾病时重视结合人体解剖结构，主张"先治阳经后治阴，先推背来后推腹，先松筋肉后整骨，滑利关节摇牵扳"，常采用局部施术配合远道取穴相结合，主张对急性损伤者，以活血化瘀为主，手法宜轻柔，逐步渗透，促进溢于脉外之瘀血吸收消散。对伤科疾病应以行气活血、疏通经络、整骨理筋为原则，促进人体经脉内的气血流通、筋顺骨正。对慢性劳损者，以弹筋拨络为要，主张重手法刺激，以此达到分解组织粘连的目的，通过理筋手法来纠正"筋出槽"。遇到骨关节疾病，以手法松解筋肉痉挛以后，会采用牵引、摇动关节、扳法，以纠正

"骨错缝"。浙江正骨推拿流派得到传承与发展，他们擅长脊柱正骨手法，对于颈椎病、肩周炎、腰椎间盘突出症及各类软组织损伤等方面疾病的治疗有独到的见解。如林国明的整骨理筋推拿、手法点穴等中医正骨技术治疗运动系统及神经系统等疾患（如颈肩腰腿痛、骨关节疾病、急慢性软组织损伤、中风后遗症、面瘫等疾病）。范炳华应用的颈椎三部法及治疗女性产后下腰痛的蛙式四步扳法等推拿手法，并创立了治疗女性产后下腰痛的"蛙式四步扳法"与"中指勾扳法"治疗骶尾关节错位，疗效甚佳，主编了全国中医药行业高等教育"十三五"规划教材《推拿治疗学》《推拿优势病种诊疗技术》等，促进了浙派中医推拿学派的临床推广。吕立江独创的"五步复位法"与"杠杆定位手法"等正骨手法临床应用广泛，屡见奇效。"五步复位法"通过放松法、牵拉法、杠杆定位扳法、卧位旋转法、理筋法，对腰椎间盘突出症患者的不同类型进行辨证施法，并分步进行正骨治疗，"杠杆定位手法"借助杠杆原理，使正骨手法达到稳、准、巧、快。此手法结合腰椎解剖学特点及腰椎三维力学特征，通过研究证实"杠杆定位手法"可使腰椎曲度加大；使椎间盘的横截面减小，高度增加，对正常无退变的小关节的稳定性不发生影响，证实了此手法的安全性。詹强结合自身临床经验首创治疗膝关节骨性关节炎的"夹胫推肘牵膝法"和治疗青少年特发性脊柱侧弯症的"摇脊牵伸法"，得到临床应用与推广。

三、手法特色

（一）理筋正骨分步走

正骨推拿的复位通常分两步走，首先理筋放松，放松肌肉，依次渗透至肌肉筋脉及更深层次的骨关节，通过轻而柔和的手法，先缓解浅表的肌肉，等肌肉逐步松弛后，手法的能量再进一步往内部输送，直至达到最深的部位，再予推拿正骨，把错缝的关节予以整复。在复位前要放松痉挛的肌肉群，在痛点处要充分利用按、摩、揉、擦、捏等使软组织充分放松，调整到有利于关节复位的姿势，若粗暴复位，可能发生意外损伤而加重病情。在关节整复过程中尤要注意关节的用力方向、力度，不能以听到关节的弹响声作为判断是否整复成功的依据。

（二）辨证探源重求因

治病探源必先求因，以明疾病症结之所在。这是历代医家一贯倡导的。其要旨必先运用中医理论辨证候之寒热、虚实、阴阳、气血之所属，然后根据疾病之所属脏腑、寒热虚实状况，以及涉及之经络，总结病因、病机以明确诊断，为采取相应的治疗措施提供可靠的理论依据。治病探源，在临床上需探求疾病的起因、机体与病邪的正邪相争过程，以及脏腑的盛衰、阴阳失调的整体病理变化，抓住病理变化的主要环节，才能正确地确立治疗原则。于是，浙派医家提出了，以人体阴阳平衡为主体思想的平秘学说、血瘀学说、筋骨学说、症因关系学说等。如腰腿痛之症，可有腰椎间盘突出症、腰肌劳损、腰椎小关节紊乱、腰椎管狭窄症、腰部肌筋膜炎、腰椎滑脱症、硬脊膜肿瘤等几十种疾病。溯源求本，找出疾病发生的真正原因，根据不同疾病采取不同的应对措施。遇到同一疾病，也要根据辨证分析，确定证型。如同为肾虚型腰腿痛，常以阴阳盛衰变化，综合舌苔脉象来辨证，有脾肾阳虚型腰腿痛、肾阴虚型腰腿痛等。

（三）正骨推拿重技巧

正骨推拿治病，辨证求因固然重要，但最终离不开正骨推拿手法治病的基础。一名技术高超的正骨推拿医生，利用合理有效的手法正骨治病，才能取得良好的疗效。因此，正骨推拿手法的技巧性就显得尤为关键，作为正骨推拿医者，就要加强手法的平时训练和技巧的掌握。正骨推拿需要掌握各个关节的解剖特征，把相关的软组织松解后，利用关节的活动状况进行正骨治疗。正骨推拿应用过程中不仅要考虑手法的各种技巧，还要注意操作过程中手法用力的大小及方向，这在运用关节的整复类手法时显得极其重要。如颈椎病的关节整复手法，颈椎脊柱旋转扳法分为低头位、中立位、仰头位，这是考虑到了由于颈椎生理弧度变化做出相应的着力点的变化。

（四）正骨手法重部位

结合人体疾病患处不同、病种不同、症状轻重程度不同，正骨推拿医家常常会根据不同情况制定特殊部位的常用手法应用于临床，以凸显正骨手法的针对性。如肘部点按法，点按法一般用于人体肌肉丰厚之处，是点法与按法的复合手法，点法与按法的区别在于接触面积的大小，点法接触面积较小，按法可以较大。由于肘尖部点按力量较大，因此要避开骨骼关节，用在肌肉丰厚部位。手法要领：以肘关节尺骨鹰嘴突起部着力点按在治疗部位及经穴上，逐渐用力按压深透至一定深度，停留片刻后逐渐放轻压力。要求垂直体表用力，用力由轻到重，持续稳健，避免暴力。又如背部肘压法，用肘尖部鹰嘴突起部位着力于棘突旁，以肩关节作为支点，垂直用力下压。因此手法刺激感较强，而且易滑动，不易控制，按压时用力要缓和稳健，不可用爆发力，肘压时要以患者能够忍受为宜，防止滑动损伤棘突及横突。

第五节　内功推拿流派

一、流派起源

内功推拿源于“导引”，最早记载于《黄帝内经》中，在《素问·上古天真论》中记载：“呼吸精气，独立守神，肌肉若一，故能寿敝天地，无有终时，此其道生。”导引是通过呼吸吐纳配合肢体运动、精神观想来调节自身，达到扶正祛邪、益寿延年的目的一种修炼方法。《素问·六节藏象论》曰：“天食人以五气，地食人以五味。”中医学强调天人合一的思想，认为人体之气与自然之气相互通应，人能够通过打坐冥想、采气、吐纳等方法，运用天地能量调节自身的阴阳平衡来防治疾病。可见古人运用导引养生保健防病的历史非常悠久。但用导引治疗疾病的历史始见于《晋书·方技传》，其中记载：“学道养气者，至足之余，能以气与人，谓之布气。”唐代的道藏典籍《胎息秘要歌诀》中也有“布气与他人攻疾”的记载，根据北宋欧阳修等编纂的《新唐书·艺文志·丙部子录·道家类》记载，书中的《布气诀》是现存最早的论述布气疗法的专著。后来导引结合推拿应用于保健治疗，而出现了内功推拿。原先主要用于习武者提高身体素质和技击能力，经过调整，同样适合于体弱病患者强身治病。经过历代辗转相传，逐渐形成了一套治病疗伤的内功推拿治疗术。

二、传承脉络

内功推拿流派的师承脉络可追溯到清末山东济宁的李嘉树。李氏擅长武艺，且精于手法疗伤。李嘉树传于同乡马万起（1884—1941）。20 世纪 20 年代，马万起以内功推拿行医于上海；以后马万龙、邓德峰、李锡九、俞大方、陈忠良、张文才、周信文等进一步发扬光大了内功推拿；之后逐渐发展而形成内功推拿流派。此后林国明教授（原浙江中医学院针灸推拿系教研室副主任，医学气功推拿教研室主任），于1978年在上海中医学院深造期间，跟随上海李锡九、丁季峰、俞大方、陈力成、曹仁发等诸多大师深入学习，尽得真传，同时与山东内功推拿名家毕永升教授亦师亦友，相互探讨学习内功医学。在长期的临床实践与多方的深入学习中，他在融会贯通各家内功精华的基础上，形成了自己独特的内功推拿流派。毕业留校后，有幸拜南宗丹道大师胡美成将军为师，得其衣钵传承。胡美成将军（图2–9）自幼体弱，遂跟湖南醴陵李农田道长学艺，得到九步丹功和内功太极的真诀传授内功心法，筋力日增。胡美成在日本侵华期间，毅然从军，戎马半生，官至将军。新中国成立后任浙江省人民政府参事室副主任，浙江省第一届至第七届政协委员。工作之余胡老依然乐道于养生修真之学，他曾广泛求师，终得道家南派张紫阳人元金丹的真传口诀，并融汇百家之长，自创了空松功、九步丹功、七星功等功法，其中七星功现已成为浙江中医药大学等全国中医药高等院校本科学生的健身功法。林国明教授对胡老传承的功法勤练不辍，功力日益深厚，形成了自己的周天功流派，达到“意气相随，内气外布”之境。跟着胡美成将军修炼内功的师承人员还有梅宏（原浙江中医学院体育教研室主任）、吕立江（浙江中医药大学推拿教研室主任）。梅宏教授退休后赴美国传授太极内功与空松功，在国外弘扬中国功法。吕立江教授毕业留校于医学气功推拿教研室，从事推拿手法与功法的教学，他认为推拿功法可以增强手法功力、技巧。经过长期的功法锻炼，使手法真正达到持久有力、均匀柔和、刚中有柔、柔中带刚、刚柔相济、得心应手、运用自如，正所谓“一旦临证，手随心转，法从手出”。他在练习胡老将军的空松功与七星功之外，同时师承林国明，锻炼周天功，他认为推拿医生不练功，到老一场空。不断总结教学和临床经验，数十年如一日，刻苦磨炼，颇有心得成就，在培养针灸推拿人才的过程中，在整个推拿学的教学设计中，把功法教学与研究放在重要位置。为了进一步提高推拿教学质量，吕立江把多年的教学经验与研究成果融为一体，根据推拿专业培养的需要，于2011年初召集全国19所高等中医药院校长期从事推拿功法教学的专家组成编委会，他主编了全国中医药行业高等教育“十二五”规划教材《推拿功法学》。该教材对推拿专业学生学好功法，为手法学习打下坚实的体能、力量和身体平衡协调等基础提供学习内容，深受全国中医药高等院校师生喜爱。在此基础上，根据推拿专业特点与学生学习的

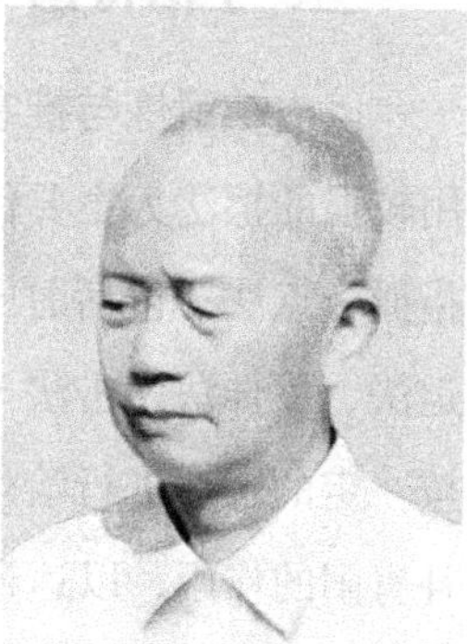
图2–9 胡美成

反馈意见，再次主编了全国中医药行业高等教育“十三五”“十四五”规划教材《推拿功法学》。给学生进一步学习《推拿手法学》《推拿治疗学》打下基础，并为日后从事推拿临床提供有力支撑。

三、手法特色

以内功锻炼与推拿治疗相结合为主要特色，以作用面大和温通疏导经络作用较强的擦法为主要代表手法。内功推拿常用手法：擦法、平推法、拿法、五指抓、点法（包括肘压法）、分法、合法、扫散法、理法、劈法、抖法、搓法、运法、拔伸法、击法（掌击、拳击、小鱼际击法以及棒击法）等。为在人体上按一定的程序进行治疗的一组常用的操作方法。具有平肝健脾、和胃安神、温补胃阳的作用，以达到扶正达邪、解除疾痛的目的。

（一）强调练功，医患互动

医者悬壶济世，医治患者，要坚持个人练功、强壮体魄，提升自身“精、气、神”。一方面医者医治患者，单靠自身能量、精气是远远不够的，更要感悟练就成天地之气与患者间沟通的媒介，医者应成为这样的“管道”角色，将天地之间精气，输注于患者，起到疏通经络、促进气血、补养精气等医治作用。另一方面，治病求本，人之所以患病，究其本因不外乎缺乏锻炼、情志内伤、饮食不节或久病体虚、劳伤筋骨等，造成自身经络不通，筋骨失衡，阴阳失衡，元气亏虚，实为本虚标实之证。治病求本，练功强体，通经活络，调气养血，调理筋骨，通则不痛，病患自除。医者教授患者练功修炼，也有助于患者同医者精气的沟通同步，因而在施用手法过程中能够更好地配合，达到更好的康复疗效。

（二）功力内透，气到病除

内功推拿强调手法必须有一定的渗透性，习练者必须通过一指禅、铁砂掌、虎爪功等外功的练习，使筋骨强盛，爪苦手毒，久练者可劈砖断石、碎金断玉。通过练习外功，使内劲更容易透达人体深部的组织，激发人体经气，达到扶正祛邪、气至病除的目的。内功推拿流派注重得气感，得气是内功推拿治疗的关键，医者在治疗过程中要多与患者交流，关注患者的感受，根据患者的反馈判断得气与否。医者通过内功与外功的锻炼，体魄强健，指力渗透，能使掌握的手法技巧得到充分发挥，临床治疗效果就会显著提高，自然能起到事半功倍的作用。

（三）刚柔相济，阴阳平衡

手法中的“刚”指的是手法具有“按积抑痹”之功，可透达人体深部的经脉。运用此类手法可以消散人体的肌肉、筋膜、肌腱等由于慢性劳损而形成的“结节”“条索”等病理组织。手法中的“柔”指的是手法具有“缓节柔筋”之能，可兴奋人体浅表的浮络。运用此类手法可以通阳活络、行气活血，从而使机体血脉和利、心神宁静。在临床实际操作中，要求施术者的手法达到“轻而不浮、重而不滞”“刚柔相济”之境，才能使患者在手法治疗过程中身心放松，正如《医宗金鉴》所言“法之所施，使患者不知其苦”，也只有如此才能更好地使患者恢复骨正筋柔、阴阳平衡的状态。

（四）特色手法，辨证施治

内功推拿针对不同疾病有各自的特色手法，包罗万象，变幻无穷。如治疗头部疾病：擅用五指拿五经、扫散少阳、点按缺盆、推桥弓；治疗上肢疾病：擅用拿三阴三阳、分推掌背、拔伸手指等手法；振奋阳气，通调气机：擅用温通督脉、平推膀胱经等手法；治疗颈肩腰背综合征：擅用点按天宗、环跳等手法；对于骨错缝、筋出槽：擅用技巧定位手法；对于老年命门火衰之人：擅用引火归原、弹拨太溪等手法。内功推拿认为治疗的前提是准确辨证，强调脏腑经络辨证与六经八纲辨证相结合。根据不同患者的不同体质，不同的生理病理状态，在中医治病求本、辨证施治的理论指导下，运用不同的手法组合，犹如行军打仗、排兵布阵，紧密贴合患者的病机进行治疗，往往在临床上效如桴鼓、立竿见影。内功推拿治病的原则强调扶正祛邪和整体观念。人体是一个有机的整体，内功推拿在临床上非常重视整体思想，无论治疗何种疾病，均以常规操作法作为基本方法，在此基础上进行手法治疗、刺激穴位。常规操作的施术区域遍及全身，又以头面躯干部为手法刺激的重点，根据不同的疾病有所增减。这样，全身各穴均受到手法的刺激，并且能够辨证施治，但若能持之以恒，对慢性疾病，特别是慢性疑难杂症的治疗，往往会产生意料不到的效果。

第六节　小儿推拿流派

浙派小儿推拿继承、发展于海派儿科推拿。1843年上海开埠以后，随着几百万移民的逐渐涌入，以江浙皖鲁为主的各种特色推拿都汇聚到了上海。裘沛然先生谈及海派儿科推拿时曾说过，“海派”是无派之派，即海纳百川，包罗万象，各派均归于海，精英高才，聚集上海，汇集成大派，学术海量，不拘一格，吸收众长。海派推拿正是在这种兼收并蓄的学术氛围中不断发展。浙江在地理位置上毗邻上海，两地交流密切，在小儿推拿的学术上，浙派小儿推拿完全传承了“海派”儿科推拿的理论，并不断创新，近年来两地共同协作，持续走在小儿推拿科学理论的发展道路上。

一、流派起源

兴盛于明末的小儿推拿，也趁着上海开埠的机遇而聚焦上海，并发展迅速。源于上海推拿流派的小儿推拿流派又分三个流派：单式小儿推拿、戚子耀推拿法、海派儿科推拿。其中海派儿科推拿集各家所长，其是产生、形成、发展在上海这一特殊地域的具有其自身特点的儿科推拿学术流派。上海地处江浙之交，海派儿科推拿一是传承了一指禅推拿防治儿科疾病的传统，还融入了上海地区的㨰法推拿、内功推拿两大流派的手法，并将其与传统小儿推拿相融合；二是得益于关于小儿历代文献的学习；三是得益于上海小儿推拿名家经验和江浙民间小儿推拿技法的滋养；四是缘于金义成教授的经验总结。海派儿科推拿和其他小儿推拿流派一样，提出的时间并不长，但究其本源（一指禅推拿），其历史就不短了。在继承和发展过程中，海派儿科推拿包容创新，逐渐成为以“海派无派，无派有派；海派无形，无形有形”为特色的较完整的理、法、方、推的儿科推拿体系。海派儿科推拿既是海派文化的体现，也是海派中医的进一步认定。海派儿科推拿是经过众多推拿流派之间的摩擦与碰撞而诞生出的有适宜于小儿疾病的治疗方法，临床疗效佳，有理论支撑的学术流派。浙江地区紧跟海派儿科推拿的步伐，继承了海派儿科推拿的学术思想，并根据临床的反馈结果不断更新理论及技术，因此小儿推拿这一治疗儿童疾病的方法在浙江地区的认可度是很高的。

二、传承脉络

海派儿科推拿以上海地区小儿推拿名家金义成教授为代表，他对推拿发展史、历代推拿文献颇有研究，以儿科推拿见长。著有《小儿推拿》《小儿推拿图解》《海派儿科推拿图谱》等书。海派儿科推拿创始人金义成于1960年就读于上海中医学院附属推拿学校，学习传承一指禅推拿、㨰法推拿、内功推拿、小儿推拿。

自1959年第一届上海推拿学校开班以后，通过承上启下的推拿流派传承，根据小儿疾病的特点，形成了小儿推拿的流派。金义成在学校学习期间受到乐嘉哲学长、陈菊金学长的指导，他们二位都是王百川先生的弟子。在毕业工作后，金义成留校任教并在推拿第一门诊工作，也多受到王百川老先生的悉心教诲。在上海中医学院附属岳阳中西医结合医院申请流派基地建设之时，金义成作为丁氏推拿第四代代表性传承人而位列其中，从一个侧面表明金义成传承小儿推拿的脉络。后在不断学习总结过程中，他总结了50多年医疗、教学、科研工作的经验，于2003年《海派儿科推拿图谱》一书中正式提出“海派儿科推拿”。他表示自己是丁氏推拿第四代传人，同时又是㨰法推拿、内功推拿、小儿推拿的传承人。金义成在几十年的教学过程中培养了大量新一代小儿推拿人才，为小儿推拿的传承和发展注入了一批又一批的新鲜血液，他勇于打破陈规，不拘一格用人才，在医疗体制内外物色传承人悉心培育，经过数十年的培养，数百位海派儿科推拿第二代、第三代、第四代师承弟子已经成为小儿推拿栋梁之材，为小儿健康事业的发展贡献重要的作用。

海派小儿推拿显著的学术特色深深影响了浙江小儿推拿，是浙派儿推持续发展的基石。浙江小儿推拿代表人物是浙江中医药大学许丽教授，为第二代师承金义成老师的海派传承人，她将海派儿科推拿技术和理念与浙江儿科临床实际相结合，融会贯通应用于临床疾病诊治，在小儿消化不良、腹泻、便秘、感冒、咳嗽、近视、遗尿、发育迟缓，以及脑瘫患儿的手法康复治疗上均有丰厚的经验。并创立了推拿手法——揉捏牵转法治疗小儿先天性肌性斜颈，临床疗效显著，形成了浙派小儿推拿的特色。

三、手法特色

（一）浙派小儿推拿整体特点

首先，浙派小儿推拿“海纳百川，全面系统”，既高度凝练了明清时期小儿推拿文献的内容，又吸收了近代苏浙沪地区小儿推拿名家技术之长，有中西医汇通之内容。其次，“审证求因，关注情志”强调治病求本，找寻主因才能为后续的治疗夯实基础。再次，“四诊合参，触摸察病”。应用传统之诊法，诸如望神色，三岁以下小儿验指纹，以轻重、浮沉分表里，红紫辨寒热，淡滞定虚实；切脉取浮、沉、迟、数、有力、无力而定表里寒热虚实。除重视传统四诊以外，非常重视“摸”诊，包括头额、颈项、胸、胁、脘腹、腰背、肌肤、手足、经络、腧穴等方面的触摸按压，以测知冷热病痛，从而推断患儿患病的部位和性质的一种诊病方法。重视“祛邪扶正，以胃为本”，认为健脾和胃对小儿“祛邪扶正”十分有益。手法讲究补泻之分，推有拇指尖或螺纹面或拇指侧推的区别。强调“揉腹捏脊，养护根本”，采用“以胃为本”的治法，主要用揉腹捏脊的推拿法养护根本，可谓是“大道至简”。手法要求“八法之外，通法为要”，儿科推拿作为外治法，历来沿用八法，即汗、吐、下、和、温、清、消、补。在运用这八法以外，提出“通法”一说，认为推拿当以通为用、以通为补。在“不通则痛，通则不痛”病证机理的基础上，临床应用中也强调手法操作“痛则通，不痛则不通”。

（二）强调手法轻快柔和

针对小儿肌肤娇嫩的特点，在应用上又有不同的要求，在治疗小儿疾病尤其是外感时特别强调手法需轻快柔和、平稳着实。注重基础手法的应用，在小儿推拿使用推法之时，十分重视一指禅推法、揉法、摩法、搓法及擦法的训练，这对增加小儿推拿手法的功力非常有利。手法之轻重缓急，其关键在于坚持长期刻苦的锻炼和临床实践的应用，如此才能做到熟能生巧，运用自如。做到心手合一，心到、手到、功到。掌握小儿推拿手法，强调功法训练的重要性，注重少林内功、易筋经等传统功法训练，功法训练与手法治疗相辅相成。

（三）捏脊在小儿推拿治疗中具有核心地位

捏脊直接刺激督脉、膀胱经，其经脉范围内有大量的脊神经及椎旁交感干分布，捏脊操作时可刺激皮下神经网络，对于消化、呼吸、神经系统疾病的治疗均有显著疗效。浙派小儿推拿在临床上尤其注重捏脊疗法的应用，将之作为手法收式，扶助患儿一身之气生发。这也与海派儿推“揉腹捏脊，养护根本”

的理念一脉相承。在小儿推拿操作时，关注儿童情志变化，重视与患儿及其家长的交流，去除所谓的“小儿无七情所干”的错误思想，认为同样要重视“七情”的影响，只有医、患同时凝视静气，治疗才能达到最好的效果。考虑到儿童尤其是婴幼儿的特殊性，医者需要有足够的耐心，并且必要时对于怀有焦虑心情的家长进行心理疏导，让孩子和家长一同处于安静、稳定的状态，能够配合治疗，从而做到“身心同治”。对小儿推拿强调“三分治疗，七分护理”，医者在疾病诊治中只能起到三分作用，而剩下的需要家庭的配合，才能让手法治疗的效果发挥至最大。

第三章
浙派中医推拿学术特色

第一节　筋骨同治论

一、筋骨同治论概述

（一）筋骨同治论渊源

早在《说文解字》中便对“筋”有过记载：“筋，肉之力也，从肉从力从竹。竹，物之多筋者。”可以认为“筋”是指有竹节样外形且能产生力量的肌肉筋膜组织等，其实质与肌肉、肌腱、筋膜、韧带乃至神经等组织密切相关。《素问·脉要精微论》同样有对骨进行描述：“骨者髓之府，不能久立，行则振掉，骨将惫矣。”由此可见，“骨”并不单纯指人体骨骼，而是作为人体架构囊括骨骼、关节、骨髓等骨性组织，既可支持形体、保护内脏，又能输送精气、濡养全身，与筋共同承担人体一切运动的发生，明确阐释了“筋骨”的平衡统一观。浙江中医药大学吕立江教授根据中医传统理论，结合现代解剖学及生物力学，结合三十余年临床经验，根据筋骨平衡理论提出筋骨同治。他认为，筋不止于肌肉，骨不止于骨骼，筋束骨，骨张筋，筋与骨是复杂互根且处于动态平衡的运动系统，也就是“筋骨平衡”，一旦平衡打破，筋骨失衡，最终导致脊柱疾病产生。因此，临床治疗中，只有做到“筋骨同治”，达到“筋柔骨正”，方可消除病痛。

（二）筋骨同治论理论依据

中医认为人体的运动系统由经筋系统与骨骼关节构成，两个系统相互统一。《灵枢·经脉》记载：“骨为干，脉为营，筋为刚，肉为墙。”所述的“骨为干”是指脊柱的静力性稳定，“筋为刚”意为脊柱动力性平衡，明确指出了筋骨相互依存、互为根本的静态稳定与动态平衡关系。《素问·痿论》就有“宗筋主束骨而利关节”，指出了筋与骨的从属联结关系，二者不可单独而论。清代沈金鳌在《杂病源流犀烛·筋骨皮毛发病源流》中提到：“筋也者，所以束节络骨，为一身之关纽，利全体之运动者也。”表明了筋附着于骨，有着连属关节、约束骨骼的作用；骨联结于筋，有着保持筋的张力、维持筋所塑造的外环境稳定的作用。整体而言，筋络骨，骨连筋，骨居于筋内，筋位于骨外，筋为机体联络之纽带，骨为全身之支架，筋与骨之间的联系密不可分。

从解剖学的角度看，中医的筋包括肌肉、韧带、肌腱、筋膜、滑囊及关节囊、关节软骨；骨，包括骨骼、关节、骨髓等。筋靠骨的结构支撑和承载力的作用，协调帮助身体实现各种运动功能，骨靠筋的伸展和收缩实现肢体位移及个体的运动功能，两者共同维持机体的动态平衡，相互依存，相互影响。

（三）“筋骨失衡”是筋骨病发病的根本病机

“筋出槽”和“骨错缝”是筋骨失衡最常见的病理状态，是筋骨病发生的病机关键。“筋出槽”是指筋的形态结构、空间位置或功能活动发生异常改变，表现为筋强、筋歪、筋缩等；“骨错缝”是指骨关节正常的间隙或相对位置关系发生了细微的异常改变，引起关节活动范围受限，临床可归结为“骨缝开错”“骨缝参差”“骨节间微有错落不合缝者”等。筋和骨在病理上互为因果，“筋出槽”不能束骨而利机关，易出现“骨错缝”，“骨错缝”不能为筋提供良好的支撑，易诱发“筋出槽”。

吕立江教授认为若筋骨生理平衡被打破，则必然出现筋骨失衡的病理变化，正所谓筋损骨弱、筋骨同病，筋伤必然引起骨损，骨疾必伤及筋。可见，筋骨病发病的根本病机在于“筋骨失衡”。

（四）治法主张“筋骨同治”

针对筋骨失衡引发的一系列疾病，吕立江教授提出治疗原则当以筋骨同治，临床治疗当重视“柔筋”结合“正骨”。柔筋治骨，正骨治筋，以恢复至“筋骨平衡”的状态，二者缺一不可。吕立江教授在“筋骨平衡论”的学术思想下衍生创立了“杠杆定位手法”“五步复位法”等治疗脊柱侧弯、腰椎间盘突出症等筋骨疾病的独特手法，做了大量临床观察及基础实验研究，使“筋骨平衡”理论与“筋骨同治”方法得到临床及基础实验的验证，其理论及方法在国内外得到推广与应用。

二、筋骨同治论应用

（一）颈椎病

颈椎的稳定性由两个部分决定，即内源性稳定结构和外源性稳定结构。内源性稳定结构包括椎体、椎间盘、关节囊以及与之连接的韧带，这部分结构为颈椎的稳定提供了静态平衡条件。生物力学研究表明，颈椎椎间盘退变及颈椎生物力学改变，是颈椎病发病的主要原因及病理学基础。外源性稳定结构主要是附着于颈椎的颈部肌肉，这部分结构为颈椎的稳定提供了动态平衡条件。颈椎周围肌肉是颈椎稳定的重要因素，在生理状态下依靠自身的张力维持颈椎的姿态，同时保证椎骨生理范围内的充分活动；受力时则以主动收缩维持颈椎的稳定。颈椎周围肌肉力学性能的降低导致颈椎外源性稳定破坏，并影响颈椎关节的正常位置，进一步加重筋骨失衡，影响颈椎的内源性稳定。综上所述，颈部“筋”与“骨”分别起到动力平衡和静力平衡的作用，二者结构上相互连接，功能上相互协调，共同维持颈椎的生理活动及平衡稳定。

吕立江教授认为，医生可通过手摸心会结合影像学等检查对“筋骨平衡”状态进行评估。若患者主要表现为颈部肌肉劳损、痉挛、疼痛等，医生触诊并未发现椎间关节紊乱，但伴有颈椎生理曲度改变，大多属于颈型颈椎病。此类型颈椎病与中医描述的“筋出槽”关系密切，通常采用理筋手法结合颈椎曲度重塑干预治疗。若触诊结合影像检查发现颈椎曲度改变、椎间关节失稳、颈椎间盘突出及相应组织受压迫，都属于“骨错缝”改变，此类患者多属于神经根型、椎动脉型、脊髓型颈椎病，临床多采用正骨手法结合理筋手法，以改变颈椎曲度、关节紊乱及突出，以及与受压组织之间位置关系，帮助恢复椎体稳定，达到骨正、筋柔的目的。若患者筋骨同病，则正骨与理筋并重。正骨可以调整颈椎的静力性平衡，松筋则可调节颈椎的动力性平衡，二者相辅相成，相互配合。

（二）腰椎间盘突出症

从筋骨平衡理论分析，腰部结构中“筋”包括腰部肌腱、韧带及肌肉等附件组织，“骨”包括腰椎椎体、椎间盘等组织。当腰椎间盘中的纤维环发生破裂时，髓核就会相继出现脱出或者突出，椎管外的组织就会产生相应的炎症反应，上下关节突关节、横突和棘突附近的软组织在位置上也相继发生相对改变，出现小关节错缝、棘突发生歪偏、椎体出现侧凸等一系列症状，这些变化属于“骨错缝”的范围。脊柱在生物力学方面的平衡状态被打破，这些病理改变也属于“筋出槽”的范畴。正如《医宗金鉴·正骨心法要旨》中所述：“脊筋陇起，骨必错缝，则伛偻。或跌仆闪失，以至骨缝错开。”所以总的来说，“筋出槽，骨错缝”能够引起脊柱生物力学失去平衡状态，是腰椎间盘突出症发生、发展的重要因素之一。

吕立江教授认为临诊时要遵循“筋骨同治”的治疗原则，独创“五步复位法”治疗腰椎间盘突出症。首先“治筋”：解除局部肌肉紧张感，减轻椎间盘压力，吸收神经根炎性渗出。其次“治骨”：拉开椎间隙，复位紊乱的小关节，通过作用力使突出的髓核回纳，解除突出物对神经根的压迫，调节腰椎关节，并使已旋转的腰椎归位。

（三）脊柱侧弯

特发性脊柱侧弯（IS）是指脊柱在冠状面上多个椎体连续偏离脊柱中线而向侧方形成弯曲，且 Cobb 角≥ 10°，多见于青少年。该疾病归属于中医学“龟背”。吕立江教授认为，脊柱侧弯的形成与生物力学改变相关。一方面，脊柱两侧肌肉产生不对等的应力，导致神经肌肉控制系统出现紊乱，使横突棘肌不对称生长，引起脊柱局部的侧向偏移及轴位的旋转，进而导致局部脊柱和肌肉的平衡被破坏，产生微小的侧凸；另一方面，脊柱两侧不平衡的应力也会引起两侧软骨终板不平衡生长，从而导致椎体畸形发展，而针对脊柱两旁不对称应力的矫正是脊柱侧弯矫正中的重要机制。正如《医宗金鉴·正骨心法要旨》云：“若脊椎筋隆起，骨缝必错，则不可能俯仰。”说明引起脊柱“骨错缝”的重要原因是“筋出槽”，通过手法使脊柱达到“筋骨平衡”状态，调整脊柱内外平衡，稳定椎间关节，才能纠正异常的脊柱弯曲。

吕立江教授创立的“柔筋正脊术”治疗青少年特发性脊柱侧弯，以脊柱生物力学为基础立足于脊柱解剖，运用先柔筋，后正脊，再使用牵引手法，利用对椎体的纵向拉力，扩大椎体间隙，使已发生粘连的组织分离，并改善血液循环，缓解脊柱周围软组织和神经的压迫；最后运用正脊手法，使椎骨向正中线方向排列复位，以达到矫正脊柱侧弯的主要目的。

第二节　症因相关论

一、症因相关论概述

“症因相关论”是浙江省国医名师范炳华教授提出的推拿诊治原则。他临证必中西合参，重审症求因，倡症因相关，循“有症必有因，无因不成症；症因要相关，无关非诊断；治因宜为先，因去症自消”三原则。

（一）有症必有因，无因不成症

审症求因是范教授临证的基本原则。即遇到患者的主诉症状，如何分析思考这一症是哪里来的？造成这一症的关键点在哪里？这是临床医生首先要思考的关键切入点。他认为所有的“症”是有“因”所致，“因”是导致“症”的根本原因，临证必先求因，注重问诊、审症、查体、影像检查，四诊合参，以明确症“因”源自何处，建立规范的临证思维。

（二）症因要相关，无关非诊断

症因相关是范教授诊断的基本原则。他认为“因”是导致“症”的必然原因，“症”是“因”的外在表现，症因相关才是正确诊断。对于症因不相关，必重新审“症”求“因”，直至找到和症状相关的病因，以使诊断明确。

（三）治因宜为先，因去症自消

在明确诊断的基础上，治因为先是首要的治疗原则。治因为先是治本，因之不存，症从何来。范教授临证鉴于审症求因的思维，症因相关的诊断，创新了其独特的“求因”治疗方法。

二、症因相关论的应用

（一）眩晕病

《灵枢经》记载“上虚则眩”“髓海不足，则脑转耳鸣”“上气不足，脑为之不满，头为之苦倾，目为之眩”，范教授认为眩晕诸症与小脑供血密切相关，从而创建眩晕病“1+2”诊断法，即以头晕为主症，再以视物模糊、耳鸣、恶心、后枕痛四项次症中符合两项为依据，即可诊断为“椎系眩晕”，此为椎动脉系统供血不足造成的眩晕。经 TCD（经颅多普勒检测）结合 CT 血管造影三维重建后（3D–CTA）证实，诊断符合率达 80% 以上。根据 3D–CTA 检查明确各生理段血管形态改变的类型及特征，创新应用开源增流法，补偿平衡法和解痉通畅法，分别针对单纯 V1、V2 或 V3 段血管的病理改变，形成规范的眩晕病“三部推拿法”。治疗后患者眩晕症状消失，部分患者血管形态恢复正常，经 TCD 复查血流速正常。

（二）头痛病

《素问》有“头痛颠疾，下虚上实”“气上不下，头痛颠疾”等记载。考虑到头痛的复杂性，范教授提出诊治头痛必须首先辨清是颅内痛，还是颅外痛。如有颅内病变，非推拿适应证；而颅外原因导致的头痛，为推拿适应证。先采用风池穴“一穴三向”诊断法，即直上方向至前额放射痛为枕大神经痛，耳后方向放射痛为耳大神经痛，后枕痛为枕神经痛。风池穴位于枕下三角，该三角由头后大直肌、头后小直肌、头上斜肌、头下斜肌构成，由于肌痉挛刺激该三角区内穿出的不同神经，而导致不同部位的偏头痛。他用一指禅推拿手法向风池穴三个不同方向用力，直上方向推拿治疗偏头痛，外上方向推拿治疗耳后痛，内侧方向推拿治疗后枕痛，形成风池穴“一穴三向”治疗偏头痛的新治法。

（三）椎源性脏腑病

对于患者主诉有胸闷憋气、嗳气连连、胸胁窜痛、胃脘胀痛、腹股沟牵掣痛者，范教授从脊神经支配脏腑的规律考虑，依据症状与脊神经定位相关性，结合影像学检查，开创从“脊”求因诊治的新思路。范教授认为 T1 ～ T4 脊神经位于上段胸椎，受累后表现胸闷憋气、嗳气连连的主症；T5 ～ T11 脊神经中段胸椎，其症以胸胁窜痛、消化不良、胃脘胀痛为主症；T12 ～ L4 脊神经受累，其症以胃肠道便秘、腹泻为主症；L5 ～ S1 脊神经受累，以产后腰痛、月事不调、痛经、漏尿、性功能减退等为主症。根据这个规律，在相对应的脊旁寻找阳性痛点，认为其症是由脊椎关节错缝造成。形成对“因”施治，纠“错”为先的治疗原则。症见胸闷憋气、嗳气诸症者，采用上胸段错动整复法；症见胸胁窜痛、消化不良、胃脘胀痛诸症者，采用抱颈提胸法；症见便秘、腹泻诸症者，采用腰椎定位斜扳法；症见产后腰痛、月事不调、痛经、漏尿、性功能减退诸症者，采用蛙式四步法扳法、肛指六步整复法治疗。形成针对性强，对因施治，特色鲜明的“整脊”新治法。

（四）疑难杂症

病无大小，有苦即疾，困扰日久则疑，久治不愈成难。范教授认为疑难杂症诊治有“四难”：一是许多疑难病症，医学文献无处查找，无可供参考的案例；二是审症求因经验不足，临证思维欠缺，墨守成规；三是以仪器检查为准，岂不知病有“同病异症，异症同病”，治有“同病异治，异病同治”之理；四是同一治则，同一治法，一成不变，久治不愈。范教授临证注重问诊，细查体征，结合西医学相关检查，以“症因相关”作为理论依据，实施对“因”治疗。对颈型颈椎病，细查压痛节段与影像学检查相吻合，创新定位侧扳纠错法；对颈椎侧弯，胸、腰椎侧弯者，指导患者侧卧位睡姿矫正；对颈椎弧度消失、反弓患者，指导仰卧位颈下垫枕睡姿矫正；对腰椎曲度过大腰痛患者，采用臀部垫高枕睡姿以矫腰曲，腰痛症状即能改善。肩关节活动功能障碍患者，采用杠杆扳法，松解关节粘连，增大关节间隙，功能明显改善；肘痛症患者，其病位在肱桡关节，可由前臂旋转活动过度所致，采用按压肱桡关节进行前臂旋转活动，快速见效；对夜醒时小指侧放射性麻木者，认为仰卧位肘部尺神经受压是因，而并非颈椎间盘突出所致，采用毛巾包裹系缚避免受压，手麻症状可缓解；有膝关节损伤伸膝功能障碍者，采用缓解屈肌痉挛的方法，配合膝关节杠杆扳法，调整关节间隙治之；有踝关节损伤，多见于外踝前下方疼痛，足背伸功能障碍明显者，治以“整”“理”二法，整其骨错缝，理顺筋出槽，见效不留后遗症。

综上所述，症因相关论通过寻找症和因链接的关键点，巧妙地运用手法在关键部位治疗，从而解决一些西医束手无策的内科问题和杂病，展现了浙派推拿的优势所在。

第三节 肾督气脉论

一、肾督气脉论概述

（一）肾督气脉论渊源

肾督气脉论是吕立江教授在30余年临床诊治脊柱病经验基础上总结的传统中医理论。气脉论早在《素问·六微旨大论》中就有记载："物生其应也，气脉其应也。"在《黄帝内经》中"气脉"也通常称为"经隧"，即气血津液运行的隧道。《素问·调经论》曰："五脏之道，皆出于经隧，以行血气，血气不和，百病乃变化而生，是故守经隧焉。"吕教授认为气脉不通，则血气不和，自然就会发生各种各样的疾病。西汉桓宽《盐铁论·轻重》中记载："扁鹊抚息脉而知疾所由生，阳气盛则损之而调阴，寒气盛则损之而调阳。是以气脉调和，而邪气无所留矣。"吕教授认为肾气属阴，督脉属阳，肾督互通，阴阳自调，气脉通顺，邪气无所留矣。

（二）肾督气脉论理论依据

肾与督脉存在着一定的联系，两者与脑的联系最为紧密。《黄帝内经》中对肾的生理功能有相关叙述，如"肾者主蛰，封藏之本，精之处也""肾者主水，受五脏六腑之精而藏之"，均说明了肾的藏精功能。肾所藏之精的部位则在《灵枢·大惑论》中有明确阐述："五脏六腑之精气皆上注于目……而与脉并为系，上属于脑。"也就是说肾气化为肾精，部分肾精化为骨髓，充养四肢及躯干的骨骼，维持人体正常生理功能；另一部分化为督脉、脊柱中的脊髓，充养于脑，维持人体正常精神活动。

督脉则是肾上通于脑的重要通道。《灵枢·骨空论》中对督脉循行进行了阐述："督脉者……上额交颠上，入络脑，还出别下项，循肩髆内，夹脊抵腰中，入循膂络肾。"对督脉可夹脊抵达腰中入肾，运输肾精所生之髓上行内络于脑的通道作用提供了理论依据。《难经·二十八难》中也有言："督脉者，起于下极之输，并入脊里，上至风府，入络于脑。"同样为督脉并脊入肾，从而传精送髓，充养于骨，上行于脑，奠定了肾督气脉论的理论基础。

因此，肾气与督脉息息相关，肾气充盈时化为肾精，肾精传导至督脉，并在督脉中进行类似胚胎干细胞分化的一系列反应机制，充盈督脉，上达神明，脑髓渐充，则气脉自通。

（三）肾气虚督脉空病机

对于脊柱疾病的发生，吕教授认为肾气虚为病之根，督脉空为病之因。《医学衷中参西录》指出："肾虚者，其督脉必虚。"可见，督脉的正常运行赖于肾之精气的涵养，只有肾精充实方能助督阳化生并推动督阳上行，督阳上行则精化为髓、化为气充养髓海，亦布散气血于脏腑、形体、官窍等，髓海清明，气脉自通，则人体疾病向愈，精神活跃。同时《黄帝内经》中指出，"肾主身之骨髓"，只有肾气充足，方能化精生髓，充养脊柱骨骼，加之督脉循行又与脊柱位置相吻合，倘若肾气虚督脉空，脊柱骨痿，气脉不顺，则会出现各种脊柱疾病，例如颈椎病、胸椎错缝症、腰椎间盘突出症、脊柱侧弯、骨质疏松等。

二、肾督气脉论应用

（一）颈椎病

颈椎病是由颈椎生理曲度变直、骨质增生、椎间盘退行性改变以及颈部损伤等原因引起颈椎失衡，刺激或压迫颈神经根、椎动脉、交感神经、脊髓等导致的一系列综合征，又称颈椎综合征。以前多见于中老年人群，男性多于女性，近年来有低龄化趋势。本病临床表现为头、颈、肩臂麻木疼痛，肢体酸软无力，病变累及椎动脉、交感神经、脊髓时则可出现头晕、心慌、大小便失禁、瘫痪等症状。吕教授认为，颈椎病的发生是由于肾气亏虚，督脉失用，肾髓难以上承颈椎，颈椎失于濡养，颈椎间盘加速退变，髓不入脑，脑失所养，导致疼痛、眩晕乃至瘫痪等疾病的发生。治疗原则为补肾通督，重在通督。颈型颈椎病以恢复颈椎正常生理曲度、纠正颈椎小关节紊乱、通畅督脉为主；神经根型颈椎病以松解神经根受压、活血化瘀、通督活络为主；椎动脉型颈椎病以行气活血、行督充髓为主；交感神经型颈椎病纠正压迫、益气活血、益髓络脑为主；脊髓型颈椎病以补肾益髓、温通督脉为主。治疗方法：①先点揉风池穴2～3分钟，促进肾髓沿督脉上行。②枕后分推法：于枕后风府穴从两侧分推，经风池、完骨至耳后翳风穴，再沿着耳后从下向上推至角孙穴，反复3～5遍，便于散髓于脑。③揉捏颈肌法：以一手扶住受术者的头部以固定，另一手拇指与食指、中指分别置于颈部棘突两侧颈肌部位，从上向下，从风府到大椎，揉捏颈部棘突两旁的肌肉，反复揉捏数次。④调整颈椎曲度与小关节紊乱，使颈椎内外结构得到平衡，使督脉畅通，肾气稳固。

除手法治疗外，吕教授还善用中医辨证论治。颈项部以督脉和太阳为主，因外邪侵入，督脉受之，气脉受阻而致项背强几几，吕教授以桂枝葛根汤加减治疗颈椎病，是取其通督升阳之意。

总之，颈项部为督脉和足太阳膀胱经、足少阳胆经循行所过部位，同时颈项部的大椎穴为手足三阳经交汇的部位。颈项部推拿结合中药不仅可以疏通督脉阳气，还可以汇通六阳经之气血，对于改善颈项部及上肢酸痛沉重、肌肉僵硬、大脑供血不足、头痛、头晕眼花等症均有很好的效果。

（二）胸椎错缝症

胸椎错缝症也称为胸椎小关节错缝，是指胸椎小关节的解剖位置改变，以致胸部脊柱功能失常所引起的一系列临床表现，属于脊柱小关节功能紊乱的范畴。胸椎小关节滑膜嵌顿和因部分韧带、关节囊紧张引起的反射性肌肉痉挛，致使关节面交锁在不正常或扭转的位置上，从而产生一系列症状。多发生在胸椎第3～7节段，女性发生率高于男性，以青中年较常见。脊柱关节为三点承重负荷关节，即椎体及椎体两侧的上、下关节突组成的小关节构成三点承重，为关节囊关节，具有稳定脊椎，引导脊椎运动方向的功能。胸椎间关节面呈额状位，故胸部脊柱只能做侧屈运动和轻微的屈伸运动，一般不易发生小关节序列紊乱。但是，当突然的外力牵拉、扭转，使小关节不能承受所分担的拉应力和压应力时，则可引起胸椎小关节的错缝。本病属“骨错缝”范畴，常因姿势不当，或劳累过度，致督脉受阻，肾气亏虚，肾髓无力上行至胸椎，督阳升举通道受阻，使得骨缝错开，胸椎错缝关节瘀而不通，乃至郁而化热，发为肿痛。治疗原则为补肾通督，重在通督，兼以活血。治疗方法上，采用吕教授创新的胸椎定点扳法：①术者立于其一侧，以㨰法在胸椎部左右手交替操作，时间3～5分钟，起到活跃督阳的作用。②行按揉提捏夹脊法：医者双拇指重叠，以拇指指腹为着力点，按揉夹脊穴，自下而上移动按揉，每一移动点按揉5～10次，痛点处增加力度和次数。用力方向要始终朝向受术者脊柱的前内方。两侧路线各操作3～6遍。然后，医者双手并列，掌心向下，以掌根部与其他四指对挤用力，于受术者背腰部自上而下，将皮下组织普遍提捏一遍，或每提一次抖动 3 次，痛点处适当增加刺激量。重复 2 ～ 3 遍。最后，暴露背部皮肤，涂上介质，沿两侧膀胱经行侧擦法，以透热为度，起到提升督阳的作用。③定点按脊扳肩法：医者用一手掌根按压在椎体棘突旁，另一手扶住对侧肩前，扶持稳妥，双手同时发力，当按脊和扳肩力量对抗达到极限时，双手协同用力，做快速扳肩动作，每处扳动 2 ～ 3 次。从背部至腰部依次调节每一椎骨，单侧操作完毕再操作对侧，使胸椎的冠状面椎体序列得到调整恢复。④胸椎定点对抗扳法。患者坐于前端的座椅上，其腿部由胸椎调节装置固定座上的弹性材质固定带固定，医者将脚搁置在后方的脚踏板上，随即使用电动遥控面板调节脚踏板高度与患者的座椅高度，使得膝部恰好充分对应患者的患椎位置。令患者双手合拢握紧放于枕后，医者握住患者两侧上臂，做一个控制幅度的前倾后仰，嘱患者配合呼吸，前倾时吸气，后仰时呼气，当患者呼气尽时，医者双手向后向上扳提，同时膝部用力前顶，可听见关节处发出“咔哒”的弹响声，到位即止，该法使胸椎的矢状面椎体序列得到调整恢复。至此达到督通脊正的效果。

吕教授认为胸椎错缝症主要分为两个证型，气滞血瘀证和风寒湿痹证。气滞血瘀型选用身痛逐瘀汤加减，风寒湿痹型选用羌活胜湿汤加减，推药合治，督阳乃升，肾髓乃化。胸椎部位为督脉所行重要部位。推药结合治疗胸椎错缝症不仅可以疏通督脉阳气，还可以改善胸椎部位筋结点的痉挛疼痛，牵掣肩背作痛，俯仰转侧困难，甚至有关脏腑反射性疾病比如胸闷不舒、呼吸不畅、心烦不安等。

（三）腰椎间盘突出症

腰椎间盘突出症，是指腰椎间盘发生退行性改变，因外部因素使纤维环部分或完全破裂，髓核向外膨出或突出，压迫神经根，或刺激脊髓，从而引起的一系列以腰腿痛为主的综合征。本病是腰腿痛疾病中的常见病，多见于青壮年体力劳动者，好发于 20 ～ 60 岁。临床以 L4 ～ L5、L5 ～ S1 椎间盘最易发生，L3 ～ L4 椎间盘发生率次之，L2 ～ L3 和 L1 ～ L2 椎间盘少见。

本病的发生原因有内因和外因两个方面，内因是椎间盘本身的退行性改变，或腰椎生理曲度改变；外因有损伤、劳损以及风寒侵袭等。随着年龄增长和椎间盘不断遭受挤压、牵拉和扭转等外力作用，椎间盘逐渐发生退化，髓核含水量减少而失去弹性，椎间隙变窄，周围韧带松弛，纤维环产生裂隙，这是形成腰椎间盘突出症的重要因素。腰椎间盘突出症根据髓核突出的方向可分后突型、前突型和内突型三种类型，其中后突型临床症状较为典型，其余两型临床症状不明显。吕教授认为，腰为脊之下枢，藏髓之骨节，督脉之要道，藏诸气，会诸脉。肾精亏虚，督阳不升，窍髓受损，突出于窍，碍于督脉，气血凝滞于督，督阳难以升腾，则气脉不通，经筋失掣，沿经筋所循而发为筋腿痛、麻木等。治疗原则为补肾通督，重在补肾，兼以通督。

对于本病，治疗上创立了五步复位法：①放松法：用㨰法及一指禅推法松解患者腰、臀及患侧下肢痉挛肌群。患者取俯卧位，医者首先用㨰法、一指禅推法沿其腰背部足太阳膀胱经自上而下往返进行手法操作 8 分钟。②拉伸法：用腰椎治疗牵引床持续牵引患者腰椎 30 分钟。③杠杆定位扳法：患者全身肌肉放松，俯卧在诊疗床上，医者将患者屈膝屈髋，交叉双下肢，用右手肘部鹰嘴定位在患者的腰部患椎处，医者双手握住患者两踝关节，借助力臂杠杆，用力向后上扳提，使腰椎产生过伸运动，当扳提腰椎过伸，医者遇到一定的阻力时，做一快速的扳动，到位即止。医者在扳动的过程中，令患者呼气，手法结束时患者吸气，连续操作 3 遍为 1 次。操作结束后用护腰捆绑固定患者腰部，嘱其仰卧休息 1 小时，隔天 1 次，治疗 3 次。④旋转扳法或斜扳法：患者取仰卧位，双下肢被动屈髋、屈膝，医者双手抱住患者双下肢向外侧用力旋转 2 次，以患者耐受为度。⑤恢复法：患者取仰卧位，医者在其患侧腰部及下肢大腿前侧、外侧、小腿外侧与足背由上而下往返，采用捏、拿、揉等手法治疗 3 次，然后着重点按环跳、殷门、委中、承山、昆仑穴各 1 分钟，最后使用拿法梳理下肢经脉，理筋法施治总时长约 5 分钟。中药治疗上，吕教授认为腰椎间盘突出症主要以补肾填精，兼以升阳为处方原则，并行自拟补肾填督方进行治疗，具体组成为熟地黄 12g，白附片 6g，肉苁蓉 9g，红花 6g，桂枝 6g，白芍 15g，葛根 20g，肉桂 3g，党参 15g，杜仲 15g，补骨脂 6g，骨碎补 15g，独活 12g，黄芪 10g，每日 1 剂，早晚各 1 次，口服，连服 2 周。

腰椎部位为肾气化生的首要部位，同时也是督脉所行主要部位。通过腰部推拿操作及中药治疗，能够补肾行气、舒筋通督，有效改善椎间盘、血管、神经、脊髓等软组织的营养供应，提高局部新陈代谢，可以预防、缓解或治疗背腰部软组织的劳损，还能有效改善腰椎间盘突出症以及腰椎小关节功能紊乱等，使腰部运动灵活，功能恢复。

（四）脊柱侧弯

脊柱侧弯也叫脊柱侧凸，是一种三维的脊柱畸形，在冠状面脊柱侧向弯曲，在水平面脊柱和胸廓发生旋转，在矢状面脊柱的生理曲度发生变化，侧弯节段的脊柱活动幅度会降低，脊柱不能主动挺直；同时侧弯通常会伴随椎体旋转，引起肋隆突或腰突。因为人体有较多的单侧运动模式，两侧肌肉力量不同，所以理想笔直的脊柱是很少见的，一般科布角（Cobb）大于10°才能称之为脊柱侧弯。可分为非结构性脊柱侧弯和结构性脊柱侧弯两大类。目前临床特发性脊柱侧弯占80%～90%，发病原因尚不明确。吕教授认为，脊柱畸形，督脉经气运行受阻，脊柱筋骨失衡，导致脊柱由原来应有的生理弯曲变成了病理弯曲。

治疗原则应为矫正脊柱，筋骨同治，通畅督脉。治疗上采用松筋结合矫正法：①松筋法：用㨰法及一指禅推法松解患者腰、臀及患侧下肢痉挛肌群，并点按。患者取俯卧位，医者首先用㨰法、一指禅推法沿其腰背部足太阳膀胱经自上而下往返进行手法操作8分钟。②矫正法：患者取俯卧位，暴露患者侧弯部位，结合X线检查，医者将脊柱侧弯顶椎部位作为定位点，令患者下肢伸直，全身放松，助手抱住患者双膝部腘窝处，并将患者双下肢抬起，医者用肘部鹰嘴定位于患者顶椎旁，嘱患者张口吐气，医者与助手同时向侧突部位的反方向用力，通过力臂杠杆，当遇到一定阻力时，用“巧力寸劲”做一快速的扳动，手法结束时吸气，如此重复3次。医者患者需要密切配合，切忌屏气，最后令患者仰卧休息30分钟。杠杆定位手法隔天治疗1次，一周共3次。

矫正脊柱曲度，骨正才能筋柔，督脉经气通畅，脊柱生理功能才能正常运行。肾督互通，阴阳自调，气脉通顺，方能达到督通脊立，肾气似江的功效。

第四节　平秘论

一、平秘论概述

“平秘论”是詹强教授多年临床所总结的指导疾病预防与治疗的学术思想。《素问·生气通天论》曰：“阴平阳秘，精神乃治。”他认为机体阴阳失衡而致病，治疗时并非以完全消灭疾病为目的，而是以建立身体新的阴阳平衡为要。“平秘论”以调和致平衡，即调和阴阳，令机体适应疾病，带病生存，与疾病和谐共存。

（一）重“激发”以求治病之本

“平秘论”推拿法核心思想为激发机体自愈能力以求机体的阴阳平衡。人体具有自我调节能力，任一病因致机体患病皆基于机体的自我调节功能障碍。自愈机制是人类与生俱来的平衡机体、治愈疾病的能力。阴阳平衡为机体自愈机制之一。阴阳保持相对平衡则体健，失衡则发病。他在临证时常激发经痹点气血，进而激活人体自愈能力。“阴阳自和者，必自愈”。平秘推拿重激发以求本，随证择法，或令筋肉松弛，或令气血条达，激活自愈机制，诱导人体在病变基础上建立新平衡，而非一味“消灭”病症。

（二）审“三部三层”为论治之基

中医外治法众多，各法刺激强弱、所涉层面各异，如何准确效达病所为治疗关键。詹强教授提出“三部三层”理论可有效指导临床疗法的选择，为精准治疗提供新思路。

“三部三层”理论源于《黄帝内经》“夫生于地，悬命于天……命之曰人”。他将人体病变层面分“天、人、地”三部，“天部”即皮部，本部病位浅，刮痧、膏摩等法即可祛邪理气。“人部”以《灵枢·经脉》载“骨为干，脉为营，筋为刚，肉为墙”为依据，又分“筋、肉、骨”三层。“筋”层即经筋，与解剖学之“筋膜”相似度高，治疗重松解，可行探穴针、浮针等疗法以柔筋解结；“肉”层承上启下，其病变易令筋结反复，且常累及“骨”层，治疗重柔顺，可行推拿手法缓急止痉。“骨”层病位较深，重整复，基于“筋柔肉松”行整复手法益于减少患者抵抗，速效且持久。从西医学理论来看，韧带、筋膜、肌肉、椎间盘等经筋维持脊柱动力平衡，属“筋”“肉”两层，而椎骨、关节突、棘突、横突、附属关节等作为骨干结构，能维持脊柱静力平衡，属“骨”层，筋、肉、骨三层平衡共同维持着脊柱的内外平衡，三层失衡则引起全身或局部的生理功能障碍。“地部”即脏腑层，需结合手法与中药，激发经气，引药入经，疗效直达病所。分部分层治疗详审各层之生理、病理特点，辨证因人、因证、因层制宜，为辨证之要、论治之基。

（三）寻“经痹点”令治疗有道

“经痹点”即经络系统痹阻点，是经脉及络脉循行分布之处形成的痹阻点总称。经气内养脏腑，外络肢节，濡养四肢百骸，其条达通畅于疾病诊治意义重大。经气痹阻时，经络循行处及周边多可寻及痛点、压痛点、条索或结节状物等阳性反应点，即“经痹点”，其位置深浅因病变层面而异。患者平时于部分经痹点并无异常感觉，寻找时依赖医者主动循经寻找及患者反应。相较阿是穴，经痹点取其之长，立足经络，分部分层，寻之有道；相较激痛点，经痹点不囿于解剖结构，不固化思维，灵活施治，在内外妇儿疾病中皆适用。经痹点即“激发点”，是疾病诊疗的重要靶点。

二、平秘论应用

“平秘论”核心思想为治病过程即调和阴阳平衡，任何疗法皆旨在调节患者阴阳、气血及力学结构等多方平衡，纠正超出正常的偏离。“平秘论”指导的“平秘”推拿法立足激发、三部三层、经痹点三大理论，运用于临床伤科推拿和脏腑推拿。

（一）平秘伤科推拿

平秘伤科推拿重“形气”调和以求阴阳平衡。“形气”一指形体，羸瘦、痿弱者多形气不足，反之有余。二者为一相对概念，形即有形之物，气即无形之气。此处“形气”基于第二种理解。“阴成形，阳成气”，有形之物与无形之气结合维持人的生命活动，形气调和即阴阳调和。伤科疾病多见局部红、肿、热、痛，推拿医者诊疗时亦多重局部，不辨舌脉，重形轻气。“气伤痛，形伤肿。先痛而后肿者气伤形也，先肿而后痛者形伤气也”。伤形者必伤气，伤气者亦及形。

平秘伤科推拿治形将局部与整体结合：局部治疗分部分层制宜；整体治疗注重机体上下、左右、前后结合，全面纠正“力”之失衡。仅论治形，他独创筋层之探穴针法，骨层之“三维定位整复法”及“夹胫推肘牵膝法”。此外，治形不忘调气。除激发局部经痹点外，还重视整体气机调节，常于督脉行针刺、擦法、灸法等以激发一身阳气。二者相合，形顺气调，纠正力学、气血等多重失衡，此为平秘伤科推拿之要。

（二）平秘脏腑推拿

平秘脏腑推拿立足整体，重辨证，以经络、脏腑为基，阴阳配穴，补虚泻实，调机体平衡。平秘脏腑推拿注重俞募配穴。募在阴，俞在阳，而“阴病治阳”“阳病治阴”，故俞募配穴可兼顾脏腑，清热散寒，补虚泻实，平衡阴阳。脏腑疾病病位多深，单一手法或中药有局限性，平秘脏腑推拿令二者配合，手法引经与中药引经结合，局部激发整体，功效甚佳。平秘脏腑推拿重手法运用，如头穴、足穴多按揉法，腹募穴重运腹八卦手法等，随症而变。同时强调手法补泻，实证者宜重、快；虚证者宜轻、慢，必要时加以膏摩补虚。目前平秘脏腑推拿已应用于失眠、癌性虚劳、小儿抽动症、抗衰老等方面，其重在激发的理念获得众多患者的认可。

第四章 浙派中医推拿名医荟萃

第一节　沈景允

一、名医简介

沈景允（1935—2023），男，浙江绍兴人，主任中医师，浙江省名中医。1950年3月入伍，任文书，1953年复员，1958年就读于上海中医学院推拿学校，1961年毕业，推拿手法师从丁季峰等，同年入浙江省中医院工作并负责推拿科创建工作，担任首任主任。20世纪80年代提出“一次正骨推拿治疗腰椎间盘突出症”的设想。1989年赴日本静江县正骨病院讲学交流，1992年“一次正骨推拿手法治疗腰椎间盘突出症”荣获浙江省卫生厅医学科技进步奖一等奖、浙江省教委科技成果推广奖。1995年获评主任中医师。1996年被浙江省人民政府授予第一批省级名中医。1997年，被评为浙江中医学院优秀共产党员，第二批全国老中医药专家学术经验继承工作指导老师。曾任中华中医药学会浙江分会第一至第三届理事，浙江省中医药学会推拿分会首届副主任委员。发表医学学术论文20余篇。（图4–1）

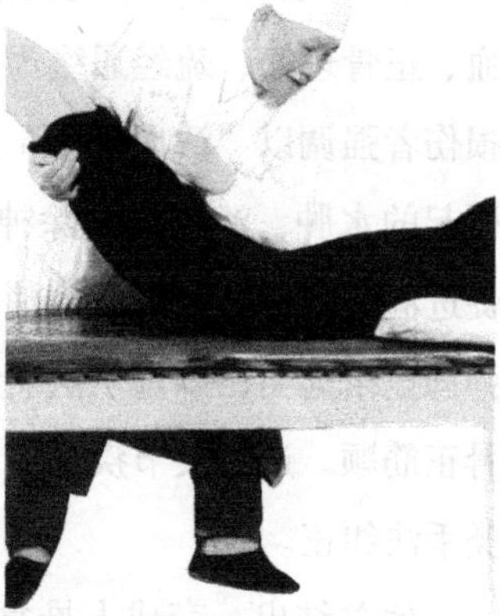

图4–1　名中医沈景允

二、学术渊源

沈景允主任医师于上海中医学院推拿学校学习3年。师承㨰法推拿创始人丁季峰，内功推拿学派马万龙，一指禅推拿学派钱福庆、王季松等名老中医，积累了丰富的中医理论知识和推拿手法的实践经验。1961年自上海推拿学校毕业后，进入浙江省中医院推拿科工作，走上医疗、教学、科研结合之路。培养了国内外众多的推拿人才，包括全国老中医药专家学术继承人 1 名。

三、学术思想

沈教授不仅医德高尚，同时也医术精湛，是一位临证经验丰富的推拿临床学专家。他把中医理论与西医学相结合的思想运用于临床实践，疗效卓著。其在临床耕耘近 50 年，强调中医理论的整体辨证和现代医学科研成果相结合的必要性，对提高临床的诊断正确率和治疗有效率有积极意义。

他擅长脊柱正骨手法，对颈椎病、肩周炎、腰椎小关节紊乱、腰椎间盘突出症以及各类软组织损伤方面的手法治疗颇有研究。自 1965 年开始从事对腰椎间盘突出症的手法研究，创立“一次正骨推拿法治疗腰椎间盘突出症”。对腰椎小关节紊乱症，提出“一牵二扳三顿腿法”治疗，对肩关节粘连，创立“二位分粘法”，在临床上运用获得良好效果。他认为治疗伤科疾病应以行气活血、正骨理筋、疏经通络为原则，以促进人体经脉气血流通，筋顺骨正。急性损伤者强调以“活血化瘀”为主。西医学认为，腰突症是髓核突出压迫神经根引起的水肿，治疗要消除神经根水肿，位移突出物。手法宜轻柔，逐步渗透，促进溢于脉外的瘀血吸收消散，纠正“骨错缝”“筋出槽”。对慢性损伤者，以弹筋拨络为要，以重手法刺激，达到分解组织粘连的目的；通过理筋手法，使骨正筋顺。遇骨关节疾病者，每以手法松解筋肉痉挛，采用牵引、扳法、揉法类手法纠正。

他总结出一套成人推拿手法歌诀：轻则揉、重则按（点）、不轻不重用㨰法，遇到关节用摇法。头用推抹、腹用推摩，先推背来后推腹，先治阳经后治阴。肌肉中满刺激重、形体消瘦手法轻。急病实证重手法，慢病虚证手法轻。疏通经络用拿法，手指屈伸用捻法。遇到痹证用拍、擦。活动障碍用扳法，前屈困难后压法（背法），后伸困难前屈法（屈膝屈髋）。先做牵引不可忘（拔伸法），滑利关节搓、摇、抖。手法先轻而后重，结束扣法缓慢行。腰眼要当心（因肾脏部位），鉴别记在心。胆大心细是原则，自遵医德一生记。

四、临证经验

沈教授认为正确的辨证思维是治疗疾病的根本，是提高疗效的有力保证。因此，他不断探索推拿相关理论，通过多年临床实践，逐步形成了一套独特的治疗体系。

一是扩大了推拿的治疗病种。除颈肩腰腿痛外，他将内科胃下垂、胃痛、妇科痛经、儿科小儿麻痹症、小儿腹泻等均列入治疗范围。妇科、内科、儿科疾病，特别是部分腹部急症，常结合自身功力，采用局部施治和远道取穴相结合，如运用运气按摩中的运内八卦，结合掌振法治疗痛经、不完全性肠梗阻、小儿蛔虫症、胃脘痛等病，疗效显著。

二是创立“一次正骨推拿法治疗腰椎间盘突出症”。他认为用力的大小、用力的方向、脊柱手法作用着力点，对推拿治疗腰椎间盘突出症起至关重要的作用。

三是创立了肩周炎粘连分离术，即“二位分粘法”，治疗肩关节周围炎粘连症效果显著。该法采用臂丛麻醉，在患者无痛状态下，通过特定的推拿手法对患侧肩部进行粘连组织松解，无须开刀就能达到治疗目的。治疗全过程仅需20余分钟，一次手法治疗就能使患侧肩膀达到正常活动范围。治疗后1～2天患者仅有轻度疼痛，后期经中医康复治疗即可达到接近正常的关节活动度。手法松解术治疗粘连性肩周炎具有安全性高、松解彻底、显效快、痛苦小等优势，能有效减轻肩部疼痛，快速改善肩关节活动障碍，实现粘连性肩周炎患者肩部功能的快速康复。

四是对腰椎小关节紊乱症，提出“一牵二扳三顿腿法”。即以牵引、腰部旋转扳法、顿腿压腰法三步进行正骨复位，使腰椎小关节紊乱得到纠正。

第二节　范炳华

一、名医简介

范炳华（1952—），男，浙江临安人，教授，主任中医师，博士生导师，浙江省国医名师，全国首届中医药高等学校教学名师，全国大医精诚优秀医生，浙江省师德标兵，国家中医药管理局“十二五”中医药重点学科带头人。曾任中华中医药学会推拿分会副主任、学术顾问，为浙江省中医药学会推拿分会第三至第五届主任委员、第六届名誉主任委员。“十一五”“十二五”“十三五”国家级规划教材《推拿学》《推拿治疗学》主编、主审，全国第五批、第六批、第七批老中医药专家学术经验继承工作指导老师。发表学术论文70余篇，出版学术专著17部，主持省部级、厅局级科研项目13项，获省部级奖5项、厅局级奖11项。（图4–2）

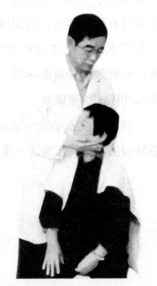

图4–2　浙江省名中医范炳华

二、学术渊源

范教授从事“赤脚医生”8年。1980年毕业于上海中医学院，师从“海派”推拿名师朱春霆、丁季峰、曹仁发、俞大方等，擅长一指禅推拿。毕业后分配到浙江医院，受陈省三主任中医师点拨，承担中央来杭首长及省级保健对象医疗保健任务。与陈省三等编写《实用推拿手册》，填补浙江推拿著书立说空白；所著《老年常见病自我推拿》专著（含光盘），获2001年浙江省科学技术进步奖三等奖。2003 年调入浙江中医药大学，走上医疗、教学、科研结合之路。举办杭州国际推拿（手法）高端论坛 2 届，培养硕士研究生 26 名，博士研究生 2 名，全国老中医药专家学术继承人 6 名。

三、学术思想

范教授认为推拿是一门古老又神奇的学科，伴随着中华文明的诞生，历经上下五千年的凝练，成为中医学的重要组成部分，有中医“活文物”之称。推拿以“手”为治疗工具，至今保留着原始的中医疗法神秘色彩，它以手法做功的形式防病治病、养生保健，始终保持原始的物理学原理的应用和非药物疗法的特色，具有简、便、验、廉、效的优势。

他临证遵循三大原则：有症必有因，无因不成症；症因要相关，无关非诊断；治因宜为先，因去病自消。他认为所有疾病表现的症状，都是由因所致，因有一级因、二级因，一级“因”是显性的，二级“因”是隐性的，临床常易误诊，临证需结合西医学理论审症求“因”。临证应遵循“症因要相关”的诊断原则，只有“症”与“因”构成相关性，这个诊断才是正确的，否则须重新审症求因。治疗遵循“治因为先”的原则，在明确诊断的基础上，实施对“因”的治疗方法，祛除病因，才能症消病愈，否则达不到病愈目的。通过“审症求因”，明确引起症状的病因及部位，针对病因进行精准施治。

他认为推拿治病的关键在于手法，而手法的应用必须遵循手法作用点、作用力、作用力方向三个要素，即针对症因明确手法作用的部位或穴位；针对证候把握手法作用于浅层、中层，还是深层；针对症结实施垂直用力、斜向用力或旋转用力。推拿是以手法治疗为特色的一种外治疗法，《医宗金鉴·正骨手法要旨》曰：“法之所施，使患者不知其苦，方称为手法也。”手法操作过程中应把握“轻–重–轻”的原则，注重均匀、柔和、持久、有力、深透“十字诀”，整复类手法贯穿“稳、准、巧、快”四原则。

四、临证经验

范教授 1995 年参编出版《实用推拿手册》，将他的临床经验融入其中。2012 年主编出版《推拿优势病种诊疗技术》专著，介绍了他对优势病种的特色诊疗技术及经验。

（一）眩晕病

根据《灵枢经》“髓海不足，则脑转耳鸣”“上气不足，脑为之不满，耳为之苦鸣，头为之苦倾，目为之眩”“上虚则眩”三条经文理论，他采用3D-CTA技术结合椎－基底动脉血流速检测相关性研究2000余例，相符率达88.09%，首次揭示眩晕与椎－基底动脉形态学改变、椎－基底动脉供血不足的相关性。首创开源增流、补偿平衡、解痉通畅“三部推拿法”治疗眩晕病技术，有效率达85%以上。

（二）产后腰骶痛

产后腰骶痛是临床常见病、多发病，常因胎儿过大、胎位不正、产程过长，或因臀部着地摔跤等因素，导致产后骶髂关节吻合不佳，耻骨联合韧带分离所致。表现为骨盆分离试验、“4”字试验、床边试验呈阳性，影像学表现为骶髂关节间隙增宽，致密性骨炎形成，骨盆形态改变，耻骨联合错移等征象。他独创“蛙式四步扳法”，即自体牵引法、屈髋屈膝法、屈髋屈膝外展法、外展后伸扳法四步法治疗，治疗后患者症状明显改善。

（三）椎源性脏腑病

抱颈提胸法治疗椎源性脏腑病，又是他的一项创新性适宜技术。患者常以胸背牵掣痛、胸胁窜痛、胸闷憋气、嗳气不适、胃脘胀痛等为主诉，而影像学、心电图、内窥镜等检查无明显器质性改变，严重困扰患者，易造成患者心理障碍。范教授依据胸椎脊神经支配规律，在相应节段椎旁寻找压痛点，一般T3～T6椎旁压痛为脏症，T7～T10椎旁压痛为腑症。采用抱颈提胸法治疗即刻见效。

第三节　吕立江

一、名医简介

吕立江（1962—），男，浙江新昌人，教授，主任中医师，博士生导师，博士后合作导师，浙江省名中医。现任国家高水平中医药重点学科带头人，国家临床重点专科带头人、浙江中医药大学推拿脊柱病研究所所长、浙江省推拿质量控制中心常务副主任。世界中医药学会联合会脊柱健康专业委员会副会长，世界中医药学会联合会中医手法专业委员会副会长，教育部中医指导委员会推拿学科联盟副理事长，中华中医药学会养生分会副主任委员，中华中医药学会推拿分会副主任委员，中国民族医药学会推拿分会副会长，中国康复医学会推拿与康复专业委员会副主任委员。浙江省中医药学会理事，浙江省中医药学会推拿分会第六、第七届主任委员。

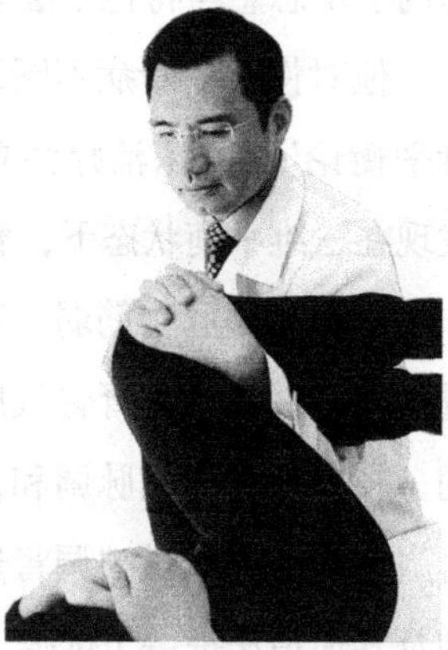

图 4–3　浙江省名中医吕立江

吕立江教授为浙江中医药大学首位教学卓越奖获得者，获全国住院医师心中好老师、浙江省师德先进个人等荣誉。主持国家自然科学基金面上项目 4 项、浙江省“尖兵、领雁”重大攻关项目等课题 15 项，研究成果获浙江省科学技术奖等 10 余项，国家发明专利 10 余项，主编与参编全国“十五”“十一五”“十二五”“十三五”“十四五”全国中医药行业高等教育规划教材、创新教材与医著 50 余部。发表医学论文 150 余篇，其中 SCI 收录论文 20 余篇。曾赴日本、美国、英国、德国、澳大利亚、新西兰、印度尼西亚、泰国等国家进行访问与讲学。（图 4–3）

二、学术渊源

吕教授1984年就读于浙江中医学院中医学（中医骨伤方向），成绩优异，毕业后留校任教。骨伤手法师从周林宽教授，大推拿手法师从沈景允主任中医师，内功推拿师从林国明教授，一指禅推拿师从陈省三教授等。他潜心研究中医并创新相关适宜技术，把中医理论与中医手法有机结合，主张中西医并重。三十余年如一日，以教学为本，临床与科研并重，创新中医理论，提出“肾督气脉论”，独创“杠杆定位手法”“五步复位法”。培养博士、硕士60余名。

三、学术思想

吕教授潜心研学，凝练临床问题，积极开展基础研究及临床研究，提出自己的学术思想与特色手法。

他对慢性筋骨病不断深入研究，认为筋骨病发病在于筋骨失衡，立足“筋骨平衡论”，临床治疗注重筋骨同治，通过多年的脊柱生物力学的基础研究，发现在三维平衡状态下，脊柱处于稳定状态，丰富了筋骨理论的内涵。

他基于“肝亏筋弱、肾虚骨软、督脉空虚”的中医理论，对多年临床经验进行总结并提出“肾督气脉论”的学术思想。督为阳，肾为阴，气为阳，脉为阴，补肾通督，气脉调和，阴阳互生，而邪气无所留矣，肾气调、督脉通，病自当向愈，应通过“调肾通督”的方法来治疗脊柱相关疾病，为中医手法、药物及其他治法提供了依据，丰富了治疗的内涵。

在脊柱病研究方面，拓展了手法干预脊柱病的途径，在腰椎病方面，在传统腰椎后伸扳法基础上创新手法方式，独创“杠杆定位法”和“五步复位法”治疗腰椎间盘突出症。在颈椎病治疗方面，尤其对神经根型颈椎病，创新性提出“仰卧牵枕法”，提高了手法治疗该病准确性及临床疗效，丰富治疗脊柱病理论内涵与特色手法，以简、便、廉、效等优点，深受广大患者信赖。

四、临证经验

吕教授潜心研究脊柱病，取各家之长，融合中医辨证思维，整合临床优势病种，在脊柱病研究领域取得了丰硕成果，尤其在颈椎病、胸椎错缝症、腰突症等疾病方面积累了丰富的临床经验。

（一）颈椎病

神经根型颈椎病是颈椎退行性病变的常见类型，他认为颈椎生理曲度改变、颈椎失稳、颈部肌肉痉挛是发病的主要原因。他应用“筋骨同治”，先柔筋、再治骨，创立仰卧牵枕微调法治疗神经根型颈椎病，取得满意的治疗效果。针对颈椎病年轻化趋向，临床发现多由颈椎曲度改变造成肌肉痉挛，临床治疗采用正骨为重，重塑生理曲度为要，手法应用，屡收奇效。

（二）胸椎错缝症

胸椎错缝症是临床的常见病，临床治疗常用传统的推拿扩胸对抗扳法或按压法，但疗效不尽人意。吕教授根植解剖，泽木求源。他指出，胸段脊柱运动机会少，周围肌肉不如颈腰脊柱处发达，遇强大的旋转外力时，即可将胸椎小关节向侧方拉开，并受关节滑膜的阻碍不得复位。他还发明专利，提高疗效。吕教授发明了一种调节装置（获发明专利），这个装置的座椅操控器可升降，可根据患者身材高矮及医者膝部的高度进行调节，使得患者身体可以完全放松，医者施力更加集中，并且使医者手法的操作能够针对性地治疗胸椎的每个节段。吕教授对胸椎错缝症治疗有独到的技术，运用生物力学原理与胸椎解剖结构改良扩胸对抗扳法，取得较好的临床疗效。

（三）腰突症

在腰突症临床诊治过程中，吕教授在充分考虑腰椎生理解剖及生物力学的基础上，注重“筋骨平衡观”，融古代手法之特色，改良传统腰椎后伸扳法，独创“杠杆定位法”“五步复位法”治疗腰椎间盘突出症。使正骨手法实现“以巧代力”“巧力寸劲”的目的，杠杆定位法对维持脊柱外源性稳定和内源性稳定至关重要。吕教授自创五步复位法治疗腰椎间盘突出症，并结合中医学药性理论中君臣佐使理论，以扳法（杠杆定位手法）为君，整法（仰卧旋转法和侧卧斜扳法）为臣，松法（一指禅推法、㨰法、揉法、按法、拿法）与拉法为佐，复法（理筋手法）为使，强调“筋骨并重”“筋骨同治”，优化组合推拿手法，从而获得理想的治疗效果。

（四）骨质疏松症

他指出，在脊柱与骨相关性疾病治疗中，应关注手法使用的医疗安全，特别是面对老年脊柱病患者，强调骨密度检测，对骨质及时评估，对骨质疏松患者，应安全使用手法。临床治疗上应用“肾督气脉论”，推崇推药结合，以补肾填精，强督壮骨为主；手法治疗以轻柔升督为主，禁用暴力手法，慎用扳法、按法，做到内外兼补，补肾升督。

第四节 詹强

一、名医简介

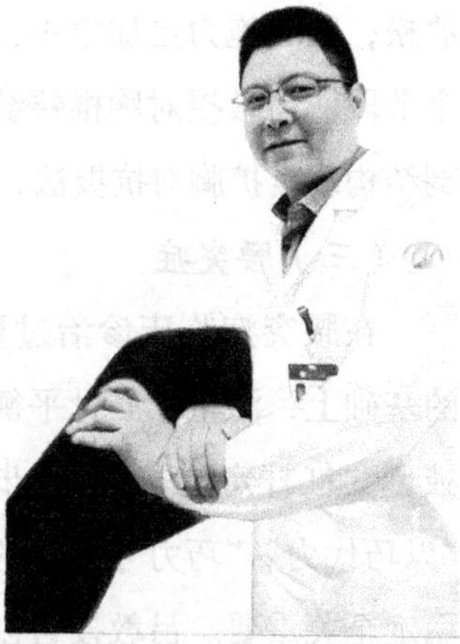
图 4–4 浙江省名中医詹强

詹强（1968—），男，浙江温岭人，主任中医师，教授，博士生导师，浙江省名中医。中华中医药学会推拿分会常务委员，浙江省中医药学会推拿分会副主任委员，杭州市针灸推拿学会名誉会长，国家中医药管理局“十二五”“十三五”重点专科学科带头人。发表论文 80 余篇，主持省市级各类课题 20 余项，以第一成果人获浙江省教育厅科技成果奖三等奖 1 项，浙江省中医药科技创新奖二等奖 1 项、三等奖 3 项，杭州市科技进步奖三等奖 1 项。获国家发明专利 2 项，实用新型专利 2 项。著有《中国近代牌匾的中医药元素》《詹氏医论》《詹医生体质养生课》等著作 15 部。现任浙江省中西医结合医院（杭州市红十字会医院）院长、《浙江中西医杂志》主编、浙江省中西医结合研究所所长。曾任杭州市儿童医院党委书记、杭州市中医院副院长。（图 4–4）

二、学术渊源

詹强教授出身医学世家，其祖父、父亲皆为中医。祖父詹朝升擅长内外疮疡杂病，光绪三十一年（1905）在黄岩海门开设“德禄堂”以济民。父亲詹学斌是第一批“浙江省名中医”，对李东垣的脾胃论研究颇深，并将补土理论运用于临床，疗效甚佳；对《血证论》见解独到，善用活血化瘀法治疗各种疑难杂症。詹强幼时在浓厚的氛围熏陶下对中医学产生了浓厚兴趣，同时传承祖父、父亲辨证论治、遣方用药，博众家之长，济旷世之医。詹强教授 1989 年毕业于南京中医学院针灸系，从医 30 余年一直从事针灸推拿学交叉学科的临床、教学、科研工作。学术传承脉络清晰，有温岭市非物质文化遗产保护项目“德禄中医文化”、台州椒江区非物质文化遗产保护项目“德禄詹氏中医”、台州市非物质文化遗产保护项目“台州詹氏内科”。

三、学术思想

詹教授精研《黄帝内经》，并受“阴平阳秘，精神乃治”的启发，结合自身丰富的临床经验，提出“平秘论”学术思想，认为疾病的治疗目的不是一味地消除疾病，而是激发患者机体建立内在的平衡。

（一）提出“三部三层”理论

将人体由表向内，以《黄帝内经》中“天 – 人 – 地”“三才”为理论依据，分为天、人、地三部：天部为皮肤；地部为脏腑；人部再分天、人、地三层，筋为天层，肉为人层，骨为地层。各部各层各有其解剖、生理、病理特点。通过分部分层，选择合理的工具和力度，解决不同层次的疾病。

（二）循“经痹点”之连点成线

经络系统内合脏腑，外络肢节，其中流注之经气濡养四肢百骸。“经痹点”为人体气血流注通道即经络循行路线上的痹阻点，医者指下感到凸起、结节、条索等异样感。“经痹点”是治疗的“激发点”。经络循行的通道受“经痹点”闭阻，经气失于条达通畅。治疗时，疏通“经痹点”，简单有效。

（三）重“激发”使阴阳自和

临床许多疾病无法达到解剖或者病理层面上的治愈，其发生、发展、治愈过程是人体之阴阳气血津液平衡被打破及重建的过程。对疾病的治疗，就是“激发”人体脏腑功能，以期达到气调血和、阴阳平衡的状态，即病理状态下，通过一定的刺激量“激发”人体调节能力达到新的阴阳平衡。这一理论对推拿治疗内外妇儿各科疾病有非常重大的指导意义。

（四）针、推、药三法并举，共成“平秘推拿”

在以“平秘论”学术思想为总纲的理论体系中，詹强教授以“激发”“三部三层”“经痹点”三大理论为立足点，创立“平秘”推拿法。该法合针、推、药三法并举，内外相合，“激发”脏腑功能由内而外，探“三部三层”、循“经痹点”激发经气、柔筋松骨，自外向内激活人体自愈机制，补虚泻实，达“内治与外治”之平衡，诱导人体在病变基础上建立新平衡，以令筋肉松弛、气血调和、阴阳平衡。

四、临证经验

詹教授自幼研读中医经典、医家名著，学术底蕴深厚，但师古不泥，极具创新精神。精于关节疾病、脊柱疾病、内科杂病，融合中医辨证论治和多种治疗方法，在如下疾病诊疗上独树一帜。

（一）足穴推拿抗衰老

他通过对足穴推拿后人体白介素、性激素等多项指标的研究发现，以不同手法在足部不同反射区进行推拿治疗可促进血液循环、调节内分泌系统。在国内首次提出足穴推拿对抗衰老有正性作用。

（二）探穴针法治肩凝

基于对肩周炎关节疼痛及活动不利是人体气血失衡经络的阳性表达的理解，他以特创“探穴针”法疏通疾病经络的“经痹点”，配合肩关节主动运动手法以促进气血运行作为特色疗法，缓解疼痛、解除粘连、恢复功能。

（三）平衡颈肌疗项痹

基于中医“整体观”“阴平阳秘”理论，他在临床治疗项痹时注重“颈前、后部肌肉”“拮抗与协同”“动态与静态”的双重平衡。松解颈前后部肌群以平衡颈椎受力，调整颈椎小关节错位，“筋骨并重”，兼顾局部与整体，使颈项部“筋柔骨正”。

（四）正骨、溶酶治腰突

他通晓古今疗法，采中、西医之长。结合中医传统“推拿正骨术”和现代医学“胶原酶溶解术”大幅提高腰椎间盘突出症的临床疗效。融合推拿正骨术中的手法牵引、后伸扳法、俯压腰椎、斜扳手法、直腿抬高、放松解痉六大方法，同时结合胶原酶溶解术，该法疗效佳，受到广泛推广。

（五）平衡整复通膝痹

他独创“膝关节平衡整复”法，该法逐层逐步松解经痹点以达“筋柔肉松”；以“夹胫推肘牵膝法”及“平衡整膝法”整复膝骨，扩大膝关节间隙、解除膝关节滑膜嵌顿以“牵拉调骨”；合中药调补肝肾，强筋壮骨，形与气合。该治疗手法被录入国家中医药管理局临床单病种规范，同时作为浙江省适宜技术推广项目。

第五节 李正祥

一、名医简介

李正祥（1967—），男，浙江温岭人，主任中医师，硕士生导师，浙江省名中医。1985 年毕业于台州卫生学校针灸推拿专业（中专），1994 年毕业于浙江省组织的中医专业自学考试（大专），2002 年毕业于浙江省中医药大学成人高校专升本中医专业（本科）。1988—1989 年在浙江省中医院进修针灸推拿专业。浙江省中医药学会推拿分会副主任委员、浙江省针灸学会微针刀专业委员会主任委员、针灸推拿结合专业委员会副主任委员、中医外治专业委员会副主任委员，台州市针灸推拿专业委员会主任委员，温岭市中医药学会会长。2017 年担任台州市温岭中医医疗中心（集团）党委书记，2019 年担任温岭市中医院医共体党工委书记、温岭市中医院党委书记。（图 4–5）

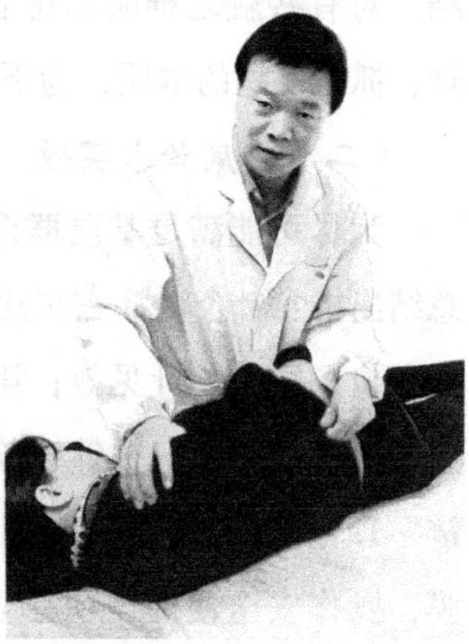

图 4–5 浙江省名中医李正祥

二、学术渊源

李正祥在台州卫生学校就读期间，跟师台州针灸界名医吴伟业、王锦槐老专家，推拿师从王安民专家，学习他们丰富的临床经验和《针灸大成》等古典医著，激发了其以针灸推拿治病的热情和读古书、践临床、悟原理的爱好。他在跟随浙江省中医院沈景允老师进修期间，对现代推拿正骨操作及其原理进行了深入研究。自 2016 年开始对“三小”正骨法、小针刀、刃针、超微针刀、筋针、铍针等进行广泛的研究融合，结合现代筋膜链理论，提出以松解浅筋膜为主兼顾深筋膜的微针刀疗法，在治疗软组织急慢性损伤方面有较深造诣。李正祥从医30余年来，已带教培养上海中医药大学针灸学硕士研究生3人、进修规培学生100余名，为针灸界培养了许多实用人才。

三、学术思想

李正祥从事推拿临床工作30余年，对中医推拿的临床应用颇有心得，其学术思想可以概括为以下三个方面。

（一）治病必求其本

《素问·标本病传论》云："知标本者，万举万当，不知标本者，是为妄行。"无论大小轻重病症，他都强调要望闻问切四诊合参，尤其对触诊的临床应用有很丰富的经验，可以说每病必触，在触诊时善于鉴别阳性筋结和阴性筋结，对有些触之难明的患者，进一步运用叩法，务必寻找确定核心病机或病灶，抓住疾病的本质，为下一步推拿施术用药打下坚实的基础。

（二）治病必求实效

为尽可能满足基层群众看病"好得快"的要求，他勤求古训，博采众长，总结出推拿针灸治痛三步法：第一步为一针疗法，梳理了治疗颈肩腰腿痛的十大穴位，往往一针见效；第二步为微针刀疗法，是在古典九针、现代小针刀、超微针刀、刃针、铍针、筋针等基础上创新出来的，根据"解剖列车""筋膜链"理论中的筋膜原理，其松解治疗作用点主要在浅筋膜上，同时兼顾深筋膜，操作安全便捷，往往立竿见影；第三步为扳正法，对颈腰椎小关节错位者、松解治疗不能归位者，运用正骨手法予以纠正。

（三）治病必求其神

《素问·宝命全形论》云："凡刺之真，必先治神。"治神就是通过医者之治，来激发调动患者机体的神气，使机体各系统的功能得以调整和稳定。现在很多疾病发生与精神方面有关系，尤其一些慢病和久治难愈之疾，必须不忘治神。

四、临证经验

李正祥认为，腰痛的原因很复杂，不能仅从腰部治疗，而是要一体施术，找到根源问题。他将腰痛作为毕生攻克的目标，致力于化繁为简，用更方便、更简单、更有效的治疗方法尽快解决患者病痛。

（一）急性腰痛

针对急性腰痛提出“三步治疗法”：①予以一针疗法三大穴，即第一针王文远平衡针，位于印堂穴上的腰痛穴，50% 左右的急性腰痛能取得较好的疗效，对第一针效果不满意者，取第二穴经外奇穴，位于手背的腰痛穴，70% 左右患者能取得较好的疗效，对以上二针效果还不满意者，取第三穴即腰痛对侧外关穴，85% 左右患者取得较好疗效，三穴同时针刺，能有效果叠加作用；②微针刀松解术，是针对第一步骤效果不佳者，先对腰痛进行详细的体格检查分析，不能被影像学结果牵着鼻子走，要用自己的手去触压、叩击，找到与腰痛有因果关系的受损肌肉、筋膜、韧带等组织及激痛点，再运用微针刀等治疗工具予以有效松解，90% 左右患者即时见效；③阳病阴治，是针对第二步骤效果不佳者，有部分急性腰痛症状明显，但腰部触诊压痛等体征不明显或没有，必须要转换思路从腹部找原因，有不少是腰大肌损伤引起的，只要对受损的腰大肌予以腹部手法松解就能很快解除腰痛，这就是腰部阳病从腹部属阴之处治疗取效。

（二）慢性腰痛

重点是因虚而瘀、因瘀而虚，其病因为长期劳作而瘀而虚为患，其核心病机为两个方面：一是虚，因腰为肾之府，肾虚导致腰络失养而痛，肾虚者以肾阳虚为主，肾阴虚者偏少，肾虚者且往往伴气虚、血虚现象，故患者劳作后腰痛发作或加重；二是瘀，一切疼痛无论虚实，其实质都与瘀有关，劳作损伤筋脉经络，导致局部瘀血不化，经络不通则痛，且往往同时兼夹风湿寒入络现象。对其治疗，要掌握“虚瘀交错，必先化瘀，结合补虚，方能止痛”的原则。李正祥强调辨病与辨证相结合，首先根据中医辨证原则，前后阴阳配合治疗。其一是治瘀，在腰部刺络拔罐。通过触摸检查，找出压痛点即病灶处也是瘀血处，予以刺络拔罐，刺络时根据压痛点病位确定深度，拔罐时要有一定的出血量，通过刺络拔罐把瘀血清除，新鲜的血液进入营养原患处组织，“菀陈则除之”是也。其二是治虚，在腹部取天枢、中脘、气海、关元针刺，行补法，阴阳结合，标本同治，相得益彰。其次根据辨病原则，70% 慢性腰痛与腰方肌损伤有关，腰方肌的上缘在第十二肋骨下缘，内侧缘在腰椎 1 ～ 4 横突上，下缘附着在髂嵴的上缘，在患侧的腰方肌解剖位置的压痛点上予以压痛点手法、微针刀松解，获效迅速且能持久。

第六节 傅瑞阳

一、名医简介

傅瑞阳（1963—），男，浙江慈溪人，祖籍浙江东阳，主任中医师，硕士生导师，浙江省名中医，湖州市卫生健康系统特聘专家、首席专家，2016年入选第三批全国优秀中医临床人才。1985年毕业于浙江中医学院中医专业，1999—2001年在苏州大学医学院研究生院深造学习。世界中医药学会联合会脊柱健康专业委员会和中华中医药学会针刀、整脊、推拿等分会常务委员和浙江省中医药学会推拿分会常务委员，浙江省针灸学会常务理事，浙江省中医药学会针刀、整脊分会副主任委员，湖州市针灸学会理事长、湖州市中医药学会推拿分会主任委员，湖州市中医院针灸推拿康复科主任，2022年担任湖州市中医院康复院区（吴兴区）首任院长。（图4-6）

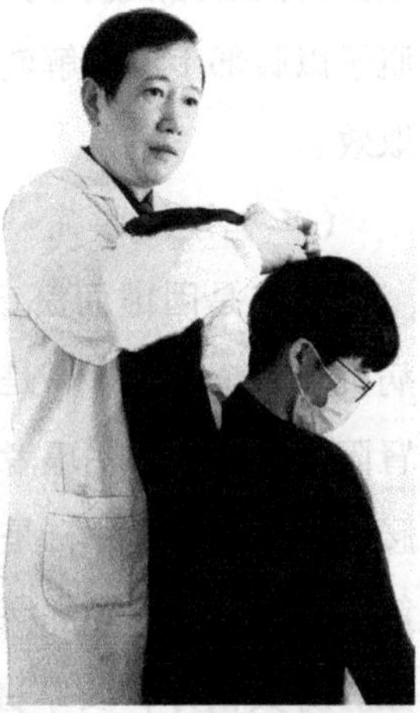

图4-6 浙江省名中医傅瑞阳

二、学术渊源

傅瑞阳毕业后入职慈溪观城区中心医院，师从张迪蛟主任中医师，一年后调入湖州市中医院从事中医骨伤专业，跟随孙德麟主任中医师学习中医骨伤技术。在继承浙北伤科推拿手法流派理论和临床实践的基础上，他认为推拿、中药、针刀对骨与关节及软组织损伤方面均有各自的优势，主张将推拿、中药、针刀融为一体，丰富了浙北伤科的学术体系。2003年转入针灸推拿临床，治疗上坚持中医为主，中西融通，充分发挥中医推拿、针刺、中药优势，在治疗筋骨疾病方面疗效显著。从医30余年来，已培养硕士研究生13名、学术继承人7人。

三、学术思想

傅瑞阳治疗颈肩腰腿痛颇具心得，学术思想可概括为以下三个方面。

（一）临证三辨，三宝合用

中医诊治疾病既辨病又辨证，强调正确诊断是取得临床疗效的关键。他倡导临证三辨，即辨整体、局部和证型，认识体质、看懂病情、辨明证型，四诊合参，首重十问，注重触诊，为诊断提供依据，在此基础上分期论治；中药、针刺、推拿是中医治病三个最基本的方法，治疗时三者合璧，相辅相成，提升疗效，缩短疗程。

（二）筋骨并重，筋先骨主

骨张筋，筋束骨，筋骨相连，生理状态下筋骨和合；若伤筋动骨，筋骨失衡，则极易造成筋骨痛症，治疗时以筋为先，以骨为主，先理筋后正骨，再松筋整脊，重建筋骨平衡，体现《内经》“治病求本”的学术思想。

（三）内外兼治，动静结合

他指出，治疗筋骨疾病，还应内外同治，局部与整体兼顾，察伤之轻重，审证之虚实，考虑病变部位、症状体征、循行的经络、腧穴选择、治疗方法等因素，内调外治，把握治疗时机，注意动静结合，急性发作期以静为主，如用休息、药物、理疗诸法，缓解康复期以牵引、推拿、整脊、导引等动的疗法为主。他强调伤科推拿手法应具备“崇尚自然、阴阳互易、动静相间、刚柔共济、筋骨兼顾、练治皆备”的特色，主张“多能生熟，熟能生巧，巧能生智”的推拿操作理念，临床时要做到“见病知源、学以致用、融会贯通、实践验证”，擅用经方治疗疾病，如桂枝加葛根汤加减治疗落枕，瓜蒌薤白白酒汤加减治疗胸胁部损伤，类风湿关节炎、强直性脊柱炎从历节病论治，腰肌劳损从虚劳论治，肌筋膜炎从肾着论治等。诊治颈腰痛注重局部和整体结合，重视“点、线、面”的整体观，分期、分型动态序贯综合治疗，恢复脊柱生理曲度，促进康复。

四、临证经验

傅瑞阳通过多年临床经验，对肩周炎提出“三期分治结合练功导引”的策略，并用“旋后牵伸法”治疗肱骨外上髁炎，以“益气补肾、活血通络”为组方原则治疗退行性膝骨关节病，均取得了理想的效果。

（一）肩周炎

肩周炎具有“因痹致痿，由痹渐痿”的病理过程，他主张“通痹治痿”，提出“三期分治结合练功导引”的诊疗策略。粘连前期以痹为主，法当疏经通络，通痹止痛，内服圣愈汤合身痛逐瘀汤加减，外治以点、按、揉、捋、擦等理筋手法和无痛状态下的等长锻炼等静态疗法为主；粘连期痹痿同存，以痹为主，治拟松解粘连，滑利关节，桃红四物汤加减内服，外治用关节松动类疗法，独创“浙北伤科牵张手法”，包括理筋、牵张（上举、支点、背伸三个方向）、放松等三个阶段的推拿手法，以消除粘连，恢复活动度。重者先行液压扩张法，即在囊内注射含 2% 利多卡因 12mL+ 生理盐水 37mL+ 维生素 B_{12}1mL 的混合液 30 ～ 50mL，通过液体液压扩张分离粘连，扩张挛缩的关节囊和滑膜皱襞，然后注入 2 ～ 2.5mL 玻璃酸钠；也可行臂丛麻醉，再松解粘连，之后用牵张手法促进恢复。粘连后期筋骨痿废，以痿为主，法当强筋壮骨，温经通络，以圣愈汤 + 当归鸡血藤汤化裁内服，推拿以运动类手法为主，如揉、摇、㨰、搓、擦等运动温通类手法结合牵张手法及物理治疗，改善肩周血供、增加肌力、维护活动度、增强稳定性。

（二）肱骨外上髁炎

“旋后牵伸法”来源于浙北伤科小儿肘关节半脱位关节回纳手法，内含太极推手招式，具有中医指针、束悗、整骨与推拿的特色和现代关节松动术的特点，该手法巧妙利用了杠杆原理和前臂解剖学知识，通过桡骨小头沿尺骨“自转”时旋后弓的运动轨迹来设置支点，行短杠杆定点剥离，定位明确，动作柔和，作用直接，松解彻底，增加本体反馈，并可自我锻炼，对早中期肱骨外上髁炎疗效显著，作为一种主、被动软组织牵张疗法，收录于浙江省中医药适宜技术库。

（三）退行性膝骨关节病

退行性膝骨关节病存在“久病入络，瘀停经络”之病机，以“益气补肾、活血通络”为组方原则，根据叶天士“新邪宜急散，宿邪宜缓攻”教诲，在经验方基础上经优化研制出蜂鹿壮骨胶囊（丸或丹）内服，取“丸者缓也”之意，再配合潮式冲洗、玻璃酸钠（甚或 PRP）关节内注射、功能锻炼等外治法，内外兼治、筋骨并重，彰显中医优势。

第七节　郎伯旭

一、名医简介

郎伯旭（1966—），男，浙江临海人，主任中医师，副教授，硕士生导师，浙江省名中医，浙江省劳动模范。1985 年毕业于台州卫生学校针灸推拿专业（中专），同年入职台州市立医院（原椒江市人民医院）。2013 年成立台州学院中西医脊柱病研究所任所长；2022 年任医学院康复医学系副主任；现为台州市立医院党委委员、针灸推拿康复科主任，浙江省微针刀培训基地负责人。中华中医药学会整脊分会常务委员，浙江省中医药学会推拿分会及整脊分会常务委员，浙江省针灸学会常务理事、脑病专业委员会主任委员、微针刀专业委员会常务副主任委员，2019 年成立台州市针灸学会并担任会长，曾获第七、第八届台州市拔尖人才及两届台州市名医工作室领衔人，浙江省中医药重点学科带头人。发表论文 50 余篇，主持省部级及厅局级课题 10 多项、国家级继教项目 4 项。获国家专利 5 项，成果转化 3 项。（图 4–7）

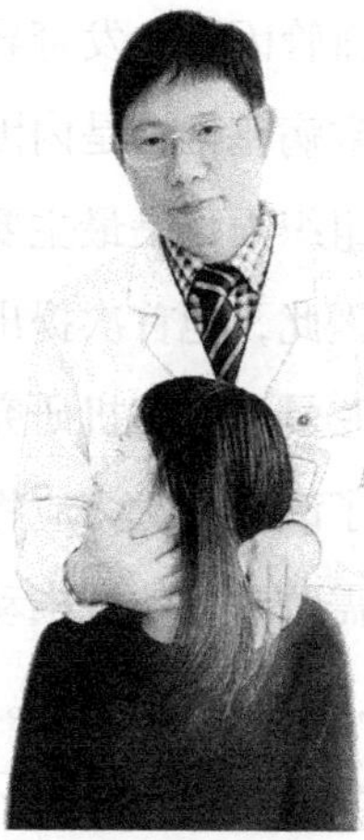

图 4–7　浙江省名中医郎伯旭

二、学术渊源

郎伯旭先后师从沈景允、朱汉章、薄智云等前辈。他博览群书，临证时遵循古典，但不拘泥守旧，创新意识强。认为应充分利用西医先进的诊断措施，明确诊断，采用中医针灸推拿治疗，但又不被影像学等结果所束缚。坚持手法触诊，擅长针灸正骨治疗。他长期致力于寰枢段病变的研究，逐步形成“脑病从颈论治”的学术思想，提出“精准诊断，靶向治疗”的诊疗思路。创建“精准定位正骨手法”“项八穴”组穴等，综合各种疗法领衔创建微针刀疗法。最终形成一套独特的诊疗体系。近5年来，带教进修学生52名，其中博士研究生2人，硕士研究生7人。

三、学术思想

郎伯旭长期致力于各种脑病、脊柱疾病及脊柱源性疾病、急慢性顽固性软组织损伤等疑难杂症的临床与研究。他十分重视触诊，强调精准诊断，靶向治疗。擅长通过从颈椎入手治疗各种脑病，提出“脑病从颈论治”的学术思想。

在长期对颈源性眩晕发病机理的研究中，他发现学术界对颈源性眩晕的发病机制论述至今没有统一定论。他研究后认为，传统的骨性压迫及椎间盘压迫、血管因素、发育异常等并不是造成颈源性眩晕的根本原因，而仅是本病的重要致病基础，是内因，通过保守治疗一般无法解决。而寰枢关节紊乱与寰枢段软组织损伤是最主要的致病因素，经过保守治疗可以取得明显的疗效，是外因。因此，他首次提出了“内外因学说”来解释颈源性眩晕的发病机理，为颈源性眩晕病因病机研究提供一条新的思路。同时他对椎动脉传统的解剖学分段进行了改良，认为应将枕寰枢关节作为一个复合关节看待，伴随着椎动脉的分段也需调整，他把椎动脉入枢椎横突孔到进枕骨大孔之前这段作为椎动脉的第三段，命名为寰枢段。他在研究中发现，颈源性眩晕的发病节段以寰枢段的椎动脉最容易发病，而不是以第二段为主的传统认识；引起颈源性眩晕的致病因素以寰枢关节的紊乱及上颈段软组织损伤为主要致病因素，而并不是骨质增生、椎间盘突出等传统认识。并因此提出椎动脉病变节段与致病因素有密切相关性的学术观点。

根据上述研究成果，他探索出寰枢段的靶向治疗方案，根据传统经络理论结合现代精细解剖，首次总结出“项四花穴”奇穴，创建了“项八穴”组穴（发表研究论文20多篇）以及“精准定位正骨手法”，并广泛应用到各种脑源性疾病。自2016年起，在各种疗法基础上领衔创建了一种以浅筋膜松解为主兼顾深部组织松解的新型微创疗法，即微针刀疗法，更是使各种脑病的疗效得到质的飞跃，同时为全国各地培养了数千名微针刀人才。

四、临证经验

郎伯旭临诊时非常强调精准诊断、靶向治疗，因此十分重视手法触诊、物理检查，创立了三位十法、定点斜扳法、三维立体正骨法及微针刀松筋法，治疗各种疾病收到较好疗效。

（一）三位十法

腰突症的早期诊疗过程中，他从20多种物理检查方法中，总结出三位十法检查法诊断腰突症，阳性结果预示率高达93.98%。三位分别是站立位、仰卧位、俯卧位检查；十法分别是脊柱外观检查、腰功能检查、直腿抬高试验及加强试验、屈颈试验（首次提出“屈颈四法”检查法，提倡做坐位屈颈试验）、拇趾肌力检查、膝踝反射、皮肤感觉检查、棘突偏歪与压痛检查、胸腹垫枕试验、股神经牵拉试验。专家组鉴定结果显示，三位十法“是一套简洁、全面、操作方便的诊断方法，可大致判断椎间盘有无突出，突出的节段、方位、大小及神经根受损情况、硬膜囊受压情况，为腰椎间盘突出症的早期诊断、早期治疗提供了一种科学、准确、简捷、低廉且极易普及的检查方法”。

（二）定点斜扳法

他的正骨手法强调精准定位，吸收了冯氏脊柱旋转复位法及传统斜扳法的优点，创立了“定点斜扳法”，并灵活运用到下胸段及腰椎的正骨，可一次性同时纠正几个不同节段不同方向的脊柱紊乱，并提出了腰椎多节段复合错位的理念。

（三）三维立体正骨法

他长期致力于脊柱（尤其是枕寰枢关节）及脊柱源性疾病的研究，创立了三维立体正骨法配合针刺项八穴为主治疗各种颈源性疾病，如寰枢关节半脱位、抽动症、多动症、智力低下、神经性耳鸣、睡眠障碍、偏头痛、脑外伤综合征等。项八穴：风池、风府、大椎穴，项四花穴（风池与风府之间的中点上0.5寸、下1寸）。

（四）微针刀松筋法

他在临诊时推崇“筋骨平衡，以筋为先”的理念，重视对筋的松解。在手法应用基础上，领衔创立了微针刀疗法，通过微针刀对浅筋膜的松解，达到对深层软组织的松解，再配合精准定位正骨，达到事半功倍的疗效。

第八节　蒋松鹤

一、名医简介

蒋松鹤（1968—），男，浙江温州人，主任中医师，教授，博士生导师，浙江省名中医。中国康复医学会远程康复专业委员会常务委员，中国针灸学会针灸康复专业委员会常务委员，浙江省中医药学会推拿分会常务委员，浙江省针灸学会副会长兼针灸康复专业委员会主任委员，浙江省医学会物理医学与康复分会副主任委员，浙江省医师协会康复医师分会副会长。1989 年毕业于浙江中医学院，同年入职温州医学院附属二院理疗科。2004 年奥地利格拉兹医科大学、2007 年美国俄亥俄州立大学康复科访问学者。2016 年与杨观虎教授共建温州医科大学中美针灸康复研究所并任中方所长。现任温州医科大学附属二院康复医学中心主任、国家中医药管理局重点专科（康复科）负责人、浙江省针灸康复重点实验室负责人。2004 年获评第八届温州市十大杰出青年，浙江省教育厅中青年学科带头人。发表论文 100 余篇，主持多项国家级、省级课题，获浙江省科技进步奖、教育厅和卫生厅及温州市科技成果二、三等奖 6 项，国家专利 10 余项。（图 4–8）

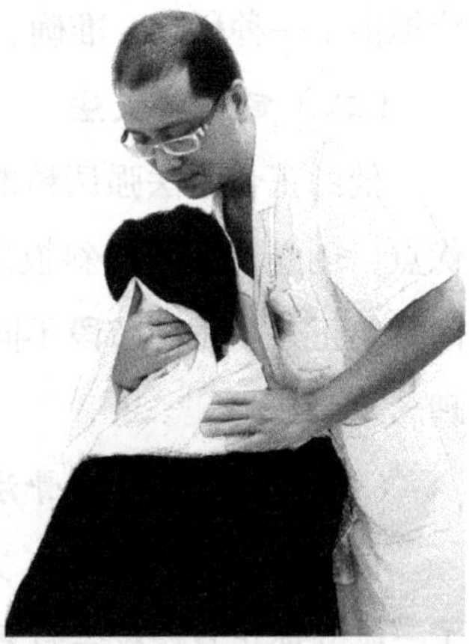

图 4–8　浙江省名中医蒋松鹤

二、学术渊源

蒋松鹤就读于浙江中医学院期间跟随虞孝贞等教授潜心研读中医古籍，同时遵师嘱坚定不移地走中西医结合道路，经虞师推荐跟随陈同丰教授学习并进行穴位解剖学研究。1992年于中国中医研究院进修期间跟随郭效宗、黄龙祥老师学习临床、文献及中西医结合研究方法。2000年赴母校攻读硕士学位，跟随导师方剑乔教授进行针刺镇痛和免疫的临床和基础研究。2010年赴武汉大学攻读康复医学博士学位。1989年以来一直从事针灸推拿学和康复医学与理疗学交叉学科的临床、教学、科研工作，进行临床、基础和工程等多学科整合优化医学研究。培养中西医结合、康复医学硕士研究生58名，博士研究生7名。

三、学术思想

蒋教授对针灸推拿学和康复医学与理疗学的交叉学科临床诊治思维及其反馈机制研究等较有心得，其学术思想概括如下。

创立柔性点穴正骨疗法，将柔性安全正骨和手法点穴同步融合，温热效应、得气效应、压力效应、松动效应等四大效应协同组合，结合康复评估和辨经选穴，分型操作，达到微调纠正异常解剖位置、改善关节活动度的作用。

先后创新“牵引态下针刺”和蛇鳖软膏灸等疗法治疗颈腰椎病。前者牵引增宽椎间隙的状态下立即加以针刺，此时穴区受刺激更易于累积性地改变局部微结构。后者将灸法与透皮给药相结合，源于传统隔药灸法，但在软膏的处方、透皮促渗、制备工艺等方面有所创新。主药土鳖虫破血逐瘀，续骨接筋；乌梢蛇祛风通络止痉。其机理可能是抑制神经根所受到的化学及自身免疫刺激，减轻水肿及炎性反应。和楼新法合作进行穴位巨微解剖学、多途径针灸推拿反馈规律及多元配穴规律等研究，应用康复评定下多元反馈针灸推拿手法多途径传导治疗疑难杂症。

他带领团队授权国家专利20余项，进行智能强化康复研究。将新一代高度沉浸式VR技术、AR技术与六字诀、八段锦等传统功法和团队康复关键训练技术融合为一体，形成标准化、精细化、智能化的AR/VR智能康复方案；制定团队针灸和康复主、被动反馈的整合优化治疗方案。

对于慢性呼吸系统应用穴位贴敷，他在制剂质量控制、皮肤刺激反应程度和临床疗效之间找到平衡点，并发现其部分免疫反应机制。

四、临证经验

蒋教授擅长中西医结合康复诊疗，运用柔性正骨、多元针灸反馈和物理疗法多途径整合治疗颈腰椎病、骨关节病及神经系统疾病；他独创的VR/AR智能康复新技术，融合了人体工学、肢体结构和康复训练规律，提升了高强度重复训练精准度。

（一）颈性眩晕（椎动脉型颈椎病）

明辨其生理病理变化和生物力学不稳定的双重因素，通过柔性安全正骨和手法点穴同步融合，去除难度较大的旋转动作和操作中的加速度，使之更加柔和，又不失手法之整复作用。集牵引、点穴、整脊为一体，微调纠正异常解剖位置，改善关节活动度，改善后循环，手法温和而高效。

（二）中风

采取分期配穴针灸推拿，锥体束休克期首选末梢促醒配穴，软瘫期传统三阳经为主配穴，痉挛期对称对应配穴法，脱离共同运动阶段中枢中轴配穴，自由分离运动阶段外周促通配穴，协调运动阶段对症配穴等。同时配合自主知识产权的VR智能康复训练。

（三）脊髓损伤

经运动平面和感觉平面评定，取相应节段的穴位，中轴配穴及节段贯通配穴取督脉及相应夹脊穴；远肢配穴取足阳明、足少阳、足太阳经经穴为主。配合肢体运动训练和作业训练，综合提升患者日常活动能力。

（四）足踝疾病

明辨踝关节扭伤或脱位、内外侧韧带损伤、踝管综合征、跟腱周围炎、足跟痛，以及判别是否有关节肿胀、积液等，制定整合优化治疗方案，择优选择或组合应用靶位针灸、柔性点穴正骨、蛇鳖软膏灸法、超声波、超短波、高能光等，必要时配合踝关节支具稳定保护加速恢复。

第五章 浙派中医推拿专著精要

第一节 历代浙派中医推拿专著

一、《修龄要旨》

元末明初冷谦著。

（一）作者简介

冷谦（图 5–1），字启敬，别号龙阳子，元末明初道士，生平无法考证，浙江钱塘（今浙江杭州）人。冷谦是一位多才多艺的道士，还是著名的音乐家、书画家与养生家，明洪武初以善音律任太常协律郎。据考证说，他在元朝 1260 年前后有活动，到朱元璋时期，1364 年前后，至少百岁。他是中国古代中医养生家的杰出代表。《修龄要旨》是其撰写的一部中医养生学专著，是中国古代健身气功学的代表作，一直为后人所推崇。

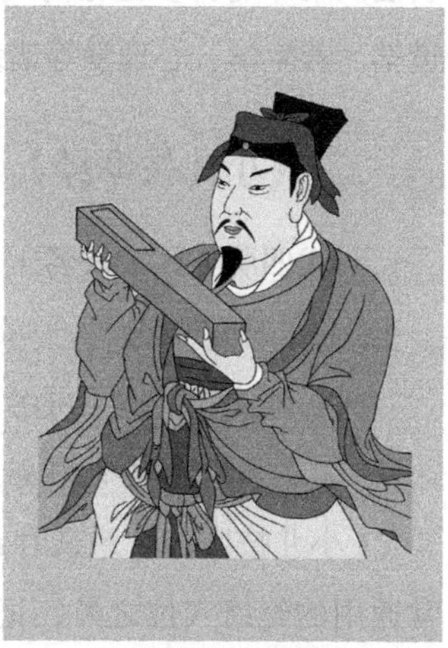

图 5–1 冷谦

（二）内容概要与贡献

《修龄要旨》，或记为《修龄要指》。全书阐述了中医养生的基本理论和吐纳导引修炼的具体方法，遵循《黄帝内经》“人以天地之气、四时之法成”的天人相应理论，结合人体脏腑功能特点，对春夏秋冬四季以及全年十二个月的养生调摄和生活起居等均做了深入的探讨和研究，是《黄帝内经》“上古天真论”“四气调神大论”等篇的演绎与发挥。最大的贡献和成就在于养生保健方面，尤其是四季吐纳导引的健身气功养生。全书共分九大篇章，只讲养生法，而且讲解比较详细，可见是作者经过实践之后的研究成果。九篇分别为：①四时调摄：“调摄”就是保持良好习惯，注意保养身体。该篇来源于《黄帝内经》，与之异曲同工。冷谦融合自身实践，并分一年十二个月进行阐述。②起居调摄：讲从早到晚，日常如何注意养生保健，并将干洗脸、六字诀、房中等养生法融为一体。③延年六字诀：就是常说的“养生气功六字诀”嘘、呵、呼、呬、吹、嘻。目前国家体育总局推荐的六字诀，基本上沿用了冷谦的五脏配属。只是冷谦强调不出声，至少以耳朵听不到为宜，这和现代练法不同。④四季却病歌：是六字诀的歌版，应归于六字诀中。⑤长生一十六字诀：这是道家“坎离”呼吸法：“一吸便提，气气归脐；一提便咽，水火相见。”具体练习方法不同。⑥十六段锦：这是融合了众多导引术，编为一个系统的练习方法，融坐功和动功为一体。⑦八段锦导引法：就是“坐式八段锦”或“文式八段锦”。⑧导引却病歌诀：共16句歌诀，16种练习方法，侧重于静功，每句歌诀和动作可单独练习。⑨却病八则：八种养生小技巧，来源于《养性延命录》等古导引法。书中有许多道家炼丹的名词术语，内容涉及中医学、气功学、体育学、道学、养生学、心理学等诸多学科领域。

二、《小儿按摩经》

明代四明陈氏（佚名）著，收录于明代杨继洲《针灸大成·卷十》。

（一）作者简介

四明陈氏，具体不可考。

（二）内容概要与贡献

《小儿按摩经》系现存最早的小儿按摩专著，该书对小儿推拿穴位，除日常通用的经络穴位之外，记载了约40个特定穴位，并绘制了小儿推拿穴位图谱；对小儿推拿手法做了较为全面的介绍，共涉及手法15种，已经包括了后世总结的小儿推拿八法，即掐、揉、按、摩、推、运、搓、摇；还记载了28种具有不同主治功效的复式操作手法，如“黄蜂出洞”“水底捞月”“赤凤摇头”“运水入土”“飞经走气”“按弦走搓摩”“揉脐法”等。并提出了小儿推拿是“以手代针之神术”“亦分补泻”的观点；对于小儿初生调护有着详尽论述。《小儿按摩经》标志着小儿推拿已具备比较成熟的理论体系，按摩学科走上独立发展之道路。

三、《推拿秘旨》

明代黄汝亨著。

（一）作者简介

黄汝亨（1558—1626）（图 5–2），字贞父、贞甫，号寓庸、寓庸居士，又自号玉衡主人，室名小蓬莱阁、云岫堂，钱塘（今浙江杭州）人。黄裳之子。明万历二十六年（1598）进士，次年授江西进贤县令。万历四十年（1612）迁南京工部主事，转礼部郎中。万历四十五年（1617）迁江西提学佥事，进布政司参议。后迁湖西兵备，谢病不复出，筑庐于南屏之麓以老。明代小品文大家，八股文选家，居士文人。工诗文，善书，行草合苏米之长，媚不掩骨，韵能成法。著述甚富，有《寓林集》《廉吏传》《古奏议》《天目游记》《寓庸子游记》《推拿秘旨》等。

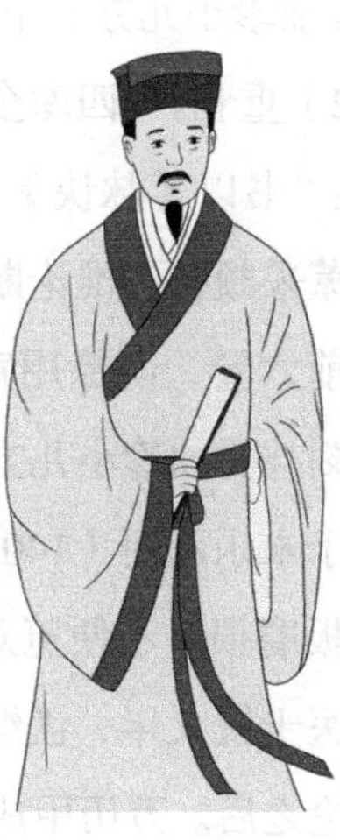

图 5–2　黄汝亨

（二）内容概要与贡献

《推拿秘旨》四卷，黄贞甫撰于泰昌元年（1620），清徐赓云重编于嘉庆十五年庚午（1810），收入《味义根斋偶钞》，现存清徐赓云《味义根斋偶钞》稿本，藏于上海交通大学医学院。《浙江医籍考》记载：《推拿秘旨》四卷，未见。明桐庐黄贞甫著，清平江徐赓云编次。据国民手抄本影印件《推拿秘旨》目录，内容有：一拿说、拿法、身中十二穴拿法、天门虎口揉斗肘、二龙戏珠、揉脐龟尾七骨节、打马过天河、黄蜂入洞、水底捞明月、飞经走气、按弦走搓摩、双龙摆尾、猿猴摘果、赤凤摇头、凤凰单展翅、总收法、推拿用汤宜时、推拿手法四十二。

四、《袖珍小儿方》

明代徐用宣著。

（一）作者简介

徐用宣，明代衢州（今属浙江衢州）人，《艺文志稿》作徽州人，盖字形相近而讹。堂号存诚药室，世医出身。少通儒书，长究医道，晚年贯通医术，多得要领，尤精于小儿科。……搜辑小儿诸家方书，以宋代钱乙《小儿药证直诀》为蓝本，参附己意，择取良方，遂于明代永乐乙酉（1405）汇成《袖珍小儿方》十卷。

（二）内容概要与贡献

《袖珍小儿方》十卷，成书于明永乐乙酉（1405），并于明嘉靖壬辰十一年（1532）重刊。《四库全书总目·袖珍小儿方十卷》（浙江范懋柱家天一阁藏本）提要："书以《脉诀》为首，《方论针灸图形》次之。总七十二门六百二十四方，蒐采颇备，惟论断多袭旧文，无所发明耳。"《衢州文献集》存袖珍小儿方十卷前六卷，明徐用宣撰，乃明嘉靖十一年（1532）刻本。《补要袖珍小儿方论·刻补要袖珍小儿方论序》曰："赣州旧有《袖珍小儿方论》一书……徐用宣本刻于永乐乙酉（1405），钱公刻于嘉靖壬辰（1532），又至今四十余年矣。岁久字板磨损，不便览观，欲更刻之。……于是札付太医院，选取吏目庄应祺，督同医士祝大年、孟继孔细加校正，以各书方论有资于各证治者，补要于各证治方论之后。万历甲戌（1574）闰十二月壬申长沙李棠书。"

五、《遵生八笺》

明代高濂著。

（一）作者简介

高濂（图5–3），字深甫，号瑞南道人，又号湖上桃花渔，钱塘人（今浙江省杭州市），生卒年不详，生活于16—17世纪（约在明嘉靖至万历年间），《明史》无传。但据有关文献记载，其生平大致有三个方面。首先，高濂是个著名的藏书家，高氏"家世藏书""博学宏道，鉴裁玄朗"（《遵生八笺》屠隆序）；"少志博习，得古今书最多，更善集医方书"（叶昌炽《藏书纪事诗》卷三）。丁申《武林藏书录》谓："尝筑山满楼于跨虹桥，收藏古今书籍。"其次，高濂又是一个著名的文学家，尤善工诗和戏曲，传世有《雅尚斋诗草》《芳芷楼诗》，传奇有《玉簪记》《节孝记》，《武林藏书录》云："《雅尚斋诗草》颇得自然之雅趣。"再次，高濂颇好且善于养生，高氏自谓"余幼病羸，复苦瞶眼，癖喜谈医。自家居客游，路逢方士，靡不顿首倾囊，以索奇方妙药……自治羸疾顿壮，蒙疾顿明。用以治人，应手奏效"，又服"延龄聚宝酒"，"年三十九岁服起，于六十四岁，须发如漆，齿落更生，精神百倍，耳目聪明，比前大不同矣"，甚得养生之益。养生学著作方面，他为我们留下了

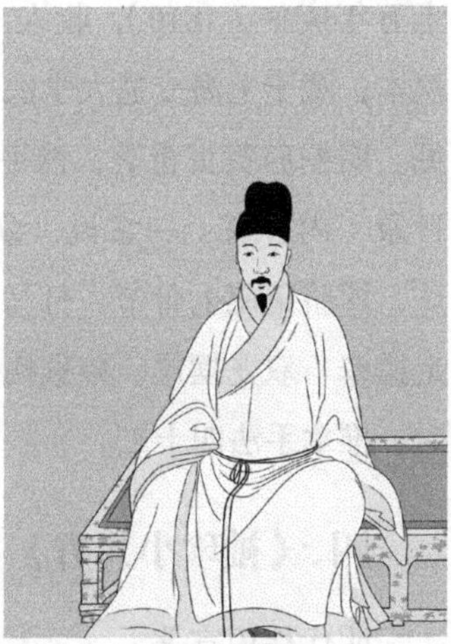

图5–3　高濂

集历代养生之大成的《遵生八笺》。

（二）内容概要与贡献

《遵生八笺》共十九卷，分别为《清修妙论笺》二卷，《四时调摄笺》四卷，《起居安乐笺》二卷，《延年却病笺》二卷，《饮撰服食笺》三卷，《燕闲清赏笺》三卷，《灵秘丹药笺》二卷，《尘外遐举笺》一卷。

《四时调摄笺》分春、夏、秋、冬四卷，根据四时季节的不同变化，详细地阐明和介绍了不同的调养之道和气功导引之法。辑有"脏腑配经络图"和"经络配四时图"；"五脏六腑导引法"分别为"五脏导引法"和"六腑导引法"6种；"陈希夷二十四节气导引坐功图势"24种；"灵剑子导引法"12种。

《延年却病笺》分上、下2卷，以气功导引按摩为主要内容。高濂认为"生身以养寿为先，养身以却病为急"而"夫胎息为大道根源，导引乃宣畅要术"，气功导引按摩能使人气血流通，百脉宣畅，一可以却病，二可以延年，这是传统养生学中最为丰富又最为高深的内容。《延年却病笺》内辑有"太上混元按摩法""天竺按摩法""擦涌泉穴说""擦肾腧穴说""左洞真君按摩导引诀""八段锦导引法""八段锦坐功图""治万病坐功法""五脏及胆腑坐功法"等并辅以插图，更便于后来人学习应用。

六、《石室秘录》

明代陈士铎著。

（一）作者简介

陈士铎（图5–4），字敬之，号远公，别号朱华子，自号大雅堂主人，浙江山阴（今浙江绍兴）人。明末清初著名医家，约生于明天启年间，卒于清康熙前期。《石室秘录》是中医古籍中唯一一部以治法为主要内容的著作。

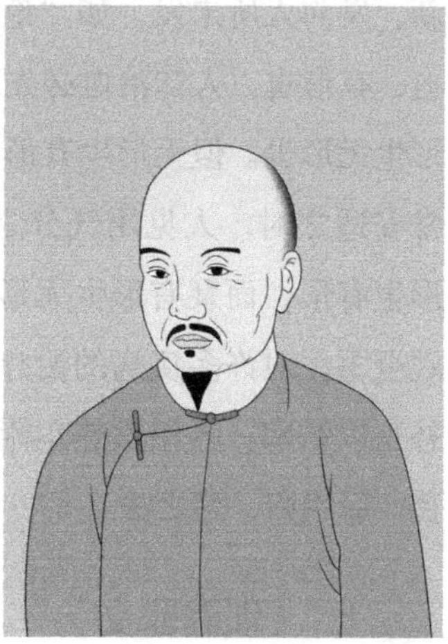

图5–4　陈士铎

（二）内容概要与贡献

《石室秘录》全书分六卷，依次分为礼、乐、射、御、书、数六集，各集之中以治法为目。其中，礼集中载14种治法，乐集载30种治法，射集中载39种治法，御集中载33种治法，书集中载12种治法和17论，数集中载有7大类疾病（7门）和16种杂病。全书论述总计128法、17论、7门、16杂病，内容阐述了内、外、妇、儿、五官等约100种疾病的证治，收古今成方及作者自定方500余首，是中医古籍中理论联系实际、理法方药俱备的治法专著。本书对中医基础理论及临床各科疾病诊断治疗的理法方药做了系统的梳理和总结，对中医基础理论，特别是阴阳互根、五行生克制化、五脏相关、气血相关、命门相火等学说都有精辟的论述。提出“偏治者，乃一偏之治法，譬如人病心痛，不治心而偏治肝；譬如病在上而偏治下；譬如病在右而偏治左；譬如病在四肢手足，而偏治腹心也”，并具体指出了心病治心包之法，上焦火而下治肾之法，对《内经》五脏相关理论颇多发挥。该书重视辨证的灵活性，立方处方，味少而精，量大力宏，颇多独到之处，如“正医法”治肺痈方，金银花用至300g，发挥其清热解毒之力，使肺金得清，则痈脓得除；“通治法”治下痢方白芍、当归各用至90g，正合“行血则便脓自愈”的治疗原则。

该书贡献主要有：①结合临床，发挥《内经》理论。该书128法，包括“正医法”“反医法”“寒治法”“热治法”等，对《内经》理论颇多发挥。如“偏治法”中对方药的运用，便体现了这一原则，提出“偏治者，乃一偏之治法”。②辨证立方，颇多独到之处。如“反治法”中论狂病的证治：“此皆正气虚而邪气犯之也，似宜治邪为是，然而邪之所凑，其气必虚，不治其虚，安问其余。此所以急宜固其正气，而少佐以祛邪祛痰之药为妙。”③遣药组方，味少量大。书中自定诸方，多为味少量大。味少则减低制约之力，量大则可奏擅专之效。书中用药，常常强调单刀直入之法，此等味少量大之方即取此义，对一些危急重症之治，可以取此法。④观点创新，立论新颖。书中立论敢于创新，发前人所未发。如“论气血”中对气血先后缓急之法提出：“气，无形也；血，有形也，人知治血必先理气，使无形生有形，殊不知治气必须理血，使有形生无形也。但无形生有形，每在于仓皇危急之日，而有形生无形，要在于平常安适之时。人见用气分之药，速于见功，用血分之药，难以奏效，遂信无形生有形，而疑有形生无形。不知气血原叠相生长，但只有缓急之殊耳。”纵观全书，对许多疾病的治疗，的确体现了这一指导思想。如治癫狂用参、术，补正以祛邪；喉蛾假热用附子、熟地、山萸等引火归原；吐血血崩，先用参、芪，后用归、芎之法。

七、《理瀹骈文》

清代吴师机著。

（一）作者简介

吴师机（约1806—1886）（图5-5），字尚先，钱塘（今浙江杭州）人。《理瀹骈文》是清代医家吴尚先于19世纪60年代撰写的一部中医外治法专著，他行医之时恰逢太平天国战乱，百姓贫苦，疫病流行，为更好地应对临床复杂多变的病情，他广泛参阅中医经典著作，内容遍及古今时经之论，穷毕生心血将前人的治病经验与自身临床实践融会贯通，创出一套完整的内病外治医学体系，被称为外治之宗。其所著《理瀹骈文》一书理法方药齐备，是中医外治法完善之标志。内治法的起源大致可以追溯到《神农本草经》与伊尹《汤液经》的出现，经过上千年的传承与历代医家的不断完善，逐渐发展成为中医治病的主流方式之一。本书原名《外治医说》，刊于1870年。《理瀹骈文》书名出自道家养生典籍《子华子·北宫意问篇》之“医者理也，理者意也；药者瀹也，瀹者养也”，旨在阐明外治与内治法同出一源，理同法异，二者互为补充，相得益彰。又因正文是用“骈体文”写成的，故刊成后，改名为《理瀹骈文》。该书最早版本为清代同治四年（1865）刻本，现收藏于中国中医科学院图书馆。

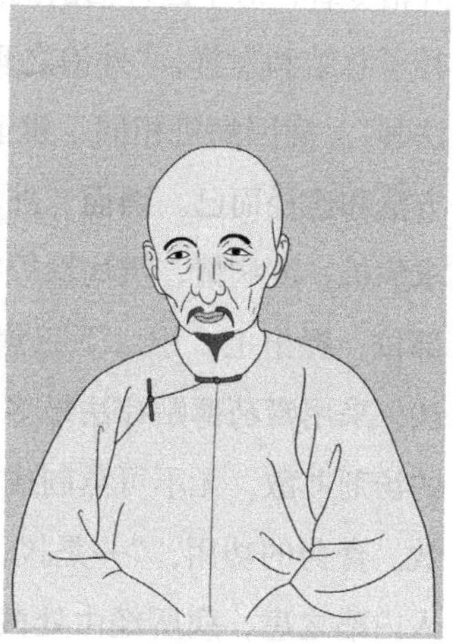

图5-5 吴师机

（二）内容概要与贡献

《理瀹骈文》有较为完整的、理法方药具备的中医外治法理论体系，肯定了中药外治在整个治疗领域中的作用，并将中药外治灵活辨证运用于各科内病的治疗中。内病外治，溯源有据；内治外治，理同法异；膏治内病，辨证施治；内外并重，外治之优。该书详列古今医家外治之法并结合个人外治经验。全书共分4卷。卷首总论外治之法；正文部分则分别论述了伤寒、中风、痹证等内、外、妇、儿、五官等科多种病证的外治方并详加注文阐述，提供了不少行之有效的外治法；书末附常用外治膏药方的配方与制法，并附《治心病方》一文。全书以记述常见病、多发病为主，治法多具有简、便、验、廉的特点，便于推广。除膏药外，该书还记载了敷贴法、熨法、洗法、熏法、照法、拭法、浴法、溻法、吸入法、取嚏法、灌导法、火罐法、割治法等治法。

该书所收选的治法有较高的临床参考价值，是影响较大的外治专著之一，是对中医外治疗法广泛应用后的系统总结，被后世尊称为“外治之宗”，是中国第一部专门研究膏药的专著，也是中国医学文献中第一部以骈文形式写成的外治专著，对中医外治法的发展做出了重大贡献。该书首先对中医外治理论进行了总结和发挥，“外治之理，即内治之理；外治之药，即内治之药，所异者法耳”。病因病机相同，辨证相同，故用药亦可相通，所不同的，只是给药的方法和途径而已。因而“外治必先知内，先求其本”，把审阴阳、察四时五行、求病机、度病情、辨病形等视为外治法必须遵循的原则。同时根据不同病情和部位，提出上、中、下三焦分治的方法。其次扩大了膏药的应用：吴氏外治法，采用膏药薄贴疗法最多。膏与药本分为二，吴氏则合而两全，凡属于内治的汤剂丸散，无不可熬制成膏药，凡服汤丸能治之疾，也无一不可改用薄贴收效。膏药的功用，“一是拔，一是截。凡病所结聚之处，拔之则病自出，无深入内陷之患；病所经由处截之则邪自断，无妄行传变之虞”。鉴于用药途径的特殊性，必得“通经走络，开窍透骨，拔病外出之品为引”。最后对外治法进行了改进，总结出敷、熨、熏、浸、洗、罨、擦、坐、嚏、缚、火罐、推拿、按摩等十余种外治法，许多是属于现代理疗法的早期成就。他对温热疗法、水疗法、蜡疗法、泥疗法、发泡疗法等，皆有新见。

八、《一得集》

清代心禅法师著。

（一）作者简介

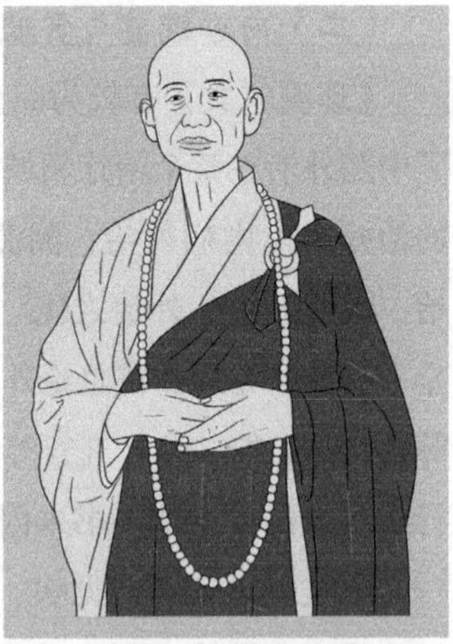
图 5–6　心禅法师

心禅法师（图 5–6），俗家姓吕，生卒年不详，约生于晚清咸丰或同治年间，定海普陀山（今浙江舟山普陀山）人。少年出家，醉心于岐黄之术，光绪年间在普陀山修行，后于杭州、宁波等地云游。心禅擅长结交地方名士，乐于深入劳苦大众，边学佛边行医，医术受到当地患者认可。光绪十五年（1889）将多年行医心得整理成书，起名《一得集》。《一得集》准备刊刻时，法师自叙出山由宁来杭已过三年，当时是己丑年（1889）。徐淞樵在次年为其作序时也说他“年甚富”，可见在光绪十六年（1890）的时候，他年纪还尚轻。也有学者认为其生活在“清道、咸、同、光年间”，又说法师“享高寿而终”。法师与浙地渊源极深，他在南海普陀山出家，从《一得集》中所载线索看，法师在《一得集》刊刻之前，似乎未曾离开过浙江。他下山后先行至宁波郡城、定海，之后寓居杭州，往来多为浙人，《一得集》最早也收载在钱塘藏书家的《八千卷楼书目》中。

心禅法师离开南海普陀山后，先至宁郡、定海，后前往杭州，居于紫阳山。他在杭州停留了大概有三四年的光景，其间以慈悲之心，为众生诊治。往来既有市井百姓，也有文人士大夫，疗效非凡，医名大盛。法师将这一段时日的医案，选取有代表性的，前面冠以多篇医论，汇集成册，是为《一得集》。光绪十六年（1890），法师经与同道好友商定，将书付梓，即是永禅堂精刊本。目前世上的可见传本为1936年裘庆元先生所辑《珍本医书集成·杂著类》中的三卷本。《一得集》寓意自谦，请俞樾等知名学者作序刊行。《一得集》于清末刊行后，民国时期被编入《珍本医书集成》再次出版，近四十年来，记载内、外、妇、儿等各科医案，验案居多，但病重患者，亦有不治。

（二）内容概要与贡献

心禅法师自幼在寺中接受教育，年纪渐长后攻读中医经典和各家论著，苦心研读十载，后又跟随李梦舟学习针灸。从学术传承上看，佛教虽有“医方明”，但心禅法师继承的是中医经典与针灸方法，仍以《内经》《伤寒》为宗，兼修历代各家。他虽说“少斟师承”，却没有说明具体的情况，其内容估计是寺庙对年幼僧人的日常佛门教育。年纪稍长后对于医学的学习，展现更多的是个人的痴迷与勉力苦学。他十年心无旁骛，多方搜罗各类医书，其间也与同道探讨医理，寻访良师益友。他在医案中提到过同学王元仲，但他们的老师是谁并未提及。这期间，心禅法师大概还是多以书本为师，参以求教同道。方药方面，大抵如此。在针灸学习上，法师明确提到了李梦舟先生的教导。李梦舟生平不详，法师赞其针法可与《灵枢》《甲乙经》相应和，助法师在医术上更进一步。此时法师已将医术用于实际，取得佳效。

《一得集》上卷有医论17篇，或与古人古论酬辩，如“辨正徐洄溪先生医者误人无罪论”；或读先贤医案有感，如“读王孟英治张养之久病伏邪医案论”；或用药经验之积累，如“萝卜缨为治痢妙药论”；或临证之心得所悟，如“临症必先读书论”“痰症随宜施治论”“治喉症宜分三大纲论”，等等。《一得集》堪称行医笔记之精心佳作。《一得集》中、下卷医案部分内容翔实、笔法简洁、分析深入。从患者身份来看，心禅诊病，不论贫富贵贱，能够一视同仁；从治疗疾病来看，有咳喘、暑热、湿温、呕逆、积食、泄泻、霍乱、中风、喉症、痢疾、肠痈、痰火、惊悸、胸痹、奔豚气、血崩、半产、发背等，囊括了内、外、妇、儿诸症，心禅自身知识面较广，诊治各类患者游刃有余；从治疗方法来看，有中药内服、药物外用、针灸推拿、热熨熏蒸，反映出心禅治法灵活多样；从治疗效果来看，通过心禅诊治，患者大多痊愈，亦有个别患者原本病情危重，心禅在诊病之初即可准确判断预后，虽尽力施诊，最终应验不治，彰显心禅医术高明。

《一得集》的贡献主要是总结行医笔记，既有医论，又有医案，虽篇幅不长，但确具一定创新之处，例如认为古人将喉症列为“七十二名目”太烦琐，《一得集》书中建议分成“喉蛾”“喉痹”“喉风”三大纲及零星杂症并展开论述；再如治疗喉症倡导内服药加喉部“吹药”外治，对吹药的制备提出独到见解；又如提出“德以治身、药以治病”，对医生医德、患者品德同疾病关系进行论述；此外，心禅还提出“治小儿用药宜轻”“补药不可轻服”“脉有可凭不可凭”等，至今仍具有较强的临床指导意义。

第二节　现代浙派中医推拿专著

一、《实用推拿手册》

陈省三等编著。

（一）作者简介

陈省三（1936—2016），浙江萧山人，浙江省中医药学会推拿分会第一届主任委员，上海中医学院附属推拿学校首届毕业生，创立仰卧位拔伸法。1986年浙江中医学院调整专业设置增设推拿专业，任针灸推拿系副主任，为浙江省推拿学科发展奠基人之一，培养了一大批推拿人才。擅长治疗颈椎病、肩周炎、软组织损伤、风湿关节病、骨折后遗症。

（二）内容概要与贡献

《实用推拿手册》（图5-7）共分6章。主要介绍推拿的基本手法，躯干、四肢筋伤，以及内、妇科及杂病等的推拿治疗。附录部分介绍推拿医生基本功法训练及常用经穴主治表。本书收集可供推拿治疗的病证120余种，每一病证均对其病因病理、诊断要点做了简单介绍，突出推拿治疗的手法操作，一证（病）一法，规范有序，还对每一病证的推拿治疗做了疗效评价，适用于推拿、骨伤、运动创伤及针灸、理疗、康复医学等专业医生及针灸推拿系学生参考应用。在国际医学交往日益频繁、推拿学逐渐被国外医学界所认识和了解的时代里，为指导推拿临床医生实践，使推拿学走出国门、走向世界提供了全面、翔实的学习参考内容。

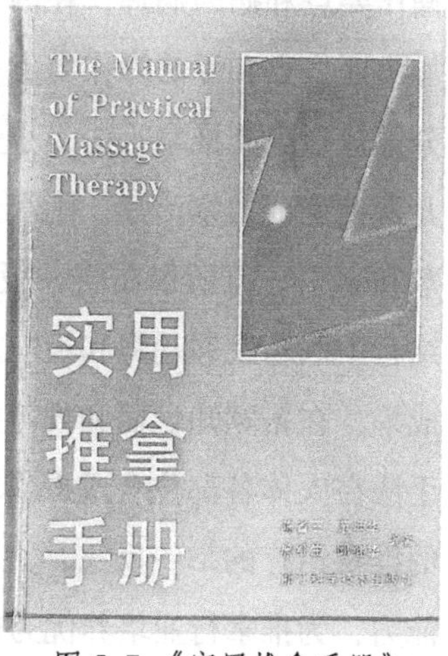

图5-7 《实用推拿手册》

二、《推拿学》

范炳华主编。

（一）作者简介

范炳华，首届全国中医药高等学校教学名师，浙江省教学名师、师德标兵，主持推拿学国家级精品课程、精品资源共享课，精品视频公开课 3 门，主编与参编国家规划教材与医学专著 10 余部，其中主编代表性著作有《推拿治疗学》《推拿优势病种诊疗技术》《椎系眩晕血管病理三维彩色图谱》《老年常见病自我推拿》等。荣获省部级教学成果奖、科学技术奖二等奖各 1 项，三等奖 4 项，是全国推拿界较有影响力的推拿专家。

（二）内容概要与贡献

《推拿学》（图 5–8）为普通高等教育"十一五"国家级规划教材，全书分为绪论、上篇、下篇及附篇。其中上篇对推拿发展简史、推拿的作用原理、推拿治则与治法、经络与常用腧穴、推拿手法及手法的人体操作训练进行介绍；中篇为治疗篇，该篇章包括脊柱与四肢病证推拿和内、妇、五官科病证推拿，其中脊柱与四肢病证推拿中增加了应用解剖、常用功能检查、手法操作要点和病因病理，在内、妇、五官科病证增加辨证要点和手法操作要点；下篇为小儿推拿部分，包括小儿推拿手法，小儿推拿常用穴位和小儿常见病证推拿治疗；附篇主要介绍推拿功法、自我保健推拿、推拿介质、热敷和牵引。范炳华在前一版的《推拿学》基础上，吸取了前一版教材的优点，结合中医药发展趋势和近三十年来推拿临床和科研所取得的比较成熟的经验和成果，在拓宽知识面和规范推拿术语方面均有所创新，并突出学生手法训练和手法在人体各部位合成操作练习，力求为学生夯实手法基础，通过对常见病证的推拿治疗的举一反三，突出重点，注重示教，以强化学生的诊断与鉴别诊断能力，为推拿行业培养优秀的推拿人才做出贡献。

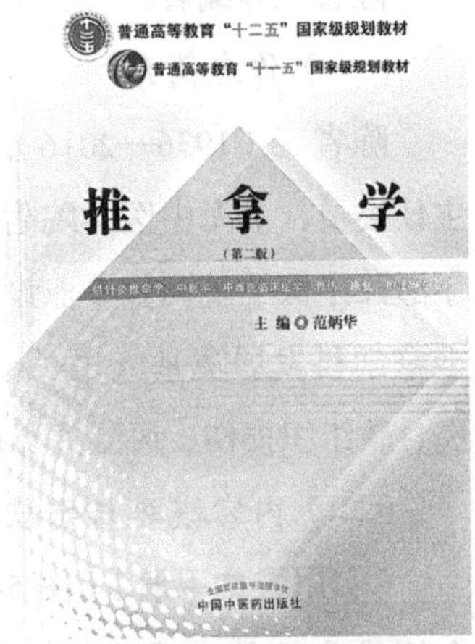

图 5–8 《推拿学》

三、《推拿治疗学》

范炳华主编。

（一）作者简介

范炳华（简介：略）。

（二）内容概要与贡献

《推拿治疗学》（图 5–9）为全国中医药行业高等教育“十三五”规划教材，本教材分绪论和上、中、下三篇。绪论主要介绍推拿的发展历史。上篇为基础篇，共三章，第一章推拿治疗学基础理论，介绍了推拿治疗基本原理与作用；第二章推拿治疗的原则与治法，介绍了推拿治疗原则与治法；第三章推拿治疗的基本知识，介绍了推拿诊疗的技术特点、基本要求、适应证与禁忌证、意外情况的预防与处理。中篇为治疗篇，共五章，是本教材的核心内容。第四章脊柱病证推拿，介绍了有代表性的 18 个病证；第五章四肢关节病证推拿，介绍了有代表性的 25 个病证，以应用解剖、病因病机、诊断、鉴别诊断、推拿治疗、注意事项、疗效评定为序列编写；第六章内科病证推拿，介绍了有代表性的 25 个病证；第七章妇科病证推拿，介绍了有代表性的 10 个病证；第八章五官科病证推拿，介绍了有代表性的 10 个病证，以病因病机、辨证论治（基本治法、随证加减）、注意事项、疗效评定为序列编写。下篇为附篇（第九章），简要介绍常用推拿技术。

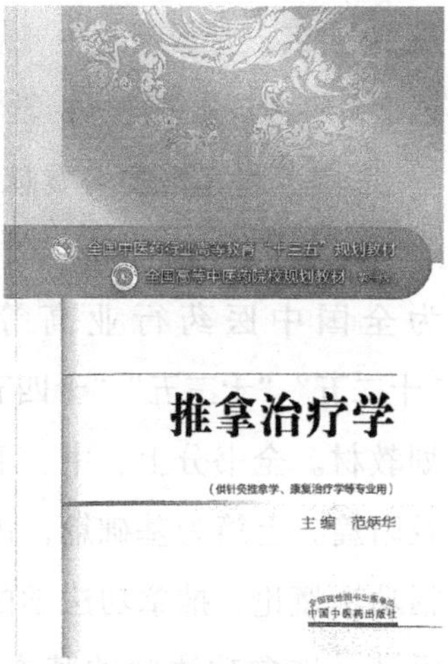

图 5–9 《推拿治疗学》

四、《推拿功法学》

吕立江主编。

（一）作者简介

吕立江，浙江中医药大学首位教师卓越奖获得者。他出生于缺医少药的年代，中医药是农村最常用的治病方法。幼年的他经常跟随作为赤脚医生的叔叔到农户家用针灸与草药治病，慢慢地对中医产生了浓厚的兴趣。基于这种兴趣，当国家恢复高考时，便毫不犹豫地选择了浙江中医学院。毕业留校后，他对《黄帝内经》《针灸甲乙经》《针灸大成》《神农本草经》《医宗金鉴 · 正骨心法要旨》等经典医学著作深入研究。中医这片深厚的沃土滋养着他，使他一路驰骋。他诲人不倦、孜孜以求，不断运用中医经典理论，总结教学和临床经验，30 余年如一日，著作等身，至今已主编与参编规划教材与医学专著 50

余部，主编的代表性著作有《腰椎整脊学》《中医养生保健学》《推拿功法学》《针灸推拿临床诊疗基础》《腰椎间盘突出症》《脊柱病中医特色疗法》等。他用大爱精神培养本科生3000余名，培养博、硕士研究生60余名，中医师承人员10余名，带教留学生、规培生、进修医生等500余名，教学业绩突出，连续十余年考核业绩优秀，教学成果获奖多项。

（二）内容概要与贡献

《推拿功法学》（图5–10）为全国中医药行业高等教育"十二五""十三五""十四五"规划教材。全书分上、中、下三篇及附篇。上篇为基础篇，内容包括功法概论、推拿功法学的历史沿革、推拿功法学的基本理论、推拿功法学的基础知识、推拿功法常用术语与常用练功穴窍及推拿功法对人体的生物学效应6章内容；中篇为功法篇，内容包括易筋经、少林内功、推拿器械练功及其他功法，重点介绍了易筋经与少林内功的特点与习练步骤，使学生能够得到重点操练与熟练掌握，以提高功法锻炼的基本技能；下篇为应用篇，主要介绍功法应用概论及常见疾病的临床应用。附篇为古代文献选读，供学习时参考使用。俗话说"推拿不练功，到老一场空"。该书具有内外兼修、由外及内；动静结合，以动致静；练功重气，形神合一；意气合练，强调内劲；自我锻炼，贵在坚持等特点。对推拿专业人员来说，推拿功法训练能够达到充沛精力、强健体魄、深厚功夫、灵活肢体、灵敏指感、提升体力、提高耐力等作用，对患者来说，通过功法训练能够达到有病治病、无病防病的目的。《推拿功法学》内容丰富，讲解详尽，配图精细，为从事针灸推拿专业的医学生提供了较为全面的功法学知识。

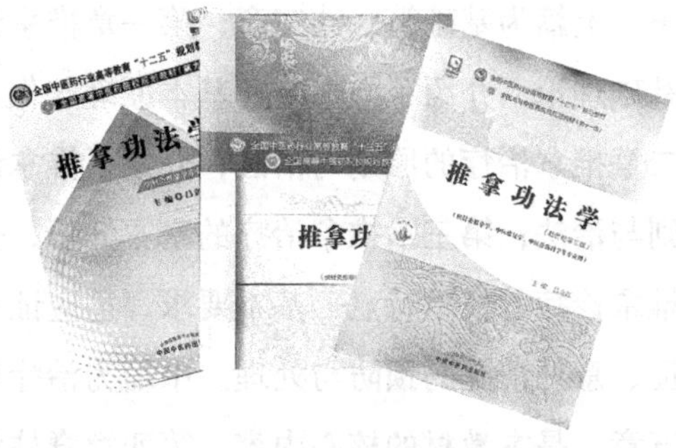

图5–10 《推拿功法学》

《推拿功法学》是针灸推拿学专业必修主干课程之一，是进一步学习《推拿手法学》《推拿治疗学》的基础，并为日后从事推拿临床打下基础。本教材在提高人才培养质量中的基础性作用，充分体现最新的教育教学改革和教材改革成果；以提高教材质量为核心，全面推进素质教育，实施精品战略，强化质量意识；以学生为中心，坚持以基本知识、基本理论、基本技能为指导，突出思想性、科学性、先进性、启发性与适用性。同时结合推拿功法现代科研取得的较为成熟的成果，尤其是强调推拿功法在推拿临床中的应用，将理论学习与临床实践相结合，使教材内容有所创新和突破。

五、《椎系眩晕血管病理三维彩色图谱》

范炳华等著。

（一）作者简介

范炳华（简介：略）。

（二）内容概要与贡献

《椎系眩晕血管病理三维彩色图谱》（图5–11），精选具有代表性的椎动脉血管形态病理学改变图谱300余幅，以椎动脉各生理段为章，各生理段血管形态病理学改变类型为节，每节按若干小类进行排序编写。每一幅图谱均标注病理改变的类型，病理改变的部位、性质、程度及临床意义，有助于阅读和掌握。它在《灵枢》眩晕理论的基础上，借助现代医学技术手段研究眩晕的发病机理，有别于西方医学的梅尼埃病等一系列眩晕，故以椎系眩晕病名出现。一是区别于颈动脉系统所致的眩晕，对选择眩晕检查项目有所帮助；二是椎系眩晕与目前已知眩晕的症状有明显不同，为临床诊断提供一种新思维；三是对如何利用现代医学技术来研究中医理论的实质在思路、方法上有所启示。

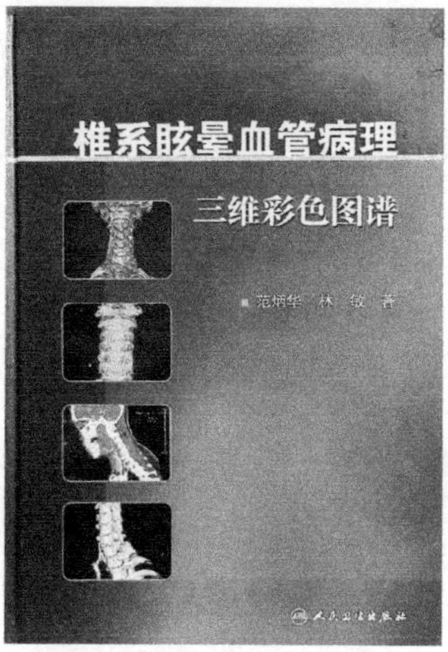

图5–11 《椎系眩晕血管病理三维彩色图谱》

六、《脊柱病中医特色疗法》

吕立江等主编。

（一）作者简介

吕立江（简介：略）。

（二）内容概要与贡献

《脊柱病中医特色疗法》（图5–12）以中医对脊柱病的基本认识为指导，立足脊柱的解剖结构，结合现代检查技术，突出编写专家的特色治疗方法与临床经验介绍；结合脊柱病的临床实际，重点介绍脊柱病及相关疾病临床治疗的宝贵

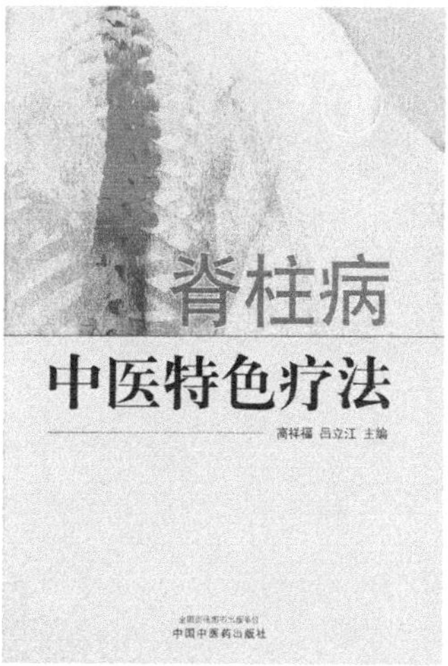

图5–12 《脊柱病中医特色疗法》

经验。全书分上篇、中篇、下篇及附篇。上篇为基础篇，介绍脊柱病的基本概念、脊柱解剖及生物力学的特点、脊柱影像学、肌骨超声、肌电图及诱发电位检查及脊柱退变与失稳的原因等。中篇为方法篇，介绍特色手法、针刀疗法、刺灸疗法、中医药物疗法及脊柱导引法。下篇为应用篇，介绍了脊柱病及其相关疾病的临床应用。附篇介绍专家团队所研究的成果。本书图文并茂，结合临床经验，对脊柱病的中医认识、特色治疗方法与临床应用等进行了详细介绍，内容彰显科学性、实用性与中医特色。

第六章 浙派中医推拿特色技术

第一节 仰卧拔伸法

一、技术渊源

颈椎病是临床的常见病与多发病，由于颈椎生物力学改变与颈椎间盘退行性变，造成颈椎内外结构不稳而致神经、血管等软组织受压，出现一系列临床症状的综合征。该病多发于40岁以上的中老年人，近年来有年轻化趋势。坐位牵引是治疗颈椎病的方法之一，它的主要作用机制是用手或者借助其他工具对患者的颈部进行牵拉，减轻患者颈部肌肉受到的外部压力，增大椎间隙及椎间孔，但是坐位牵引的治疗效果受到多方面因素的制约，包括牵引角度、牵引重量、牵引时间等，坐位牵引也可导致患者出现韧带变性、软组织疼痛等不良反应。原浙江中医学院陈省三主任根据多年治疗颈椎病的经验，结合颈椎的结构特点创立了仰卧拔伸法。该手法着眼于患者颈椎的生理弧度，运用柔和而又具有渗透力的手法松解颈椎周围的软组织、调整颈椎错缝的解剖结构，使之恢复正常，具有见效快、复发率低、适应面广、痛苦小、安全可靠等优点。

二、技术操作

第一步：受术者取俯卧位，术者以一指禅推法等手法在颈项、肩及上肢部行放松手法操作（图6–1）。然后受术者取仰卧位，术者立其头端，双手重叠自第3、第4颈椎下将颈部稍微托起（图6–2），与水平方向呈15°～20°拔伸，持续时间不少于1分钟，反复5遍。

第二步：术者以中指指腹着力，以中等强度力量勾揉风池（图6–3）、风府穴、阿是穴，按揉肩井穴各2分钟。在拔伸状态下左右旋转颈椎至极限位，不做扳法，反复5遍。

第三步：自颈根部将颈椎微微托起，然后边拔伸（图 6–4）双手边由头部滑移至发际，反复 5 遍后结束操作。

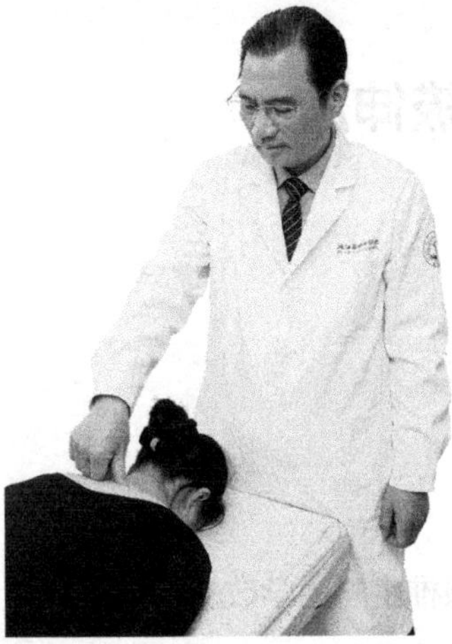

图 6–1　一指禅推颈项

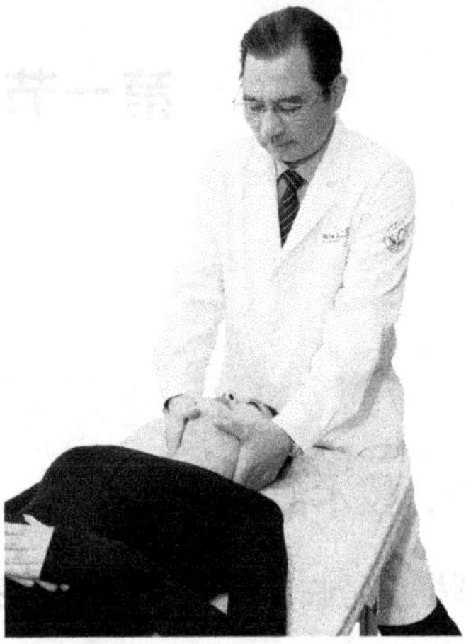

图 6–2　微托颈部

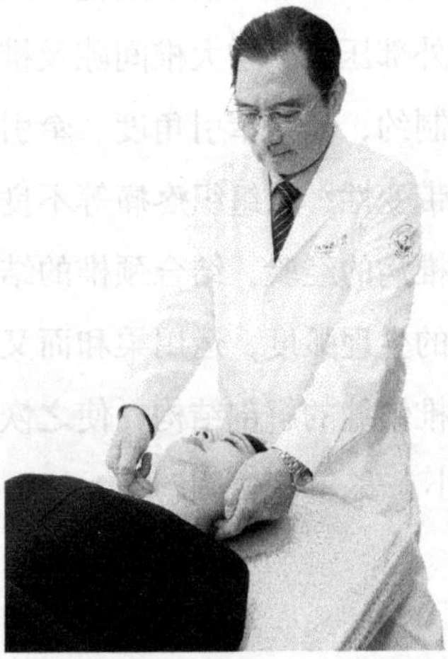

图 6–3　勾揉风池穴

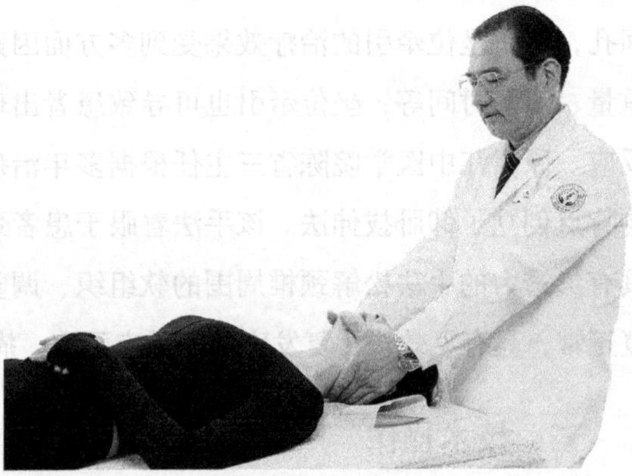

图 6–4　颈椎拔伸

手法拔伸注意点：①术者双上肢协同夹紧，呈伸直状态（肘关节基本伸直），以身体后仰带动上肢进行颈椎拔伸；②术者的手应吸定一处（颈部后方，以枕骨为最上点），不能滑移，同时不可将颈部两侧卡住；③拔伸的力量大小以患者的脚尖被拉动为度；④拔伸状态的持续时间不少于 1 分钟，稍作停留维持牵伸，可反复 3 ～ 5 遍。

三、特色应用

（一）神经根型颈椎病

神经根型颈椎病应属于中医的“痹证”“颈肩痛”范畴。因受风、寒、湿邪外袭，尤其是外感寒邪、遭受外伤及长期的姿势不良导致颈部肌肉紧张痉挛，颈椎生理曲度改变，以及颈椎的小关节错位；颈椎骨质退化增生等为其内因。内、外因素共同作用下，寒瘀互结，滞于颈部，胶着于筋骨，使筋骨变性，打破了颈椎的生理平衡，致使“骨错缝”而发颈椎病变。应用仰卧位拔伸时应力主要集中于颈椎病多发的下位颈椎，对颈椎内部力学环境具有调整作用。按病变椎间隙的不同位置所引起的症状的不同，有目的地采取不同的侧重手法治疗，依据病变颈椎部位相应调整颈椎的结构性紊乱，重整错位的结构，有利于颈曲正常弧度的恢复。

（二）椎动脉型颈椎病

椎动脉型颈椎病主要是指各种原因下患者椎动脉受到外界压迫导致椎－基底动脉供血出现问题，从而引发头痛、眩晕等。主要发病机理为颈椎节段内外稳定性下降，椎动脉受到机械性压迫。在椎动脉型颈椎病患者临床治疗中，仰卧拔伸手法可以对患者颈椎进行推、揉、拔伸，将手法的动态变化力传导至患者颈椎的椎体与椎间盘处，在力的作用下，患者颈椎的椎体、椎间盘及相关的间隙组织等可以形成微小的拉动，使患者颈椎处所受压迫得到及时解除，椎动脉得到有效伸展，椎动脉痉挛得到明显缓解，颈椎所受应力明显减少，患者的颈椎血液循环得到明显改善。与此同时，仰卧位手法的作用时间相对较短，患者出现不良反应的情况较少，安全性较高，医生可以根据患者的病灶所在位置不断调整方法，确保仰卧位手法的针对性与安全性。

四、现代创新

仰卧拔伸法充分利用手法灵活多变的特点，结合颈椎的解剖结构特点，采用定点持续拔伸、定点间歇性拔伸和弧线变量拔伸方法，使应力集中作用于异常的颈椎节段，调整骨节错缝并使之恢复正常，而揉、拨、推等手法通过松解颈椎周围软组织，具有改善筋出槽的作用。技术创新点：在保持颈椎生理曲度的前提下，施以纵轴方向的牵拉力，同时兼有理筋作用，在松筋柔筋的基础上进行颈椎正骨，能最大限度地保证安全性，增加患者舒适感与依从性。

患者取仰卧体位时身体放松，手法着力于 C3 ～ C4，直达病所，手法着力点的选择直接影响应力的分布与最大应力的位置，影响牵引效果。取C3 ～ C4棘突间隙为着力点时，C5 ～ C6椎体后缘所受的应力最大，而C5 ～ C6是颈椎病变的好发部位，着力于此可减少能量损失，力直达病所。该手法另一个创新点在于用力巧妙，借力生力。在手法操作中需将颈部稍微托起，使枕部与床面虚接，与水平方向呈15°～ 20°拔伸，这时因头部虚悬，床面不再支持头部重量，而颈部肌肉又全然放松，头颅的重量将通过颈椎维持，这就给颈椎一个牵引力。而坐位牵引因需对抗头颅重量和颈部肌肉，又因牵引部位在枕颌部，牵引力在传递过程中有衰减，实际作用到病变椎体的力量反应远较仰卧拔伸小。所以仰卧拔伸手法的最大优点是不易造成颈椎结构的损伤。因为仰卧位时患者颈部肌肉得到充分放松，消除了患者心理的紧张感，又有利于调整椎体及小关节的位置，改善椎动脉的血流速度，调整寰枢关节错位，从而有效地缓解症状，是治疗颈椎病的有效方法之一。

第二节　五线五区十三穴推拿法

一、技术渊源

“五线五区十三穴推拿法治疗颈椎病”是由浙江中医药大学范炳华教授创立的技术。他临床推崇“有症必有因”，尤擅颈椎病的推拿诊治，根据患者颈椎不适的病因，创立了多种颈部推拿手法。其中，“五线五区十三穴推拿法”是根据症状所归经脉及人体解剖划分“五线”，根据颈椎病临床症状区域划分“五区”（图 6–5），根据所归经脉选择“十三穴”为治疗腧穴（图 6–6）。“五线五区十三穴推拿法”以中医经络腧穴理论为基础，结合解剖学以及颈椎病受累局部特点而创立。该手法综合考虑了颈椎病的原发因素、继发因素，颈椎病容易出现的并发症，如前斜角肌综合征、肌筋膜综合征等。

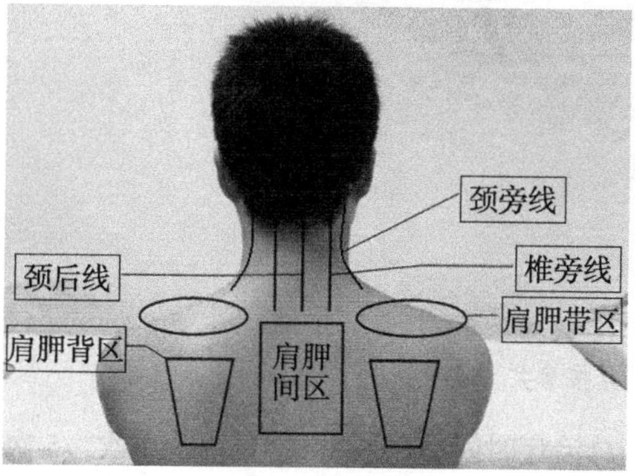

图 6–5　五线五区

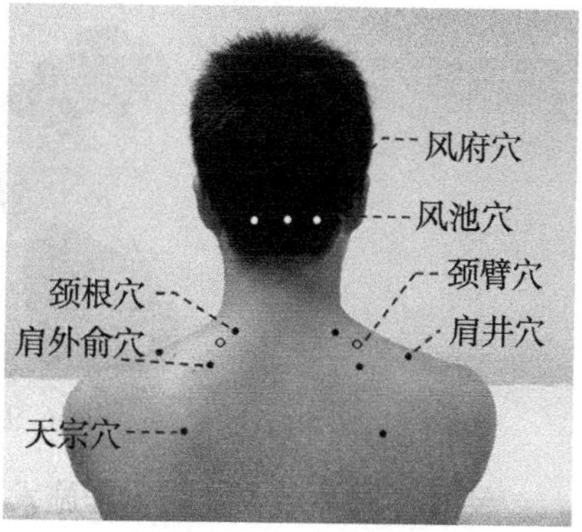

图 6–6　十三穴

二、技术操作

第一步：推揉五线。患者取坐位，术者立于其侧后方，以一指禅推法、按揉法在项后线（督脉颈段）（图 6–7）、椎旁线（华佗夹脊穴，左右各一线）、颈旁线（乳突至颈臂穴连线，左右各一线）上操作，以放松其颈项部肌肉，时间 3 ～ 5 分钟。

第二步：揉按五区。术者用揉法或按揉法在肩胛带区（冈上肌区域，左右各一区）、肩胛背区（冈下肌区域，左右各一区）、肩胛间区（两肩胛骨内侧缘之间区域）操作，时间 3 ～ 5 分钟（图 6–8）。

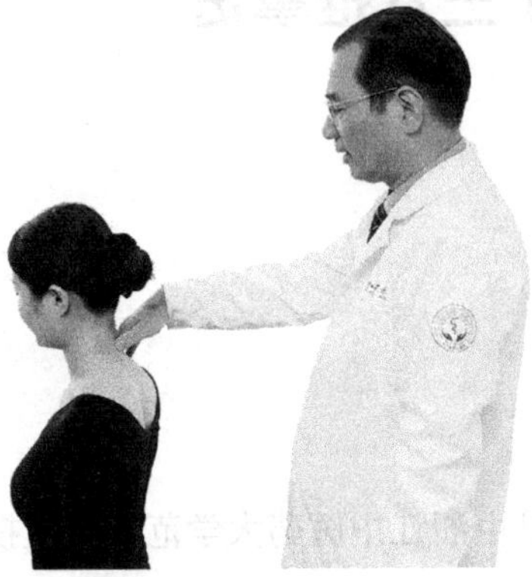

图 6–7　一指禅推项后线

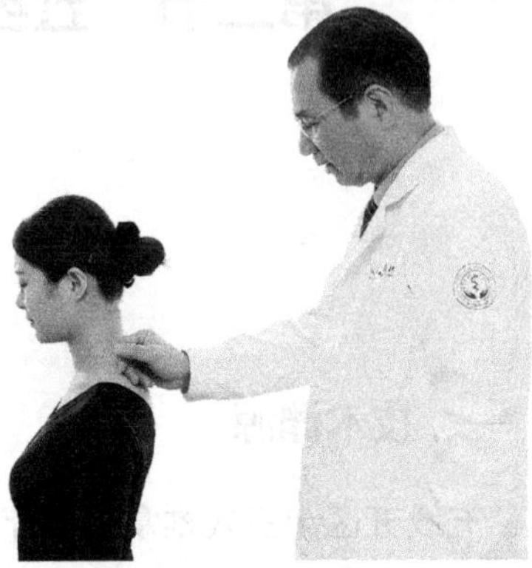

图 6–8　揉肩胛带区

第三步：点按十三穴。取风府、风池（双）、肩井（双）、颈臂（双）、颈根（双）、肩外俞（双）、天宗（双），用点按法在以上穴位依次操作，也可根据患者症状所牵涉的部位进行选择性操作，每穴时间 1 分钟（图 6–9）。

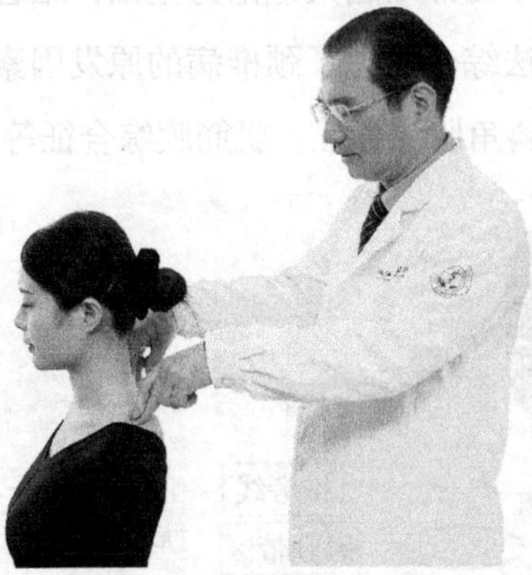

图 6–9　点按肩井（双）

针对不同类型颈椎病辨证施术，总治疗时间 20 分钟，每日治疗 1 次，5 次为一疗程。

三、特色应用

（一）神经根型颈椎病

神经根型颈椎病发病率最高。该型病理性基础为椎间盘、骨刺等突出物位于椎间孔处时会刺激或压迫神经根从而导致上肢感觉、运动功能障碍，表现为上肢放射痛和感觉障碍，手指麻木、异样感、活动不灵活，仰头、咳嗽、打喷嚏时症状可加重。针对此类颈椎病，在应用“五线五区十三穴”推拿法操作方法的基础上，实施辨证施术，对有上肢疼痛麻木者，可以配合颈椎持续牵引治疗。根据痛麻部位按以下定位操作：痛麻放射到前臂及拇指根部者，在同侧 C5 ～ C6 椎间隙用按揉法或一指禅推法操作，时间 2 ～ 3 分钟；痛麻感放射到拇、示、中指及环指桡侧半三个半指者，在同侧 C6 ～ C7 椎间隙用按揉法或一指禅推法操作，时间 2 ～ 3 分钟；痛麻放射到小指及环指尺侧半一个半指者，在同侧 C7 ～ T1 椎间隙用按揉法或一指禅推法操作，时间 2 ～ 3 分钟；对有颈椎后关节紊乱者，取仰卧位或坐位，行颈椎后关节紊乱症扳法操作，以整复关节紊乱。取仰卧位，术者将患者颈部托起，边拔伸，边做自颈根部向后枕部发际的理筋手法，左右各 5 ～ 8 遍，再擦颈部，以透热为度。

（二）椎动脉型颈椎病

椎动脉型颈椎病约占颈椎病的 10%，发病机制比较复杂，多数学者认为可能是动力性、机械性和血管性因素导致，特别是影响神经血管的动力性因素所致的椎动脉痉挛和狭窄是该型发生的主要原因；由于椎动脉受到外来的压迫或刺激，引起功能失调，脑部供血不足而产生的一系列症状。对于椎动脉型颈椎病，在五线五区十三穴推拿法操作方法的基础上，重用双侧风池穴（推揉风池穴方向是斜向内上 45°），可以明显改善眩晕症状。

（三）交感神经型颈椎病

交感神经型颈椎病约占颈椎病的 5%，颈椎因损伤、退变造成脊柱关节错位、骨赘形成，累及脊神经根，压迫或刺激交感神经节前纤维和椎旁节，导致交感神经功能异常，而出现自主神经功能紊乱，继而出现一系列相应临床症状。颈部交感神经受压产生的症状分布广泛，因此可引起许多器官和系统的症状，包括：①头部症状：头晕、头痛、颈后痛；②眼部症状：眼睑下垂、视物模糊，甚至失明；③心脏症状：心率加速或减慢、心口痛；④周围症状：肢体、头、颈、面部发麻或疼痛；⑤其他：耳鸣、耳聋等。应用五线五区十三穴推拿法，实施辨证施术，如患者有偏头痛者，可重用患侧风池穴，使用风池穴三方向推拿法（若头痛放射至耳旁，提示耳大神经受到激惹，推揉方向当是斜向外上 45°；若头痛放射至眉弓，提示枕大神经受到激惹，推揉方向当是垂直向上）；如有眩晕者，可重用双侧风池穴（推揉风池穴方向是斜向内上 45°），可有效改善交感神经型颈椎病各种临床症状。

（四）颈型颈椎病

颈型颈椎病也称局部型颈椎病，在临床上比较常见，以颈部酸、痛、胀为主，经常伴有头项活动受限，时好时坏，由于症状较轻，往往重视不够，以致反复发作使病情加重，临床上常被诊断为一般性的“落枕”或颈部肌肉扭伤。在五线五区十三穴推拿法操作方法的基础上，如患者头项前屈、后仰受限，重选督脉线、夹脊线治疗；如患者头项侧屈受限，重选颈部手少阳、阳明经线治疗。对有颈椎后关节紊乱者，取仰卧位或坐位，行颈椎后关节紊乱症扳法操作，以整复关节紊乱。取仰卧位，术者将患者颈部托起，边拔伸，边做自颈根部向后枕部发际的理筋手法，左右各5～8遍，再擦颈部，以透热为度，有效缓解颈部肌肉痉挛，改善颈椎活动范围。

四、现代创新

颈椎病是发生在颈段脊柱的慢性退行性疾病，是由于颈椎骨质增生、椎间盘退行性改变以及颈部损伤等原因引起脊柱内、外平衡失调，刺激或压迫颈神经根、椎动脉、脊髓或交感神经而引起的一组综合征。五线五区十三穴推拿法，能很好地改善颈椎病的临床症状，该方法根据颈型颈椎病的受累区域、症状区的骨性定位，结合经脉循行路线，提出颈棘突连线（督脉线）、颈椎后关节的连线（夹脊线）、颈椎横突尖连线（手少阳、手阳明线）；按解剖学分为左右冈上肌区、左右冈下肌区、两肩胛骨内侧区共计5个区块；结合经络腧穴理论选取颈部“十三穴”：风池穴（双）、风府穴、肩井穴（双）、天宗穴（双）、肩外俞穴（双）、颈根穴（双）（经验穴：大椎穴旁开1寸，左右各1穴）、颈臂穴（双）（经验穴：缺盆穴内1寸，左右各1穴，深层能够触及椎动脉）。五线五区十三穴推拿法，在临床应用中应各有侧重，据症而变，随症加减。如患者有偏头痛，可重用患侧风池穴，使用风池穴三方向推拿法（若头痛放射至耳旁，提示耳大神经受到激惹，推揉方向当是斜向外上45°；若头痛放射至眉弓，提示枕大神经受到激惹，推揉方向当是垂直向上）；如有眩晕，可重用双侧风池穴（推揉风池穴方向是斜向内上45°）；如患者头项前屈、后仰受限，侧重选督脉线、夹脊线治疗；如患者头项侧屈受限，侧重选颈部手少阳、阳明经线治疗。该技术操作简单安全，辨证施治，疗效显著。

第三节　三部推拿法

一、技术渊源

范炳华教授经过对椎动脉型颈椎病发病机制的研究，发现椎动脉形态学病理改变与椎动脉型颈椎病发生有密切关系，基于此论点，他经过多年的临床实践与研究，逐步创立并形成了椎动脉型颈椎病三部推拿法。颈性眩晕患者椎动脉 V1 段（起始段）主要表现纤细、痉挛，或椎动脉入横突孔位置异常，取双侧颈臂穴推拿，以缓解痉挛、扩张血管，起到开源增流的作用；V2 段（横突孔内段）主要表现为一侧或两侧纤细、痉挛、骨性压迫，取双侧颈段华佗夹脊推拿，在缓解痉挛侧的同时发挥对侧的代偿机制，起到血流量补偿平衡作用；V3 段（寰枕段）、V4 段（颅内段）主要表现为一侧或两侧的痉挛，取双侧风池穴向内上方向沿寰枕关节方向推拿，以起到解痉通畅，增加血流量的作用，以上述为基础总结了三部推拿法。

二、技术操作

第一步：开源增流法。颈臂穴（双侧），垂直水平方向行一指禅推法或按揉法，时间左右各 3 分钟（图 6–10）。

第二步：补偿平衡法。颈段华佗夹脊（双侧），横向水平方向行一指禅推法，时间左右各 3 分钟（图 6–11）。

第三步：解痉通畅法。风池穴（双侧），横向内上方向沿寰枕关节行一指禅推法，时间左右各 3 分钟（图 6–12）。

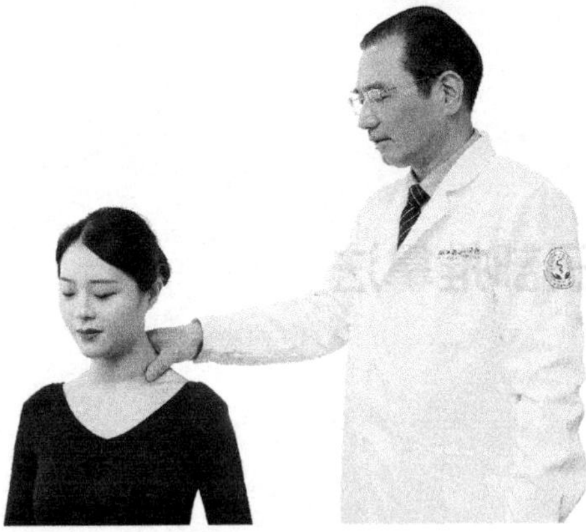

图 6-10　一指禅推颈臂穴

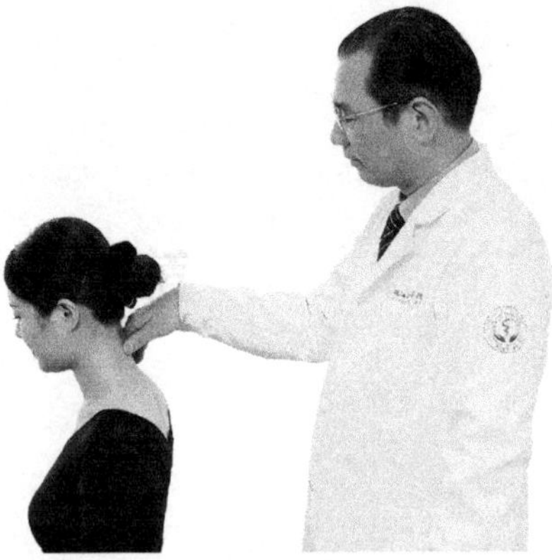

图 6-11　一指禅推华佗夹脊穴

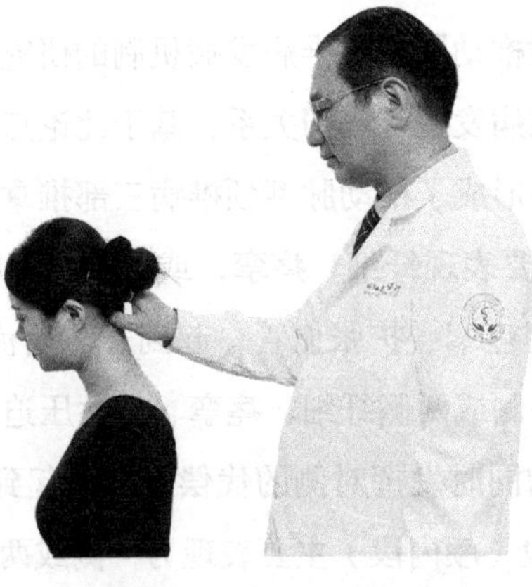

图 6-12　一指禅推风池穴

三、特色应用

（一）椎动脉型颈椎病

椎－基底动脉供血不足是引起颈性眩晕最常见的因素之一，在颈椎退变后期，椎动脉被逐渐出现的骨质增生压迫导致椎－基底动脉供血不足，对椎动脉影响较大的解剖结构为关节突关节、横突、钩椎关节，内部因素还包含椎动脉纤细、痉挛、迂曲，血管动脉粥样硬化、锁骨下盗血综合征等，以及外部因素如寰枢关节错位等。应用三部推拿法治疗椎动脉型颈椎病，辨证施治，根据患者椎动脉纤细、痉挛出现节段的不同，进行针对性治疗。如迂曲段出现在椎动脉 V1 段或椎动脉入横突孔处，侧重取颈臂穴推拿；如迂曲段出现在椎动脉 V2 段，侧重取颈段华佗夹脊推拿；如迂曲段出现在椎动脉 V3 段、V4 段，侧重取风池穴向内上方向沿寰枕关节方向推拿。

（二）交感型颈椎病

交感型颈椎病引起颈性眩晕的机制是颈椎节段性炎症、不稳等因素刺激和压迫交感神经节或交感神经末梢，引起交感神经异常兴奋，引发相应的椎动脉平滑肌收缩，从而出现椎－基底动脉供血不足的临床症状。三部推拿法能有效调节颈椎平衡，促进椎间关节及颈部软组织的炎症吸收，消除和改善对交感神经的刺激，从而改善椎－基底动脉血液循环，使气血得以畅通，恢复肌肉筋膜等组织的弹性，激活细胞，加速组织修复，进而从根本上达到治疗目的。

四、现代创新

三部推拿法是根据椎动脉型颈椎病患者的椎动脉形态学病理改变，提出椎动脉病因学说，并临床印证而形成极具范氏推拿特色的手法；根据椎动脉颈部走行特点，提出"颈臂穴"（颈动脉入横突孔处）推拿法。三部推拿法选取风池穴、颈臂穴、颈段华佗夹脊穴三组穴作为操作腧穴。其创新操作方法主要是：①点揉颈臂穴，力求手法力能够深透至椎动脉，舒缓椎动脉痉挛，增加椎动脉入椎孔前血流量；②推揉颈段华佗夹脊，力求手法力刺激交感神经，发挥颈交感神经网的调节功能；③点揉风池穴，该穴深层有入颅段椎动脉，刺激风池穴能缓解枕部肌肉痉挛，增加椎动脉灌注量；④对颈椎序列紊乱节段定位整复，以减轻紊乱节段对交感神经、椎动脉的激惹。范炳华教授根据患者椎动脉纤细、痉挛出现节段的不同，进行针对性治疗是疗效的保障，从而大大提高临床疗效。

第四节 二位分粘法

一、技术渊源

肩周炎的粘连期也称冻结肩，在临床上较常见，主要由于肩关节周围肌群及肌腱和关节内滑膜的炎性物质渗出导致肩关节内外的粘连。由于其粘连的存在，临床多在未经麻醉下使用运动关节类手法进行分离，往往使患者疼痛难忍，造成肩部肌肉的紧张痉挛，甚至拉伤肌腱，重则可出现骨折。浙江省中医院沈景允主任中医师创立臂丛阻滞麻醉下行“二位分粘法”进行松解，可使肩部肌肉在无痛松弛情况下，以较轻柔的手法，达到分离粘连减少损伤的目的，同时可纠正肩关节的轻度移位，恢复其应有的功能。

该方法承古拓新，结合肩关节的解剖结构和生物力学机制，提出肩痹为病，当以阴阳为纲，经络为目，筋骨为轴，故而确立调和阴阳、治筋整骨、辨构论治的治疗准则，同时注重防、治、养相结合，内外兼顾，系统治疗，临床疗效显著。该技术根据患者的不同症状，对肩关节进行前屈上举、外展、水平内收、后伸、内旋及外旋运动，使得患者肩周的肌肉、韧带与关节囊均受到一定的牵张力，进而增加肩关节各个方向的活动范围，最终达到滑利关节、松解粘连、纠正错位、恢复肩关节正常活动功能的目的。该方法具有疗效好、安全性高、易为患者接受等优点，具有较好的社会效益和经济效益。

二、技术操作

第一步：臂丛阻滞麻醉。用1%利多卡因10mL加入0.9%氯化钠溶液10mL行臂丛肌间沟阻滞麻醉，麻醉后采用“二位分粘法”。

第二步：受术者取仰卧位。首先，助手以双手固定患肩，术者一手握患肢肘关节，另一手握患肢腕关节，缓慢地做前屈上举动作至180°，此时可连续出现粘连处的肌筋膜和纤维“嚓嚓”的撕裂声和关节钝响声，提示挛缩的关节囊松弛和周围组织广泛粘连的分离，使肱骨头向前上方的轻度移位得到纠正（图6–13）。其次，助手固定患肩，术者一手握患肢肘部，另一手按上臂中段，将患肢外展高举 90°，此时术者一手仍握肘部，另一手牵拉腕部使上肢过头顶，手指触到健侧耳为度，此法重复 1 次（图 6–14）。最后，术者一手固定患肩，一手握住肘部做屈肘内收至手掌碰到健侧肩部为度。

第三步：受术者取侧卧位。首先，助手固定患肩与髂腰部，术者立于患者背部，一手握住肩部，另一手握住前臂远端做后伸动作，然后在后伸屈肘时内旋，此时可闻及肩部前方有撕裂声。其次，术者握住患者前臂远端，做旋后 360°，然后做旋前 360°，重复 1 ～ 2 次。术后 4 小时待麻药退尽可行推拿配合功能锻炼，避免肩关节再次出现粘连（图 6–15）。

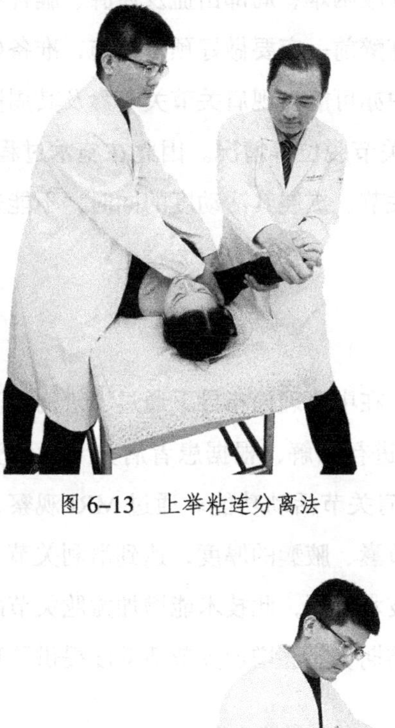

图 6–13　上举粘连分离法

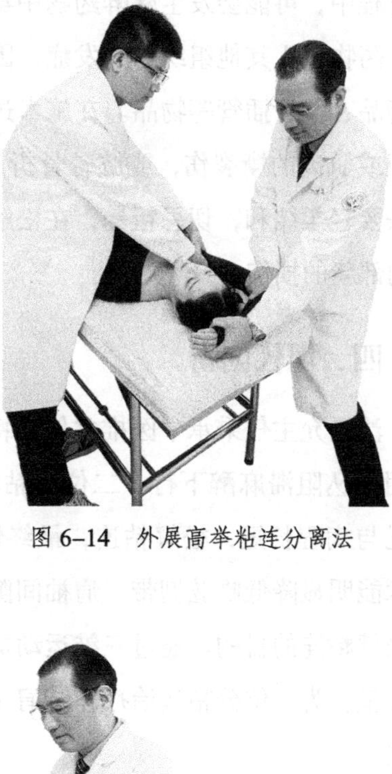

图 6–14　外展高举粘连分离法

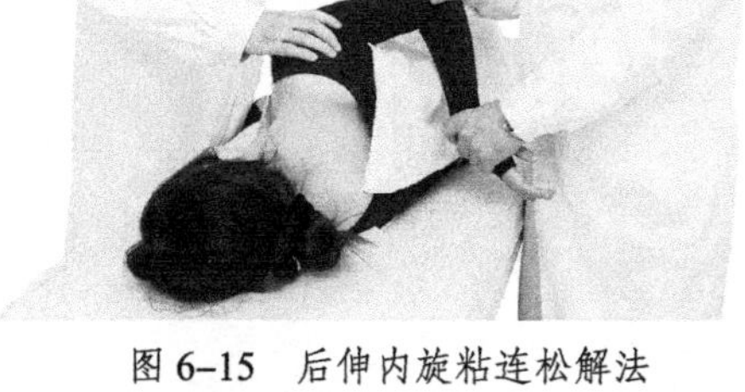

图 6–15　后伸内旋粘连松解法

三、特色应用

肩周炎粘连期　肩周炎有“肩凝症”之称，只要出现肩关节功能障碍，肩关节活动不利，应用“二位分粘法”松解粘连，缓解肩关节疼痛，改善肩关节活动度，具有其他治疗手段不可比拟的优势。在臂丛麻醉下不仅可以充分松解肩关节周围组织，而且可以通过扩张肩周部的血管，改善血液循环，促进代谢产物的排出，从而消除炎症。粘连松解后指导患者进行肩周操的锻炼，既能防止肩部周围软组织再次粘连，又能促进肩部的血液循环和新陈代谢，利于损伤组织修复，并使肩周围肌肉、韧带和关节囊牵张，粘连的软组织松解，缓解痉挛，促进关节液分泌，减轻疼痛，滑利关节，改善关节囊外及关节囊内的运动，使肩关节在各轴位多方向的活动范围明显增加。需要注意的是在臂丛麻醉过程中，可能会发生麻醉药物中毒、呼吸困难、局部出血及血肿、膈神经麻痹、药物误入其他组织等并发症，因此麻醉前一定要做好预防措施，准备好急救药品、气管插管等物品。在施术过程中亦可能出现肩关节关节囊及其周围软组织或肌肉的撕裂伤，或肱骨骨折、肩关节脱位等情况。因此在施术过程中，手法要轻柔缓和，切忌粗暴，在松解肩关节、扩展其活动度的同时，不能造成肩周部新的损伤。

四、现代创新

沈景允主任秉承中医推拿传统特色，在中医理论指导下通过“辨构论治”，采用臂丛阻滞麻醉下行“二位分粘法”进行松解，根据患者肩关节活动受限情况与病程长短，松解粘连，最终恢复肩关节活动功能。通过 MRI 观察，此技术能明显降低喙肱韧带、肩袖间隙关节囊、腋囊的厚度，达到滑利关节、松解局部粘连的目的。通过三维运动捕捉技术分析，此技术能增加盂肱关节欧拉角分量，为二位分粘法治疗冻结肩（冻结期）能够增加关节活动度提供了理论依据。

第五节 胸椎定点对抗扳法

一、技术渊源

胸椎小关节紊乱症又称胸椎错缝症，俗称椎骨错缝、筋出槽等，西医学称之为“椎体微小位移”。目前对其治疗方法繁多，如推拿、针灸、拔罐、椎板注射、口服药物、小针刀或综合治疗等方法，究竟何种方法更有效，众说不一。长期的临床实践证明，采取复位手法纠正胸椎小关节错位是一种关键性的有效方法。目前临床有旋转复位法、双肩端提法、斜扳复位法、脊柱微调手法、端提复位法、抱颈提胸法、环抱复位扳法等。由于胸椎后关节数量多，发生紊乱后所引起的症状、体征较为复杂，具体表现与错位胸椎平面的高低、数量的多少、组织累及的程度不同等因素有关。而整复方法众多繁杂，存在定位精准度差、针对性不强、随意性较大等缺点。针对目前临床现状，浙江中医药大学吕立江教授依据胸椎解剖结构、生物力学特点、胸椎运动特征等理论，总结出胸椎定点对抗扳法，该手法以传统的整复方法为基础，结合了现代解剖学，根据胸椎的解剖特点及结构，具有定位准确、用力精巧、操作简单、安全有效等优点。

二、技术操作

第一步：松解法（图 6–16）。受术者取坐位，术者立于受术者身后，在胸椎棘突两旁，以错位病变节段为中心，以一指禅推法、㨰法、按揉法，对椎旁软组织手法松解 10 分钟左右。

第二步：胸椎定点对抗扳法（图 6–17，图 6–18）。术者先用手指定位胸椎错缝的位置，令受术者两手交叉扣住，置于颈项部，术者用一侧膝部顶住患者胸椎后关节的紊乱位置，用双手从受术者后背部伸入其上臂，并握住前臂，然后嘱受术者做前俯后仰运动 3 ～ 5 次，在做后伸运动时，术者两手同时向上、向后快速牵拉扳提，膝部同时将患者的椎体向前、向下方顶按，对抗用力，使其胸椎快速扳动。此时可听到“咯嗒”的响声，表示复位成功。在手法操作过程中两手与膝顶用力，动作协调，后伸扳动与前俯后仰动作的幅度要由小到大，并嘱受术者做深呼吸，结束手法后，可在患部及周围施按揉法。

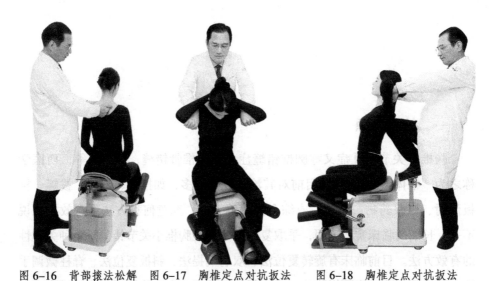

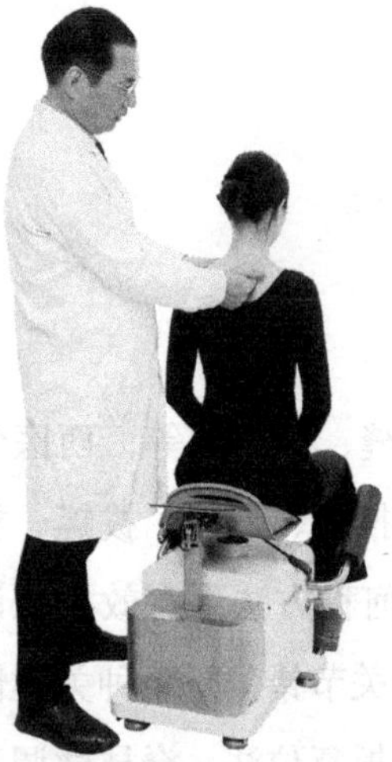

图 6–16　背部㨰法松解

图 6–17　胸椎定点对抗扳法（1）

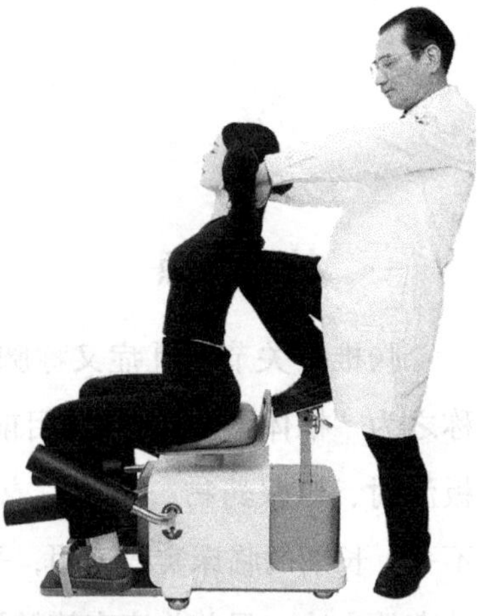

图 6–18　胸椎定点对抗扳法（2）

三、特色应用

（一）胸椎小关节紊乱症

胸椎小关节紊乱症主要表现为脊背疼痛、肋间神经痛、胸痛、胸闷、憋气、心悸、右胁部疼痛不适、胃肠道功能紊乱等。由于患者发病胸椎的位置节段存在不确定性，且胸椎定点对抗扳法在操作时医者膝部的高度比较局限，往往造成对患者胸椎棘突对应定位不准，难以达到理想治疗效果，从而影响对该病的治愈率。为此，吕立江教授发明了一种调节装置（获国家发明专利：一种胸椎复位法治疗调节装置 专利号：ZL201410214564 · 5）。这个装置的座椅操控器可升降，可根据患者身材高矮及医者膝部的高度进行调节，使得患者身体可以完全放松，医者施力更加集中，并且使医者手法的操作能够针对性地治疗胸椎的每个节段。

（二）脊源性心脏病

脊源性心脏病是因为胸椎整体增生或退变、椎旁软组织损伤及胸椎关节紊乱或错缝致使经脉阻塞、气血瘀滞，刺激或卡压脊神经及内脏神经而出现背痛、胸闷、紧束痛、气急、心悸等一系列症状。无论是急性的还是慢性的损伤，都可造成胸椎的小关节紊乱及附着于胸椎的肌肉张力改变。当胸椎的动态平衡被破坏，就会对胸椎与内脏之间的联系产生影响，无论哪一胸椎节段的平衡被破坏，均可表现出相应的临床症状。而胸椎对抗扳法能够恢复胸椎脊柱的动态平衡，能够使某些被阻断的联系重新获得，从而达到治病的目的。

（三）脊源性胃脘痛

脊源性胃脘痛常表现为胃痛及胸胁部或背部的牵拉、板滞感，伴痞满、嗳气、胸闷等症状。从神经解剖上分析，胃及十二指肠受第 5 ～ 8 交感神经胸节支配，当胸椎小关节紊乱时，小关节解剖位置改变，破坏脊柱内外平衡，压迫或刺激相应自主神经，进而诱发胃脘痛等相关症状。胸椎定点对抗扳法可改变小关节与脊神经、交感神经的位置关系，减轻对其的压迫刺激，通过神经体液因素的调节从而减轻或消除患者胃脘胀痛、痞满等不适症状。研究还发现，手法可能是通过调节脑 – 肠轴的脊柱前神经节使胃肠神经系统改变胃肠黏膜分泌胃动素与胃泌素的含量，从而改善胃肠功能，缓解消化道症状。胸椎定点对抗扳法治疗脊源性胃脘痛临床效果显著，是临床适宜推广的中医特色技术。

四、现代创新

胸椎定点对抗扳法是一种以“筋骨平衡”理论为指导，以“理筋为先，整复为要”为治疗理念的创新的整复方法。大多胸椎小关节紊乱症的患者存在胸椎脊柱两侧肌群力学不平衡，尤其是背部核心肌群痉挛，因此，整复前对背部核心肌肉施行理筋手法至关重要，为整复手法打下基础。该病症涉及胸椎三个小关节（肋骨小头关节、胸椎后关节及肋横突关节）错位、胸椎力学失稳、肌筋膜挛缩粘连、滑膜嵌顿、局部软组织无菌性炎症、神经血管卡压等因素，但最关键的因素为胸椎力学失稳，核心在于关节错缝，治疗时以整复手法为要。关节错缝解除，则压迫解除，气血调和，如《医宗金鉴》云：“或有骨节间微有错落不合缝者，是伤虽平，而气血之流未畅……惟宜推拿，以通经络气血也。”通过定点对抗使力使得胸部肌肉被动拉伸，脊柱得以过伸，胸廓得以扩张，使错位或脱位的小关节快速复位；通过扩胸、牵拉和快速后伸扳动，协调动作，能快速地恢复脊柱内外平衡，调整胸椎后关节的异常解剖位置，以解除对脊神经和交感神经的牵拉刺激与压迫损伤。

第六节 旋后牵伸法

一、技术渊源

肱骨外上髁炎俗称“网球肘”，以肘关节外侧疼痛、功能受限为特征。本病在桡侧腕短伸肌腱病理组织中发现凋亡细胞和自噬细胞，证实其本质是肌腱组织的退变，而非炎症细胞的浸润。旋后牵伸法是浙江省名中医傅瑞阳主任中医师针对“肌腱变性”这一特点，依据中医经筋理论，根据肘部解剖学特征、生物力学特点和肱骨外上髁炎成因，在浙北伤科关节回纳手法的基础上整理提炼而形成的。该手法内含武术推拿，属于以崇尚自然、阴阳互易、动静相间、刚柔共济、筋骨兼顾、练治皆备为特色的浙北伤科手法，适用于早中期（具有手法适应证）的肱骨外上髁炎患者。

二、技术操作

第一步：以右肘为例，受术者取坐位或仰卧位，术者位于患者右前方，左手托拿患者右肘，拇指置于受术者右肱骨外上髁部伸肌总腱附着处后下缘（痛点远端），余四指放于患肘内侧，右手持受术者右腕部，右拇指按压住桡骨茎突背面，余四指放于受术者前臂掌面，受术者旋前屈肘 90°，中指指尖指向时钟 3 点位；沿逆时针方向（与引起肱骨外上髁部疼痛相反的方向）后旋前臂，至时钟 11 点位，然后向时钟 7 点位过伸患肘（图 6-19）。

第二步：在患肘即将伸直时用左手托受术者右肘向前，同时拇指向前发力弹拨伸肌总腱，右手向前外侧牵拉受术者右前臂，并将其固定在旋后外展过伸位 60 ～ 90 秒，然后在外展伸直位至旋后屈肘位屈伸数次，再进行下次手法（图 6-20）。

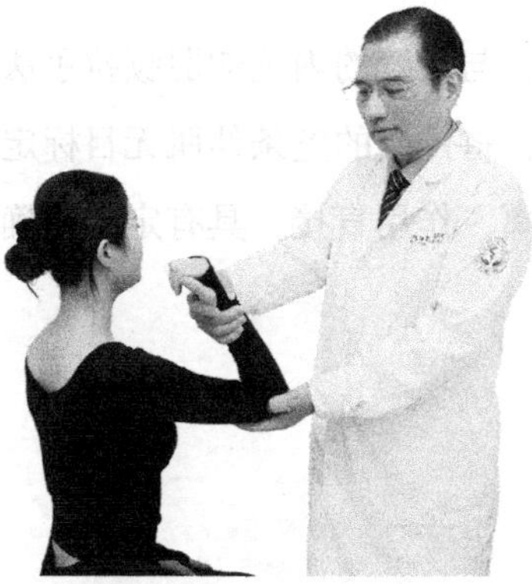

图 6–19　前臂旋后

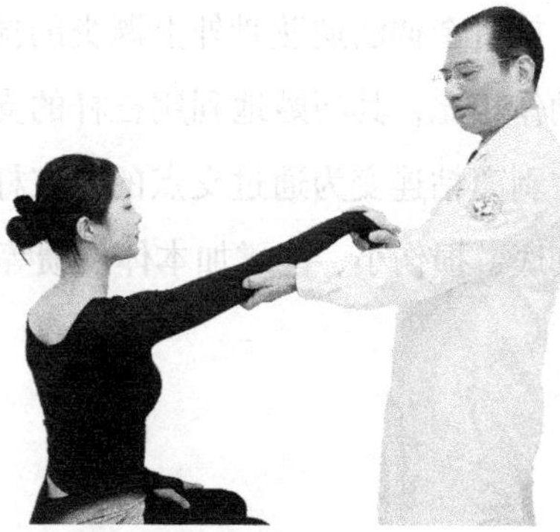

图 6–20　外展伸直位

三、特色应用

肱骨外上髁炎　又名肘外侧疼痛综合征，俗称“网球肘”，是由急性外伤、慢性劳损或感受风寒湿邪致使局部气血凝滞，络脉瘀阻而引起的以肱骨外上髁局限性疼痛、伸腕及前臂旋转功能障碍为主要特征性疾病，多见于需反复做前臂旋转、用力伸腕活动的成年人，好发于右侧。旋后牵伸法可以改善前臂肌痉挛，消除前臂伸肌因痉挛而产生的张力，达到放松肌肉、舒筋通络、调和气血、松解粘连、消肿止痛之效。该方法融入了太极推手招式，将分散、单一的手法演化成序贯的有机整体，注重伸筋拔骨，整套动作舒展连贯，柔和匀称，刚柔相济，动息相融，体现了中医传统疗法中指针、束悗、整骨与推拿的特色和西方关节松动术的特点，切中肱骨外上髁炎“痛则不松”“因痛增痉，因痉增痛”之病变机制，具有疏经通络、理筋正骨、活血化瘀、松解粘连、软坚散结、滑利关节的作用，能改善患肘病灶部组织的血液循环，消散无菌性炎症，松解软组织粘连，以解除对血管神经束的卡压，减轻和消除疼痛，促进关节活动功能，达到“去痛致松”“以松治痛”的目的，具有安全、简便、有效等特点。

四、现代创新

旋后牵伸法集分筋、理筋、顺筋手法和整骨手法于一体，前者可使“出槽”的筋膜、肌腱或肌纤维入槽归位，并疏通手阳明、手太阴经筋气血；后者可消除骨错缝，改善肌肉平衡状态，恢复正常的骨性结构和解剖关系，减轻或消除病理因素的刺激，从而改善肘部微血管、神经束的激惹状态。旋后牵伸法巧妙利用杠杆原理，通过杠杆支点的牵张剥离，减轻软组织张力，达到生理上的力学平衡，从而达到止痛效果。

旋后牵伸法逆肱骨外上髁炎的损伤过程，与传统的内旋伸肘顿拉手法的冲拳动作相比，其巧妙地利用杠杆的支点原理，将传统的整条伸肌无目标定位的牵拉剥离粘连变为通过支点的短杠杆定点剥离，作用直接，具有定位明确、松解彻底、损伤小、能增加本体反馈等优点。

第七节　一次性大推拿正骨术

一、技术渊源

腰椎间盘突出症的治疗有手术治疗与非手术治疗，而 88% ～ 90% 的患者可以通过非手术疗法得到有效治疗。非手术疗法中推拿疗法疗效肯定，推拿手法的选择有放松类手法和运动正骨类手法，放松类手法对腰椎间盘突出症患者的肌肉痉挛的解除有一定效果，但解除椎间盘突出压迫相应神经根的位移关系作用不明显。沈景允主任中医师在临床上发现有些患者用推拿治疗几个月后，疗效不理想，且易复发，总体疗效不满意，对患者生活工作造成极大影响。他跟随骨伤科前辈进入手术室，观摩术中椎间盘突出的发病机制与突出的形态，结合中医推拿的治疗原理，确立了理筋正骨、解除神经压迫、松解神经粘连的腰椎间盘突出症的治疗原则，通过数年的临床经验形成了“一次性大推拿正骨术”技术。后续由浙江中医药大学吕立江教授、吴华军主任传承并推广此技术，在国内外影响深远。

二、技术操作

1. 首先行硬膜外麻醉　麻醉成功后给予一次性大推拿正骨术治疗。

2. 一次性大推拿正骨术步骤

（1）放松法：患者俯卧位，㨰揉推按患者的腰背和下肢部，以疏通经络，缓解肌肉痉挛，如此操作 10 分钟（图 6–21）。

（2）牵引法：患者仰卧于牵引床上，全身放松，行胸部与骨盆牵引，时间 20 分钟（图 6–22）。

（3）直腿抬高法：患者取仰卧位，术者一手把持患肢小腿部，另一手手掌置于患侧膝部，且使足背伸，逐步增大抬高度数，反复 3 次左右（图 6–23）。

（4）屈膝屈髋按压法：患者仰卧位，术者立于患者下肢右侧，用右手握住小腿，左手压住膝关节前侧，使右下肢尽量屈膝屈髋后，右手握住小腿，使右下肢迅速伸直，反复 4 ～ 6 次，左侧方法同右侧操作（图 6–24）。

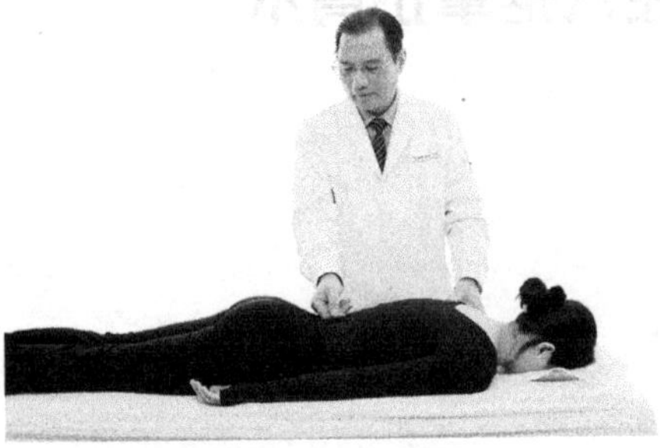

图 6–21　㨰法放松腰部

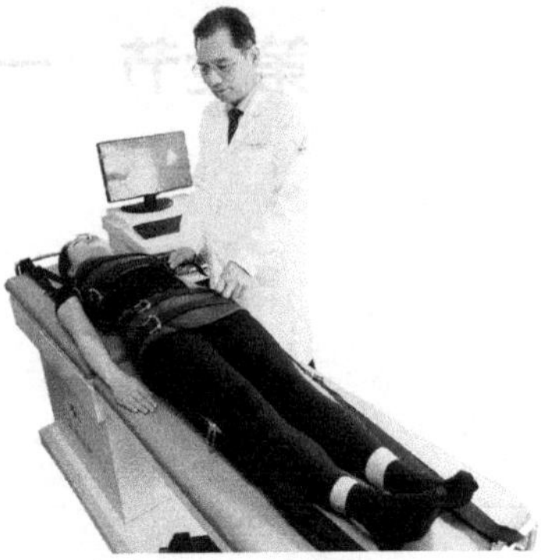

图 6–22　牵引法

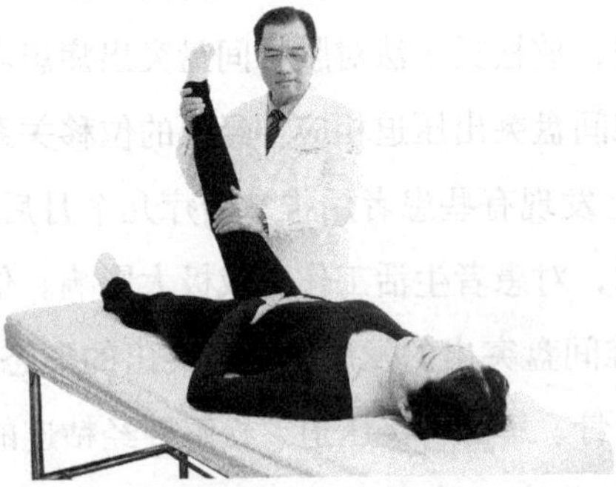

图 6–23　直腿抬高法

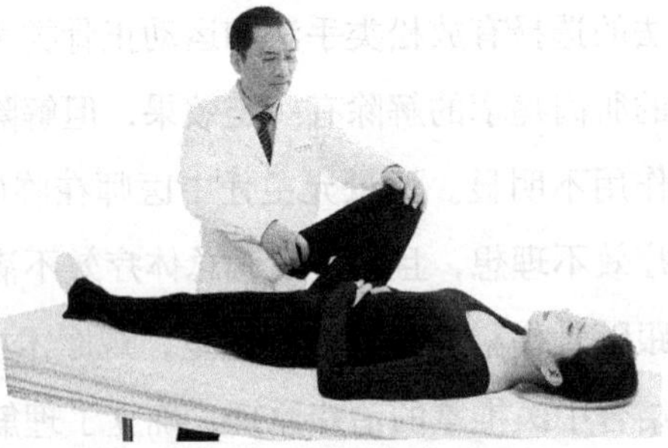

图 6–24　屈膝屈髋按压法

（5）后伸压腰法：患者俯卧位，术者立于患者腰部左侧，左手小鱼际肌部持续按压住椎间盘突出节段后关节处，右手从两腿膝关节前侧伸入，环抱大腿，使双下肢过度后伸，放下，再后伸，反复 6 ～ 8 次（图 6–25）。

（6）抖腰法：患者俯卧并双手向前伸直抓住床头扶柄上，术者垫上踏脚凳立于患者足跟部，双手分别握住患者小腿下端，用力牵引、抖动腰部反复 8 ～ 10 次（图 6–26）。

（7）腰椎旋转法：患者仰卧位，助手固定其双肩，术者双手握患者双膝部，在使患者屈膝屈髋后向左及向右摇动各 3 次，然后一手按患肢膝部，另一手扳患侧臀部，患肢在上，向健侧行腰椎旋转扳法 1 次。整个过程持续约 30 分钟（图 6–27）。

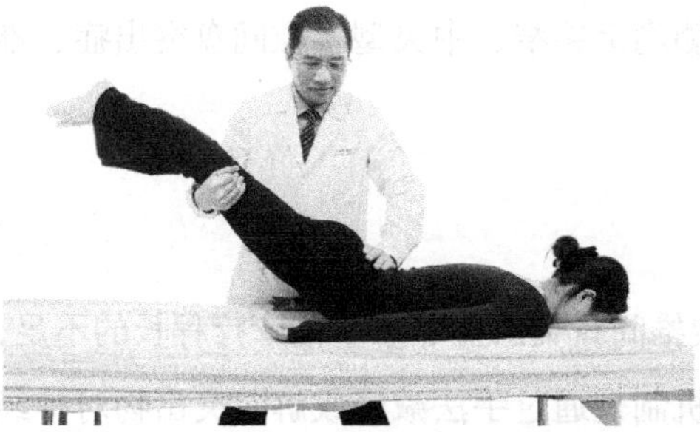

图 6-25　后伸压腰法

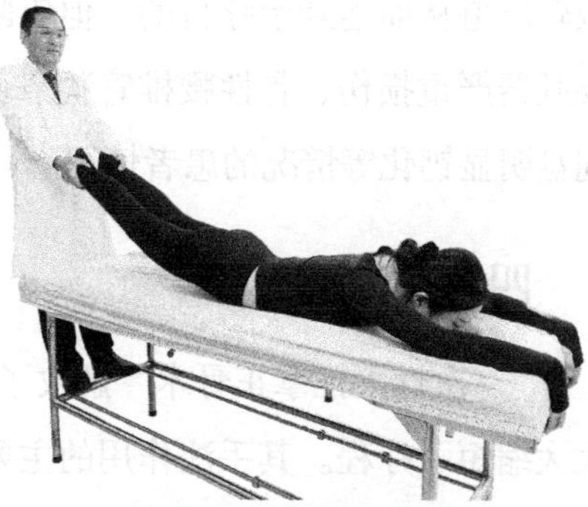

图 6-26　抖腰法

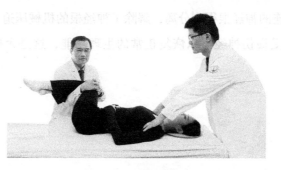

图 6-27　腰椎旋转法

3. 大推拿手法操作注意点　在施行大推拿前，需要服用泻药进行清肠，并与患者做好思想上的沟通，让患者消除紧张情绪。施行手法过程中要密切观察患者的承受能力，切不可暴力施术。大推拿完毕后，患者要用推车送回病床，卧床 1 周为一个疗程。

三、特色应用

腰椎间盘突出症　本病是引起腰痛的重要原因。大多数学者认为腰椎间盘突出症的发病是机械性压迫和无菌性炎症性反应所致，具体表现为局部的神经根及硬膜囊受压引起的神经组织肿胀、渗出及粘连，从而产生腰痛及下肢放射痛。硬膜外麻醉方法的介入，一方面可抑制神经末梢的兴奋性，使局部肌肉放松，消除因疼痛出现的不自觉抵抗，使一次性大推拿正骨手法到位；另一方面可以减轻或避免手法操作时出现不必要的软组织损伤，还可以减轻患者的恐惧心理，配合术者治疗，从而提高手法疗效，特别适合腰椎明显变直、侧弯等畸形的患者。大推拿正骨术为大动作的手法操作，对纠正解剖位置及理筋整复有明显的作用，手法通过强有力地牵抖按压、腰部旋转、术后垫腰等均可改善腰的生理结构，松解粘连，有利于椎间盘的回纳或改变突出物与神经根的关系，减轻压迫从而达到治疗目的。但年龄较大、有腰椎手术史、明显骨质疏松、重要脏器严重损伤、骨性腰椎管狭窄、侧隐窝狭窄、中央型腰椎间盘突出症、椎间盘明显钙化等情况的患者慎用。

四、现代创新

“一次性大推拿正骨术”解决了腰椎间盘突出症非手术治疗疗程长的不足，大大缩短了疗程。其手法作用的主要机制是通过手法减轻或解除突出物对神经的压迫，松解了神经组织粘连，达到“筋舒骨合，气血以流”的治疗目的。通过手法放松、骨盆牵拉、直腿抬高、后伸压腰、腰椎旋转等手法对神经根的多次牵拉，使粘连的神经根得到分离，解除了神经根的机械压迫，促进了炎性水肿的吸收，使受损伤神经得以恢复正常的生理功能，这是大推拿手法的创新所在。

第八节　杠杆定位手法

一、技术渊源

历代医家创立了许多中医手法并流传至今，其有效性的本质属性是运动生物力学。手法是治疗疾病有效的关键，它是一种技巧动作，其要求的有力不是单纯的蛮力，而是一种功力和技巧的结合。大小、方向和作用点是力的三个基本要素，如何把力的要素与临床手法有机结合，是人们一直思考与研究的重要问题。杠杆与人体有什么关系呢？其实人体的肢体活动都存在着杠杆原理，如头部活动的等臂杠杆，点头或抬头是杠杆的作用，杠杆的支点在颈部顶端。又如走路的脚是省力杠杆，脚跟是支点，人体的重力就是阻力，腿肌产生的拉力就是动力；手拿物体，肘关节是支点，肱二头肌所用的力是动力，手拿重物的重力是阻力，前臂是一种费力杠杆，端起一个重物，手臂肌肉要花 6 倍的力。中医手法的临床应用过程，就是把力转化为人体的信息能量的过程，手法力与人体力学关系密切，手法作用力、作用方向、作用角度直接影响着临床治疗效果，而手法作用力是否得当更体现手法效果，即人们常说的“巧力寸劲”。正如《医宗金鉴》记载：“法之所施，机触于外，巧生于内，手随心转，法从手出……”杠杆定位手法应用杠杆原理的目的就是在手法巧力上寻找突破口。

浙江中医药大学吕立江教授创新了杠杆定位手法，是将物理学的杠杆原理应用到正骨手法上的一种新技术。为什么手法要借助杠杆原理呢？首先，中医手法对人体操作的基本要求是“持久、有力、均匀、柔和”，用巧力寸劲达到深透。其次，在手法操作过程中，要求手法有力但不是蛮力，而是使用巧力，而应用杠杆原理的目的就是寻找力的支点，发挥巧力。如在应用扳法过程中，巧妙地加载手法的力是治疗成功的关键。医生操作手法需要掌握好力的大小、方向和支点，才能运用好杠杆原理，才能使手法力借助杠杆原理发挥“巧力寸劲”的作用。他从2007年开始创新并应用杠杆定位手法治疗腰椎间盘突出症取得理想效果，其最大的优势是手法操作的可控性与安全性，简化了正骨大手法的操作步骤，使成套的大推拿正骨手法所能达到的治疗效果，只需由单一的杠杆定位手法来实现。

二、技术操作

第一步：患者俯卧位，全身肌肉放松，暴露腰部，屈膝屈髋，交叉双下肢，踝关节相靠；医者用右手肘部鹰嘴定位于腰部患椎处，两手握住患者两踝关节（图6–28）。

第二步：医者通过双手力臂使腰椎产生后伸运动，用力向后向上扳提，当上提到“扳机点”时，用“巧力寸劲”做一个快速的扳动，感到定位点有“咔嗒”的响声或松动感。在杠杆手法扳动时，令患者呼气；手法结束时，令患者吸气。如此反复3次（图6–29）。

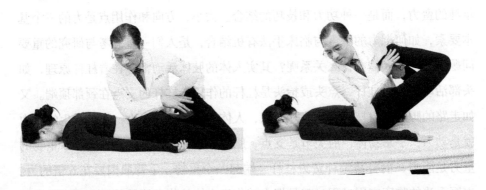

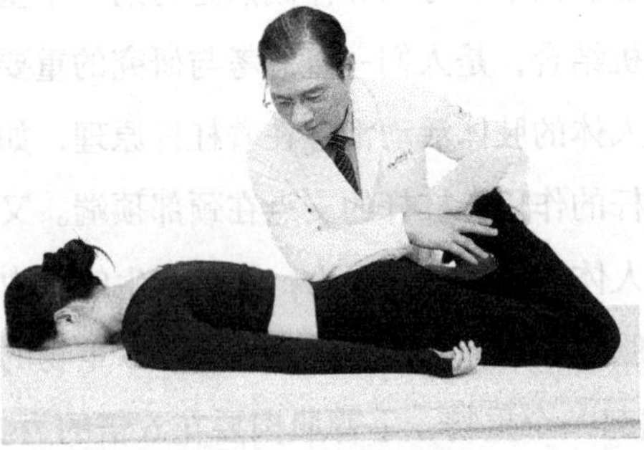

图6–28 杠杆定位扳法（1）

图6–29 杠杆定位扳法（2）

三、特色应用

（一）腰椎间盘突出症

腰椎扳法是治疗腰椎间盘突出症的常用复位手法，具有方法简便、舒适有效、风险小等优点，并且能够充分体现中医手法的优势。但不同医者对扳法种类的选择，扳法的时机、旋转的角度、力度、速度等方面都凭自己的临床经验来掌控，存在着很大的主观性，治疗效果也有很大的差异，故加强对手法的定位定量化研究，提高复位手法的准确性和安全性显得十分必要。多年来，在运用生物力学与有限元的动物实验及志愿者临床研究中发现，杠杆定位手法可以对腰椎的髓核内压有明显影响。在手法过程中，髓核内压力降低，有利于髓核回纳。腰椎力学的应力使髓核的受压蠕变减弱，纤维环紧张度增强。腰椎间盘的前部变宽，后部变窄，挤压髓核，有利于髓核前移，随着椎间隙增加，髓核弹性恢复，可使盘内压呈负压趋势，从而吸纳突出的腰椎间盘组织。

杠杆定位手法操作时，要求医者先定位。如 L4 ～ L5 突出患者，应嘱其取俯卧位，医者找到 L4 ～ L5 节段，并取其旁开 1 ～ 2cm 处作为鹰嘴作用的定位点进行手法操作。

（二）腰椎小关节紊乱症

腰椎小关节由相邻两个腰椎的上下关节突构成，属微动关节。腰椎小关节紊乱症是由于腰椎失稳状态下旋转造成的，采用杠杆定位手法治疗后，患者腰部疼痛消失，腰椎正、侧位 X 线片也显示患椎棘突偏斜消失，检查对应节段两侧关节突的关节间隙等宽。临床研究发现，采用杠杆定位手法的瞬间作用力，既可直接张合关节，以纠正小关节错位和失调的力线；也可通过瞬间手法力对小关节周围韧带、关节囊等软组织牵拉，使其产生紧张性弹力，重新调整关节位置。当然，小关节紊乱的位置要定位准确，这是提高疗效的关键。杠杆定位手法治疗腰椎小关节紊乱的临床效果令人满意，尤其是对其导致的疼痛症状改善明显，是临床适宜推广的中医特色技术。

（三）腰三横突综合征

L3 横突位于 5 个腰椎的中间部位，是腰前凸的顶点。L3 横突最长，又是活动枢纽，故其所受拉力最大，损伤的机会最多。临床依据第三腰椎及横突的结构特点与生物力学作用，实施手法治疗。杠杆定位手法可以调整 L3 横突的解剖位置，缓解肌肉痉挛，协调患处的平衡关系，从而解除神经刺激和压迫症状。在操作手法时，要找到 L3 横突处的鹰嘴定位，用对侧下肢作为杠杆力臂，用巧力寸劲快速扳动，达到治疗目的。

（四）骶髂关节紊乱症

骨盆位于躯干的基底，它支托腹部并连接脊柱和下肢，支撑体重。两个对称的髂骨和骶骨借两个骶髂关节与前方的耻骨联合连成一体，形成骨盆环，相互传递应力。骨盆前部结构对骨盆环的稳定作用只占 40%，而后部结构占 60%。骶髂关节上连头侧腰骶关节、下连尾侧的髋关节，起到承上启下的作用，是组成骨盆的重要结构。骶髂关节在解剖上是非典型的滑膜关节，逐渐由前方尾侧的滑膜关节向后方头侧移行为韧带联合性关节。骶髂关节生物力学稳定性下降时，剪切应力特别容易造成骶髂关节损伤。骶髂关节的生物力学研究提示，瞬间载荷作用于骶髂关节，可引起关节在三维空间内明显的旋转和位移。因而矫正由异常体位和结构性腿短引起人体功能降低和载荷分布不对称是主要的治疗目的。调整腰骶关节错位、耻骨联合位移以及腰椎相应节段，使关节组织应力重新分布，恢复脊柱整体力学平衡是治疗的关键。临床实践表明，杠杆定位手法治疗骶髂关节紊乱症的疗效是肯定的，可有效缓解肌肉痉挛，减少临床阳性体征。其治疗原则是理筋整复，恢复骨盆承载功能。杠杆定位手法是借助生物力学对脊柱骨盆运动的分析来指导手法操作，解决骶髂关节紊乱的临床问题。

（五）脊柱侧弯

脊柱侧弯是一种脊柱的三维畸形，包括冠状位、矢状位和水平位的序列异常。人体脊柱整体生物力学平衡失调，也是引起脊柱侧弯的重要因素。人体自身有维持平衡的本能，当椎旁肌的形态结构异常导致脊柱生物力学平衡失调后，凸侧肌肉就会出现代偿性的肥大，以增加牵拉力，维持脊柱的整体平衡，而凹侧肌肉便会逐渐萎缩，产生牵拉性张力，形成类似弓弦的效应。这种状况若不能及时解除，凸侧张力就会逐渐增大，形成恶性循环。杠杆定位手法在改善外观，控制畸形发展，稳定脊柱平衡，纠正脊柱侧弯方面是安全有效的。在手法操作前，先拍摄脊柱全长片，评估侧弯的程度与类型，找到侧弯的顶椎端，使用杠杆力矩整复矫正。运用杠杆定位手法除改善侧弯局部解剖关系及内环境外，更重视侧弯脊柱上下的调整，进而有效恢复脊柱的正常承重力线，从整体上恢复脊柱生物力学平衡。

四、现代创新

杠杆定位手法是一种现代的创新手法，使用力臂杠杆，省力又省劲。而传统后伸扳法费劲又费力，受力面大，作用力分散。从作用点来说，杠杆手法采用鹰嘴定位，着力点小，定位准确。手法在腰椎病变节段向前对应发力，可准确整复对应的腰椎间盘突出节段。手法掌握腰椎位区，向前运动的轴向明确，可使腰椎恢复生理屈曲，维持腰椎内的力平衡。手法操控方便，容易找到“扳机点”，可在最佳时机发力。手法操作安全，避免了传统手法多链接应力的传递，使正常的腰椎节段不受额外的力学载荷，伤及相应的神经血管等软组织。该手法真正使正骨手法用巧力而忌用蛮力，使手法实现“以巧代力”“巧力寸劲”的临床应用。现代学科的基础研究，尤其是生物力学、有限元模型的建立使杠杆定位手法作用机制得到了充分阐述。

第九节 五步复位法

一、技术渊源

为什么要创立五步复位法技术呢？首先来了解一下目前腰椎间盘突出症的治疗方法。目前治疗腰椎间盘突出症的方法有手术疗法与非手术疗法。而90% 以上的腰椎间盘突出症患者可以通过非手术疗法得到有效的治疗。非手术疗法有中医正骨手法、推拿按摩、针灸拔罐、药物外敷等。临床研究证实，中医正骨手法治疗腰椎间盘突出症是非手术疗法中的首选疗法，如硬膜外麻醉下一次性大推拿正骨术。但浙江省名中医吕立江教授在多年临床应用硬膜外麻醉下一次性大推拿正骨术过程中，发现此疗法存在着一定的风险，且适应证范围较小，禁忌证多，患者感觉比较痛苦，比较恐惧，临床接受度差，术后需要绝对卧床休息一周左右，还可能会导致患者恶心、呕吐及感到腹胀疲劳、肌肉酸痛，造成烦躁不安、依从性差，从而影响治疗效果。临床发现其对中央型突出及多节段突出疗效不显著，适应证以腰椎间盘突出症急性发作 3 个月内为主，同时对病程长、椎间盘脱出并已经发生钙化、粘连严重的患者大推拿治疗效果相对差。选择病例要病症结合，且诊断应十分明确，高龄患者，有高血压、心脏病、重度骨质疏松、骨性腰椎管狭窄、侧隐窝狭窄、椎间盘明显钙化等患者要慎用，有腰椎滑脱的患者禁用。大推拿正骨术在硬膜外麻醉下进行，每个患者手法操作基本一样，而且患者在麻醉后失去感受情况下，手法质量的掌控也是一个重要问题，同时难以体现出中医的辨证施治观点。吕教授结合自己 30 余年的临床经验，根据腰椎解剖学特点及腰椎生物力学特征，在大推拿正骨术基础上，吸取众家手法之长，优化组合手法，辨证施法，研究创立五步复位法治疗腰椎间盘突出症。该方法治疗过程安全，患者无痛苦，适应证范围广，疗效显著。

二、技术操作

五步复位法操作分松、拉、扳、整、复五步。

第一步：松，即放松法。用放松手法解除腰臀部及患肢的肌肉痉挛。患者取俯卧位，医者立于患侧，用轻柔的一指禅推、㨰、按、揉、拿等手法在腰臀部及患肢（沿足太阳膀胱经）自上而下往返施行手法治疗，操作 10 ～ 15 分钟（图 6–30）。

第二步：拉，即拉伸法。用牵引床进行腰椎拉伸和手法牵抖法（图 6–31）。患者仰卧在腰椎牵引床上，用绑带固定带分别将胸部与下腰部固定在牵引床上。牵引重量为 30 ～ 50kg。并根据患者的体重、体质、年龄和耐受情况进行增减。一般以患者能耐受与舒适为度，每次拉伸时间为 20 ～ 30 分钟，然后患者全身肌肉放松，屈膝屈髋，双下肢并拢，足跟尽量靠向臀部，医者用双手抱住患者的膝盖上部，用力向后牵拉，使患者的腰部与床离空，然后用快速的手法抖动腰椎，持续牵抖 2 ～ 3 分钟，要求抖动时频率高、幅度小，令患者放松与自然呼吸，不可屏气。

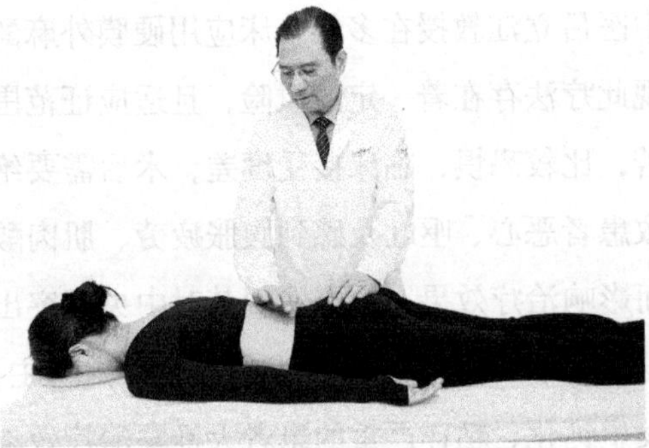

图 6–30　揉法放松腰部

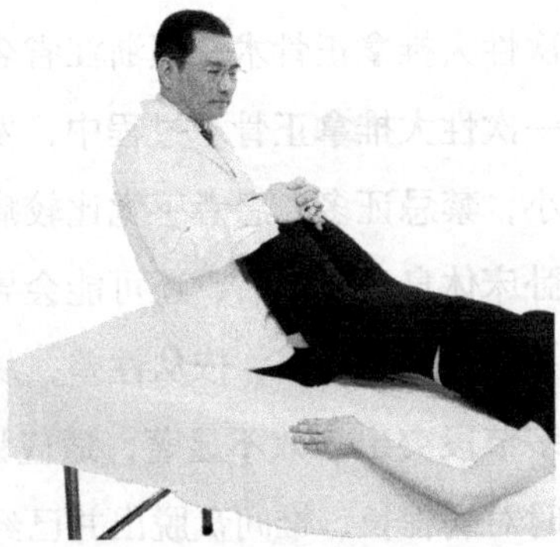

图 6–31　腰椎牵抖法

第三步：扳，即杆杠定位扳法（图 6–32，图 6–33）。依据杠杆原理将手法定位在腰部。患者取俯卧位，全身放松，自然呼吸（切勿屏气），医者用双手握住患者双下肢踝部，双下肢尽量屈膝交叉，用右手鹰嘴定位于椎间盘突出节段腰椎旁 0.5 ～ 1.0cm 处，然后两手用力慢慢向上提拉，提拉至一个阻力处，用巧力寸劲快速扳动腰椎。

第四步：整，即用旋转扳法（图 6–34）或斜扳法（图 6–35）。主要是调整腰椎的生理曲度与腰椎后关节与椎间孔。旋转扳动时，令患者取仰卧位，患者双下肢被动屈膝屈髋，医者双手抱住患者双下肢向外侧用力旋转 1 ～ 3 次。在使用斜扳时，患者取侧卧位（左或右侧位），下面的下肢自然伸直，上面的下肢屈曲，医者两手分别扶按患者的肩前部及臀部，做相反方向的缓缓用力扳动，使腰部被动扭转，当扭转到有阻力时，医者两手一起协同发力，当听到“咔嗒”一声时，表示手法到位。斜扳法时，患者取俯卧位，助手按住患者两肩部，操作者用一手鹰嘴定位侧弯处，另一只手抱住患者双下肢，进行侧向扳动。

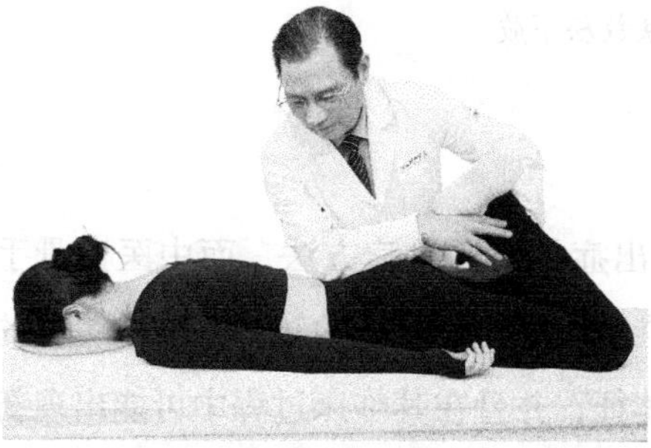

图 6-32　杠杆定位扳法（1）

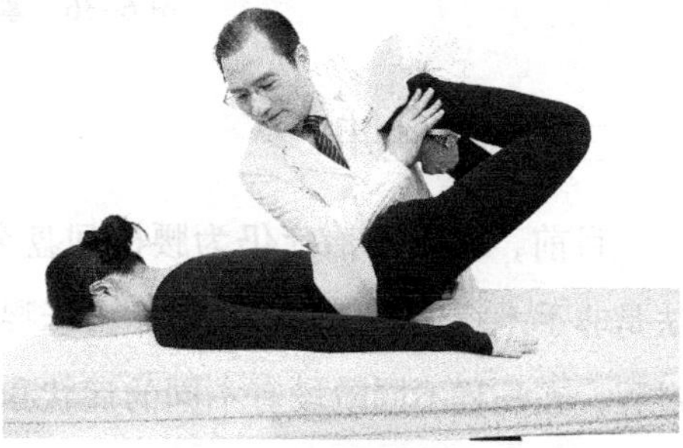

图 6-33　杠杆定位扳法（2）

图 6-34　腰椎旋转扳法

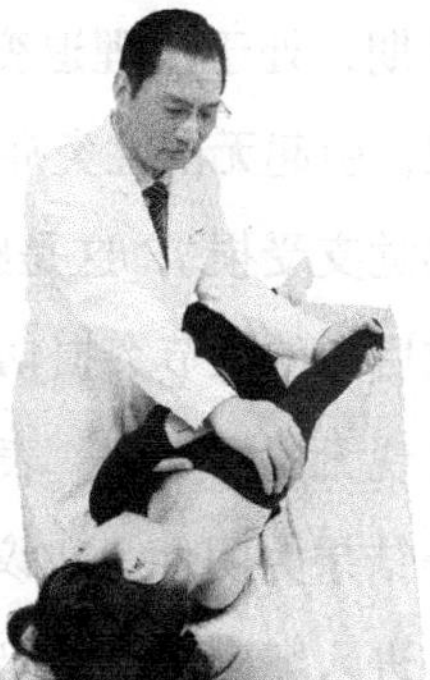

图 6-35　腰椎斜扳法

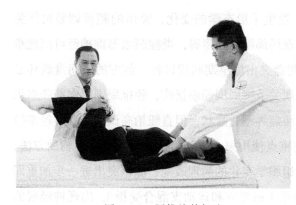

第五步：复，即恢复腰部及受损的软组织尤其是神经功能。用推、按、拿、㨰、揉等理筋手法来疏理患侧腰部及下肢经脉穴位，以恢复痉挛的肌肉与受损的神经功能。患者取俯卧位，在病侧的腰部及下肢大腿后侧、外侧，小腿外侧由上而下往返采用推、㨰等手法治疗 3 ～ 5 遍，然后重点采用点按手法在环跳、殷门、委中、承山、昆仑等穴位进行治疗，每穴 1 ～ 2 分钟，再配合拿法疏理下肢经脉，手法操作约 15 分钟（图 6-36）。

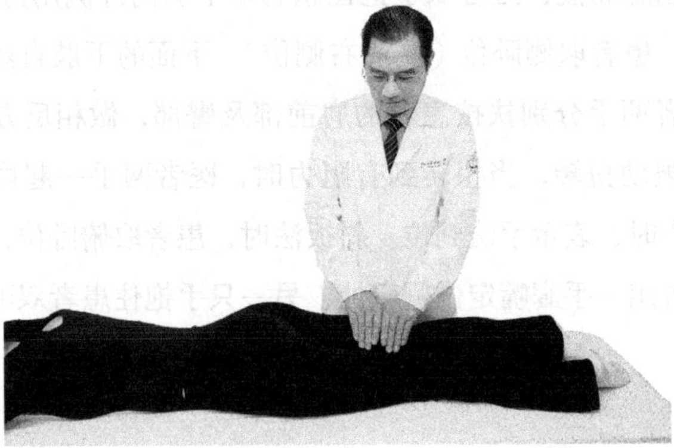

图 6-36　拿法放松下肢

三、特色应用

目前，非手术治疗仍为腰椎间盘突出症的主要治疗方法，而中医正骨手法是非手术疗法中的重要手段。由于腰椎间盘突出的髓核的转归是一个缓慢的过程，在病程不同阶段有不同的症状和体征，并且在其临床过程中可能出现新的髓核突出，因此患者在不同的病程阶段就诊，有不同的临床表现，由于处于病程的不同阶段，对于不同的病程在临床应用五步复位法要有差别。如果是突出早期，处于生理退变期，发生了形态学的变化，突出的髓核刺激机体免疫组织，引起无菌性炎症，出现局部微循环障碍，炎症刺激窦椎神经可出现腰痛（感觉支受损），这是腰椎间盘突出症早期病理过程，前方的椎间盘破坏必然导致后方的关节突损伤，出现关节突周围筋膜损伤，腰椎周围肌肉筋膜组织结构出现无菌性炎症，表现出腰痛等不适症状，但直腿抬高试验和股神经牵拉试验等结果为阴性，建议应该重点使用第一步与第四步，其他作为辅助方法；如果是进入突出中期，出现了组织学变化的病理改变，髓核突出进一步加重即突出严重，髓核刺激腰骶神经根（感觉支和运动支混合受损），出现神经根的微循环障碍，即神经根炎，患者出现腰痛伴下肢放射痛，以及椎旁压痛及放射痛（+），直腿抬高试验及加强试验（+），这是典型的神经根炎性期，建议根据患者的症状体征五步依次使用；如果是进入突出后期，即继发病理改变期，病程长，出现神经根粘连，腰及下肢出现隐痛，这属于神经根缺血反射性浅感觉性疼痛障碍（反射性浅感觉障碍），其典型特点为腰及下肢的隐痛定位不准确，无明显压痛点，腰椎活动无明显疼痛加重，患者腰部及下肢酸胀时轻时重，劳累及阴寒天气症状加重，应将第一步、第三步、第四步作为重点手法，松解神经根粘连为上策。

腰椎间盘突出症的常用临床分型主要依据髓核突出部位及程度，这些分型对五步复位法的选用至关重要。吕教授根据多年临床实践经验，将该病分为三型：①膨出型：纤维环向周围膨隆，移位的髓核局限于内层的纤维内，不引起严重的神经根压迫，CT或MRI可见突出物的直径小于3mm，建议选择第一、第二、第三步即可。②突出型：纤维环部分断裂，移位的髓核通过破裂的纤维环突向椎间盘的轮廓之外，已压迫神经根，CT或MRI可见突出物呈球状，直径小于5mm，但大于3mm；依据突出的位置与患者的症状体征需要五步依次全部使用。③游离型：纤维环全层破裂，移位的髓核通过纤维环裂隙离开原位，进入椎管内或后纵韧带之下，严重压迫神经根及其他软组织，CT或MRI可见突出物呈椭圆形，直径大于5mm，应以第二步、第三步、第四步为重点，以改变杠杆定位手法的作用方向与仰卧位旋转扳法为重点进行治疗。总之各型处于临床的阶段不同，五步复位法的选用也不同，充分体现了中医的辨证施法的观点。

四、现代创新

五步复位法主要表现在方法与理论的创新。提出临床治疗要重视辨证施法，强调针对腰椎间盘突出症的不同类型使用有效手法的优化组合，扬长避短，整个手法的组合过程体现了中医的辨证思想，根据腰椎间盘突出症的病理程度、类型、症状缓急等选择使用，可以重点采用某一步，其他几步可作为辅助手法，以达到最佳的治疗效果。手法操作更加简便，不需要很特殊的医疗设备，仅凭医者的手法技巧进行。施术安全，在运用五步复位法治疗腰椎间盘突出症时，只要手法应用恰当，操作仔细认真，一般不会出现不良反应。此方法扩大了临床适应证，提高了手法治疗的综合效果。治疗过程中以“肾督气脉论”为指导，根据患者的体质，补肾行气、舒筋通督，积极改善椎间盘、血管、神经、脊髓等软组织的营养供应，提高腰椎局部新陈代谢，改善腰椎间盘突出症及腰椎小关节功能紊乱等，使腰部运动灵活，功能恢复。生物力学及有限元模型等基础研究发现，此方法使腰椎间盘肌群的生物力学效应有明显变化，在一定程度上使腰椎肌群得到放松，从而使得五步复位法达到预期的治疗效果，这不仅能减少术者的负担，也能够有效避免因大推拿正骨术用力过大造成的医源性损伤。研究同时发现，采用杠杆定位手法的瞬间力作用，手法作用时间短、作用力大，是腰椎间盘产生应变的主要因素。

第十节　六步八法

一、技术渊源

1932年，美国医生Barr（巴尔）和Mixter（米克斯特）最早提出腰椎间盘突出是腰腿痛的主要原因，并把研究报告发表在《新英格兰医学杂志》（*NEJM*），从那时开始，腰腿痛研究即进入“椎间盘时代”，延续至今。西医手术治疗经历了从经典开窗髓核摘除术到微创、椎间盘镜切除术等。原浙江中医学院推拿教研室主任林国明教授认为，腰椎间盘突出症的诊断有三大要点：其一，有发病病史；其二，有腰腿痛，咳嗽、打喷嚏时加重等临床症状，并有典型的直腿抬高试验加重、足腿有麻木区、椎旁压痛叩击痛、同侧下肢放射痛、腹部垫枕加强试验阳性等体征；其三，有CT或MRI影像学证实。他经过40余年的探索，总结出一套治疗“腰突症”的理筋点穴与推拿正骨手法，经过国内外临床反复验证，方法安全可靠、操作简便、动作灵活、疗效显著。

二、技术操作

该技术分六个步骤八种方法，简称六步八法。

第一步：点穴按揉法（图6–37）。取天宗、环跳穴松解腰背肌肉痉挛。

第二步：叠指按揉法（图6–38）。取双侧腰背膀胱经、督脉经疏通经脉、行气活血。

第三步：斜扳法（图6–39）。牵拉拔伸斜扳法、屈膝屈髋旋转斜扳法松解腰椎间盘与神经根的压迫粘连。

第四步：点穴弹拨法（图6–40）。取髀关穴、委中穴、太溪穴疏通足阳明胃经、足太阳膀胱经、足少阴肾经，消除下肢疼痛麻痹。

第五步：强迫弹腿法（图6–41）。牵拉松解坐骨神经。

第六步：后伸整骨复位法（图6–42）、踩跷法、扣（铐）踝整复法。这三种手法分别运用，是治疗腰椎间盘突出症的关键。

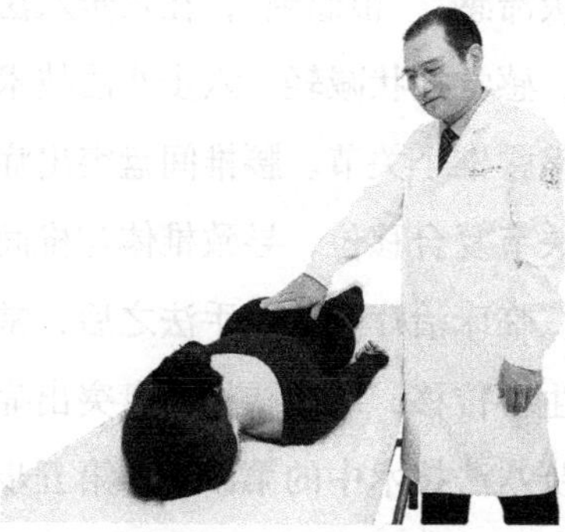

图6–37　点穴按揉法

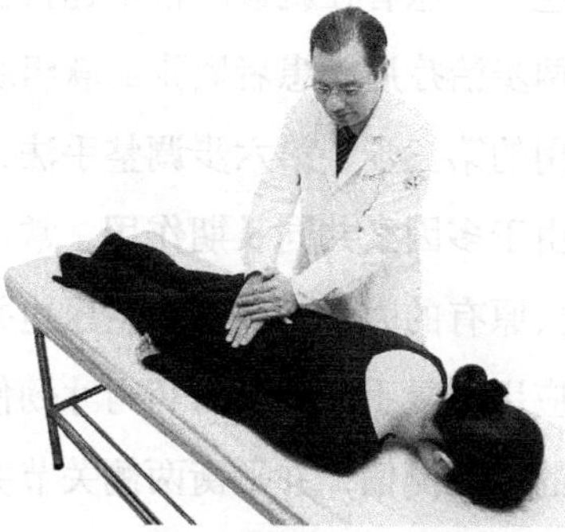

图6–38　叠指按揉法

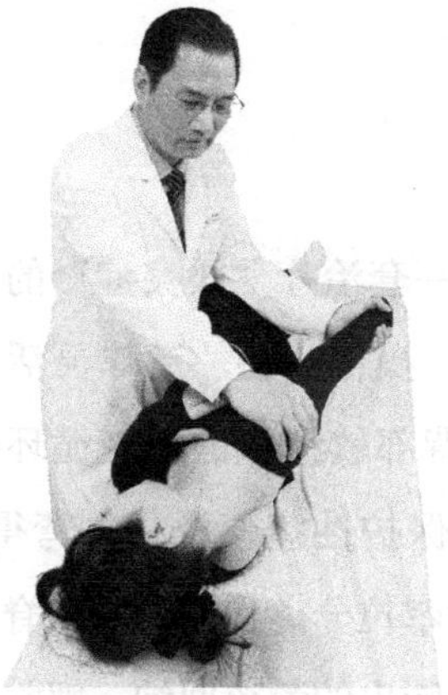

图6–39　斜扳法

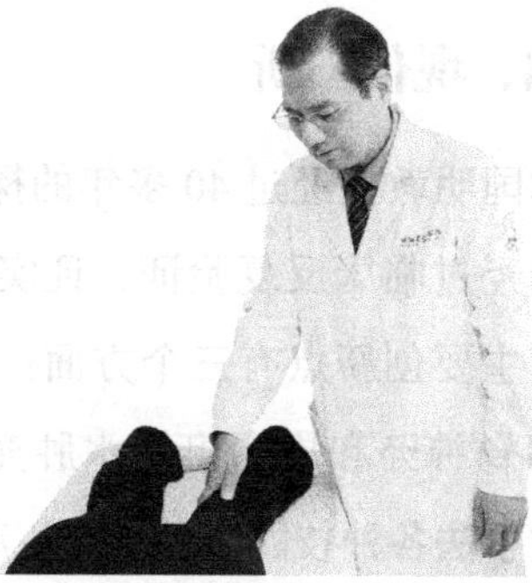

图6–40　点穴弹拨法

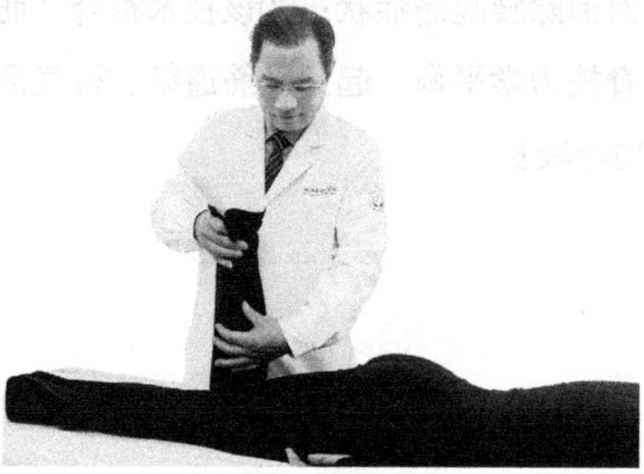

图6–41　强迫弹腿法

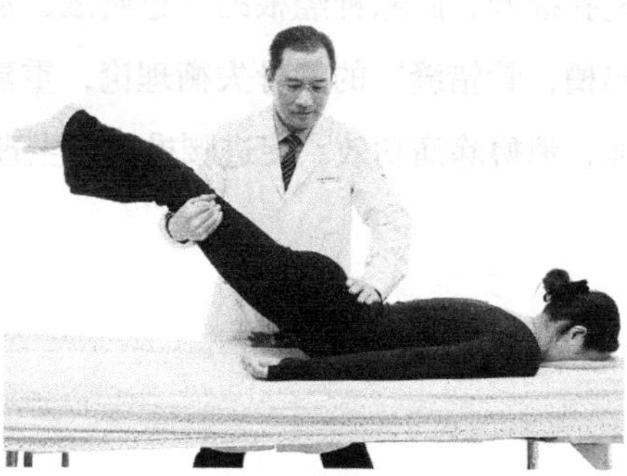

图6–42　后伸整骨复位法

三、特色应用

腰椎间盘突出症患者表现的腰骶部疼痛程度与腰椎间盘突出与神经根受压

的程度呈正相关，突出程度与神经根受压程度越大，症状越严重。六步八法技术中的第一步、第二步可以通过改变腰部肌肉及软组织状态来调整脊椎骨性结构的应力。患者在就诊时常描述自己腰部“有板滞感”“很僵硬”，在六步八法技术两步治疗后，患者紧张的软组织松解开来，感觉症状减轻。六步八法技术中应用的第三步、第六步调整手法，可直接调整腰椎小关节。腰椎间盘突出症患者由于多因素共同长期作用，常出现腰椎小关节复合移位，导致椎体与椎间盘失去原有的力学平衡，产生压迫并导致突出。临床治疗在放松手法之后，常常会应用整复手法，施以巧力寸劲使关节间产生小位移，纠正腰椎间盘突出症患者的棘突侧偏，并平衡两侧关节突关节。六步八法技术中的第四步、第五步可以平衡腰部肌肉应力，调整小关节。这使得突出的椎间盘与神经根关系得到改善，腰部韧带和肌肉得到拉伸，牵拉粘连的神经根，增大椎间孔孔径，从而缓解压迫等症状。

四、现代创新

林国明教授经过40多年的探索，总结出一套治疗“腰突症”的六步八法技术，经过临床反复验证，证实其安全可靠、操作简便、动作灵活、疗效显著。其主要创新点有三个方面：①能促使腰背部软组织的血液循环畅通，使受累的脊神经和周围组织水肿充血消退，使保护性痉挛脊柱侧弯得到矫正；②通过手法各种技能应用操作，起到生物力学牵拉分离作用，解除脊神经根粘连和压迫，达到神经根减压，后伸手法有利于膨出的髓核回纳，解除或减轻脊神经根的压迫和粘连，使挛缩的后韧带和小关节滑膜囊回位，使两侧狭窄的椎间孔撑开，解除神经根的压迫刺激，从而消除腰腿痛症状；③该技术符合“筋出槽，骨错缝”的筋骨失衡理论，重建脊柱力学平衡，起到舒筋通络、行气活血、消痹除痛功效，促进腰椎关节生理功能康复。

第十一节　膝关节平衡整复法

一、技术渊源

膝关节骨性关节炎是临床常见的慢性关节疾病，多见于中老年患者。本病病情迁延反复，若治疗不当，长期关节积液及渗出将加重膝骨关节的慢性炎症改变，同时，病变所带来的疼痛、关节肿胀和功能障碍极大地降低了患者的生活质量。现代研究认为，膝骨性关节炎发病多由膝周乃至全身的力线、肌肉失衡所致，即在异常负重下致使膝关节磨损加重而产生退变，最终造成骨质增生、关节错位、关节间隙狭窄等。

基于对膝骨关节炎发病特点的分析，浙江省名中医詹强教授创立了一套以推拿手法为核心技术的“膝关节平衡整复法”。该法是以“平秘论”学术思想为总纲，“分部分层”理论为指导，在“经痹点”推拿施术的基础上，联合夹胫推肘牵膝法、平衡整膝法形成的综合治疗手法。本法操作简便，以经痹点为治疗靶点，分部分层，分经论治，理筋整复并重，令筋骨平衡，机体最终重回阴平阳秘状态。

二、技术操作

（一）经痹点与取穴

“经痹点”定点方法：经痹点可以是一点，亦可为多点，综合医者主动循经寻找与患者口述。用指目循患膝经络走向处切诊，当触及筋膜紧张部、结节条索点、肌肉痉挛处等时，医者下压伴随患者感反常痛楚时，即为该点。取穴以足三阳、三阴经穴为主，如委中、委阳、承山、内外膝眼、昆仑、悬钟、地机、环跳等。

（二）经痹感与三部

“经痹感”指：医师感指下出现凸起、结节、条索等异样，同时患者表现出疼痛酸胀等异常痛苦；三部指：①天部（皮部）：指腹轻抚皮表会有轻微凸起阻涩感，用力重按时反而指下空空无异感；②人部三层（筋、肉、骨）：手指轻抚浅表并无异样，逐渐用力深按，指下方可触及结节、条索等；③地部（脏腑）：多在脏腑所属特殊穴位附近出现痹阻点，触及时疼痛明显，同时指下可触及阳性反应，需要深按。

（三）技术操作

1. 患者取仰卧位，患膝自然伸直。医者在大、小腿内外侧施行推法、滚法。时间 3 ～ 5 分钟（图 6–43）。

2. 继以按揉法、一指禅推法放松患膝内外侧。于内外膝眼、梁丘、血海、阳陵泉等穴行点按手法。时间 3 ～ 5 分钟（图 6–44）。

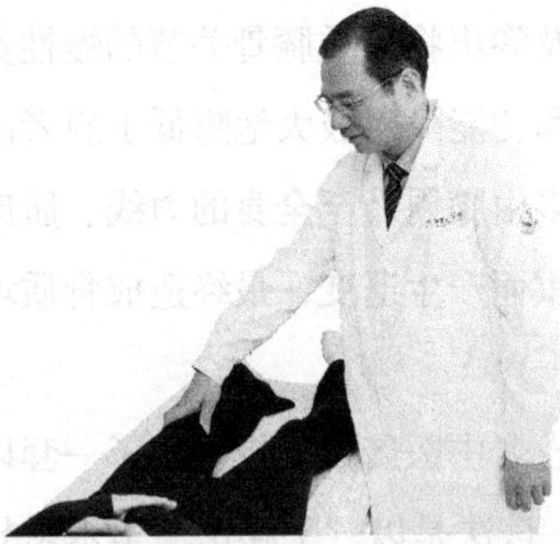

图 6–43　一指禅推小腿内侧

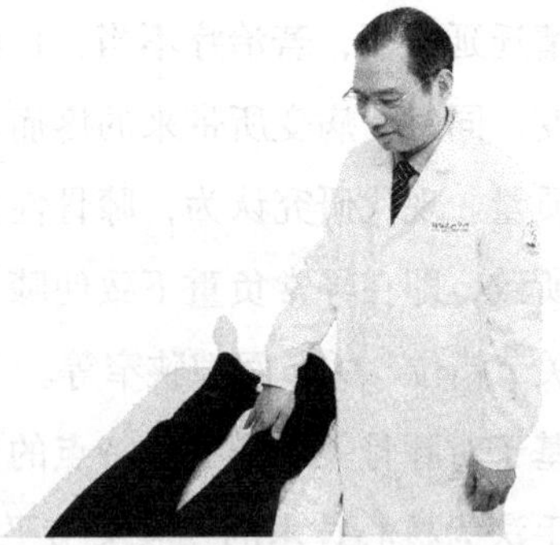

图 6–44　按揉膝眼穴

3. 患者取俯卧位，医者于患膝后侧膀胱经循行处施行㨰法、一指禅推法，于委中、委阳、承山等穴处行点按手法。时间 3 ～ 5 分钟（图 6–45）。

4. 在推拿触及经痹点处，医者施以适宜力度的点按法、拨揉法，以耐受为佳（图 6–46）。

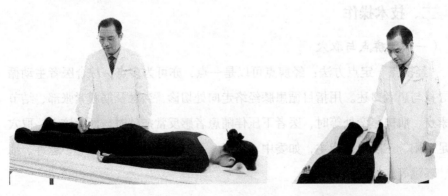

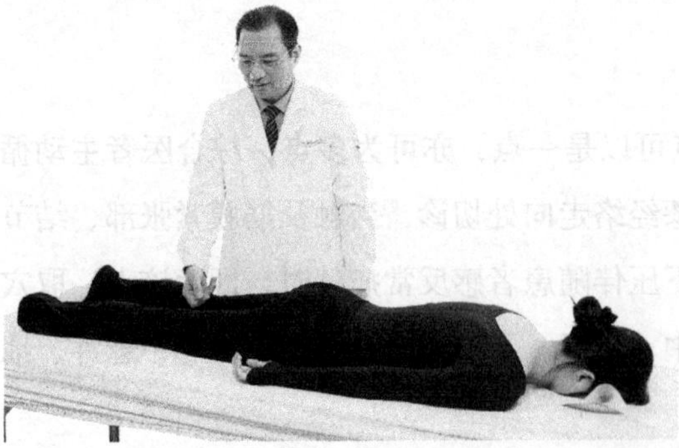

图 6–45　㨰委中穴

图 6–46　拨揉经痹点

5. 夹胫推肘牵膝法：患者翻身仰卧，嘱屈膝屈髋，在120°～150°的范围内。术者在左腋抬起并夹持固定胫腓骨中部时，右掌放于股骨下端以固定之，左前臂从患膝下方穿行而过，固定手掌于右前臂。左掌推动右前臂，带动患膝髀侧做向前推动；左腋夹紧患膝胫部向后拉动，合为膝关节相对牵引力（图6–47）。施术时可依据患膝内外侧痛点差异，配合关节内外翻，以进一步扩大膝关节间隙。

6. 平衡整膝法（图6–48）：患者取坐位，医者与其相对，双拇指指腹置于两侧患肢膝眼并上压以固定髌骨，单膝跪于患者患肢足背以固定之，顺势用剩下八指环抱胫腓部以固定之。令患者目视前方，缓慢站起后使膝关节呈极限伸展位，再缓慢坐下，重复3次，在健肢重复同样操作。

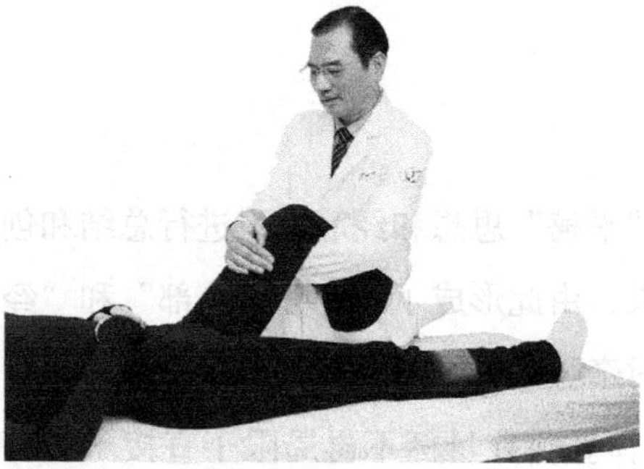

图6–47 夹胫推肘牵膝法

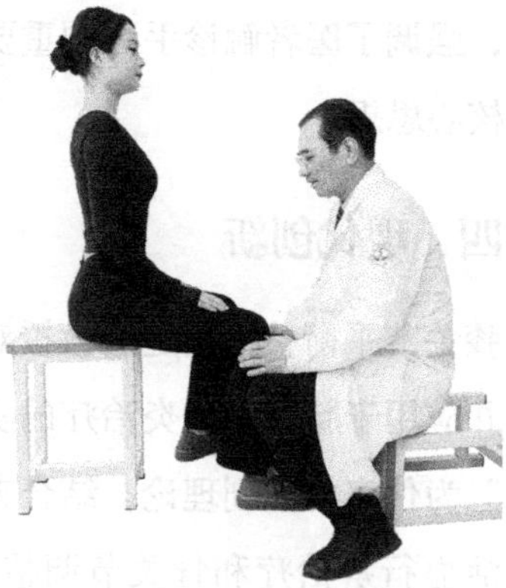

图6–48 平衡整膝法

7. 结束时于患膝施以整理手法，用拍法、搓揉法放松膝关节（图6–49）。治疗时间约1分钟。

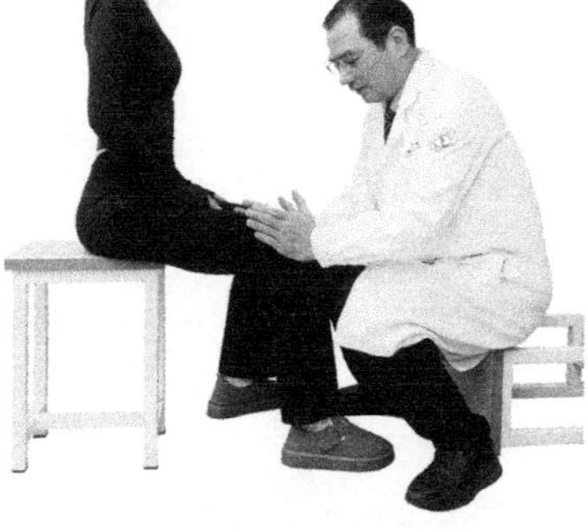

图6–49 揉搓膝关节

三、特色应用

膝骨关节炎 在经筋分布区域准确寻找“经痹点”是治疗本病的关键所在。首先根据患者症状判断受损经筋，以膝关节局部为中心，于膝关节、大腿，以及小腿的内、外、前、后四部探寻经痹点，重点为受损的足太阳、足阳明、足太阴、足少阴等经筋循行部位；探寻力量由轻至重，分部分层探查，上可至腰腹部，下可至足心，病程越久，探寻部位距离病位越远。“经痹点”或为痛点、压痛点，或为“条索”与“结节”状物，触及时患者多表现为较剧烈之疼痛，且平素未察及此处有疼痛感。“经痹点”与传统穴位的不同之处在于，它可位于经筋分布带，但不同于传统穴位坐标点，其始终处于动态变化的过程中，不同患者间，乃至同一患者不同时期，“经痹点”的定位、深浅均有很大差异，强调了医者触诊手法的重要性，在临床实践中发挥了传统医学个体化诊治的核心思想。

四、现代创新

膝关节平衡整复法是詹教授对中医“平秘”思想和经筋理论进行总结和创新，并应用于膝骨关节炎治疗的实践成果，由此形成了以“分层分部”和“经痹点”为代表的独创理论，结合夹胫推肘牵膝法、平衡整膝法，将循筋探穴诊断、活血行痹治疗和骨关节调整融为一体。治疗目标不再局限于直接干预膝关节的病变，而在于调动机体自我调整能力及自愈机制，同时改善膝关节内部应力，调和整体气血，令患者达到疾病状态下新的“筋骨平衡”状态，最后有效、快速地解决膝痹病患者疼痛和关节活动障碍等症状，提高生活质量。

目前已有多项临床研究表明，使用膝关节平衡整复法治疗膝骨关节炎在改善膝关节疼痛、功能障碍、僵硬，以及调整膝关节滑膜厚度、关节间隙、间隙角等方面均有显著效果，这为膝关节平衡整复法的临床应用提供了科学的理论依据。

第十二节　揉捏牵转法

一、技术渊源

先天性肌性斜颈是新生儿及婴幼儿最常见的肌肉骨骼系统先天性疾病之一，该病患儿大多在出生后就会存在明显的头面部症状，其中以歪头、颜面及眼部不对称尤为明显，若不及时合理治疗，畸形会随年龄增加而加重，甚至严重影响外观形象，对患儿的心理及未来的工作和婚姻造成巨大影响。其治疗方法的选择，国内外学者比较一致，认为在 2 岁以前尽早保守干预，保守无效则应考虑手术治疗。小儿肌性斜颈的临床治疗方法较多，西医学主要采取手术、超声波、矫形器具佩戴等方法在患儿 2 ～ 12 周岁进行干预治疗。然而，小儿肌性斜颈的患者大多在 1 周岁以内就会出现不同程度的症状。推拿手法对于治疗早期的小儿肌性斜颈疗效肯定，但小儿肌性斜颈临床推拿手法繁多，操作缺乏规范化，疗效评价又以患儿超声检查为主，缺少整体疗效评价依据，不利于临床推广。揉捏牵转法治疗小儿肌性斜颈技术，是浙江中医药大学许丽教授经过近 30 年临床实践，总结传统斜颈推拿手法并不断优化改进，将揉捏牵转法进行优化组合形成的一套规范化手法技术，该方法操作简便、技术安全、疗效显著、患儿依从性好。

二、技术操作

第一步：患儿取仰卧位或坐位，术者沿患侧胸锁乳突肌自上而下来回揉推 5 分钟（图 6–50），频率 100 ～ 120 次 / 分；术者拿（图 6–51）、弹拨患侧胸锁乳突肌 5 分钟，以肿块或痉挛部分为主，频率 100 ～ 120 次 / 分。

第二步：术者一手扶住患侧肩部，另一手扶住患儿枕颞部，使患儿头部渐渐向健侧倾斜，逐渐拉长患侧胸锁乳突肌，1 遍牵拉 10 次，牵拉 4 遍（图

6–52）。

第三步：术者两手虎口张开，以拇指扣住患儿上颌骨，余四指自下颌骨处捧住患儿头部，使患儿头部向患侧旋转，逐渐拉长患侧胸锁乳突肌，10 次为 1 遍，共 4 遍（图 6–53）。

第四步：术者以掌揉法放松患儿颜面部肌肉，并配合按揉斜方肌等背部肌肉，助手固定患儿双侧髋部，术者双手置于患儿颈后部，拇指朝前，向后轻轻拔伸患儿颈部。

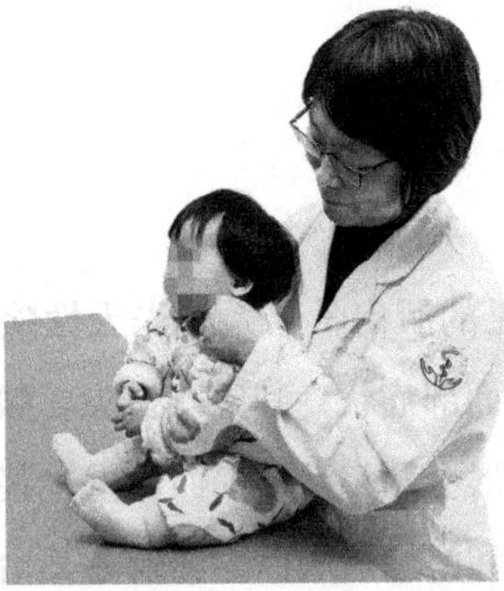

图 6–50　推揉胸锁乳突肌

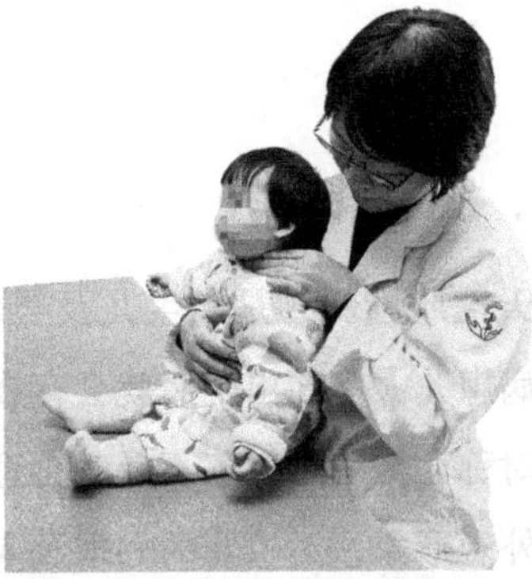

图 6–51　拿胸锁乳突肌

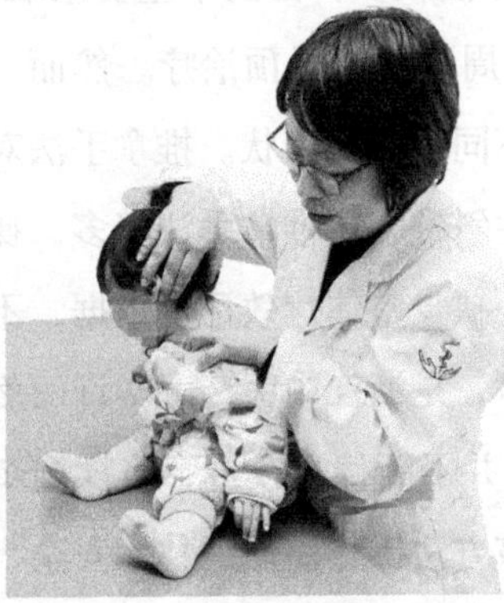

图 6–52　牵拉胸锁乳突肌

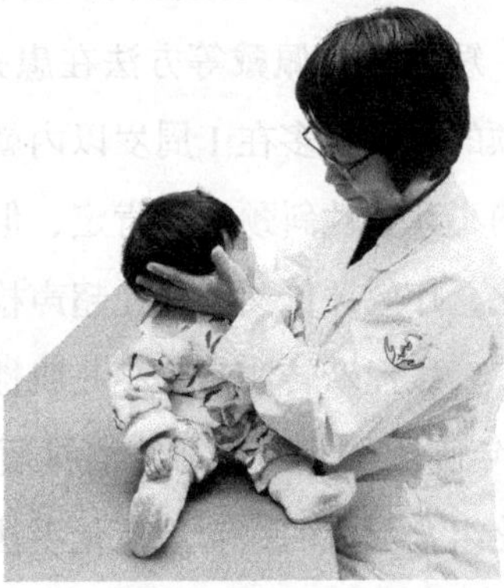

图 6–53　旋转头部

三、特色应用

小儿肌性斜颈是新生儿及婴幼儿时期较为多见的骨骼肌肉系统疾病，由于胸锁乳突肌纤维化或挛缩导致头颈偏斜，主要表现为头部向患侧倾斜、颜面转向健侧，患侧胸锁乳突肌可触及肿块，主动及被动转头角度两侧不对称。“揉捏牵转法”主要作用于患侧胸锁乳突肌；揉推法和拿捏法可以舒筋活络，松弛挛缩的肌肉，改善肌肉缺血状态，使肿块逐渐减小甚至消失；牵拉法和旋转法则利用手法的作用力使歪斜的头面部得到纠正，并能有效改善患侧颈部的旋转角度。

四、现代创新

临床治疗中，揉捏牵转法优于单纯传统小儿肌性斜颈推拿方法。组合后的手法操作，将局部揉捏与整体牵转相结合，既改善患侧胸锁乳突肌挛缩情况，又使患儿颈部活动度得到恢复，从而达到临床治愈的目的。整套手法安全、温和、刺激小，患儿配合度高，便于临床应用。从中医整体观念出发，既注重患侧局部胸锁乳突肌的治疗，又重视患侧面部肌肉、背部肌肉力量的改善，减少代偿性症状的发生。其作用机制主要是通过手法的机械能转化为热能，扩张局部毛细血管，加速局部血液循环，增强局部皮肤和肌肉组织的营养供应，促进肿块吸收，有利于受累肌群的发育，缓解肌肉的挛缩，肌肉萎缩得以改善，损害的组织得以修复，从而使颈部活动恢复正常。揉捏牵转法操作可使患儿的颈部肌肉得到明显舒缓，治疗效果较以往单纯传统推拿法得到明显的提高。被动手法操作改善了颈肩后部的血运，缓解了肌群的痉挛，从而使患儿颈肩后部肌群的力量得以均衡，患儿头部可保持中立位，也增大了患儿头部的活动范围，同时减轻了因为局部皮肤张力过高引起的牵拉疼痛感。

附录

附录一　浙派中医推拿专科的组织发展

（一）浙江省中医药学会推拿分会简介

浙派中医推拿专科于1979年11月成立浙江省中医药学会第一届推拿分会，至今已有七届推拿分会，现有主任委员1名、副主任委员6名、常务委员17名、委员50名、青年委员28名、秘书2名。成立44年来，推拿分会经过第一至七届委员会委员的精诚合作，全体会员和广大推拿医护人员的积极参与，在学术交流、学科建设、中医药继续教育、人才培养、适宜技术推广、推拿技术提高等医教研各方面发挥了十分重要的作用。推拿分会工作出色，于2012年、2013年、2014年、2016年、2017年、2018年、2019年、2020年、2021年、2022年共10年被学会评选为优秀专科分会。

（二）推拿分会组织架构

第一届委员会（1979—1996）

主任委员：陈省三（附图1-1）；副主任委员：沈景允。

第二届委员会（1997—2000）

主任委员：陈省三；副主任委员：沈景允。

第三届委员会（2001—2005）

主任委员：范炳华（附图1-2）；副主任委员：詹红生，詹强，陈伟仁，李正祥。

第四届委员会（2006—2010）

主任委员：范炳华；副主任委员：詹红生，詹强，陈伟仁，李正祥。

第五届委员会（2011—2015）

主任委员：范炳华；副主任委员：吕立江，詹强，李正祥，叶树良，吴华军，柴俊飞。

第六届委员会（2016—2020）

名誉主任委员：范炳华。

主任委员：吕立江（附图 1–3）；副主任委员：詹强，李正祥，叶树良，许丽，吴华军，柴俊飞。

青年委员会主任委员：吕立江；副主任委员：周翔，李思斌，潘伟江。

第七届委员会（2021—）

主任委员：吕立江；副主任委员：詹强，李正祥，叶树良，许丽，吴华军，柴俊飞。

青年委员会主任委员：吕立江；副主任委员：李思斌，陆森伟，吕智桢，周徐侠。

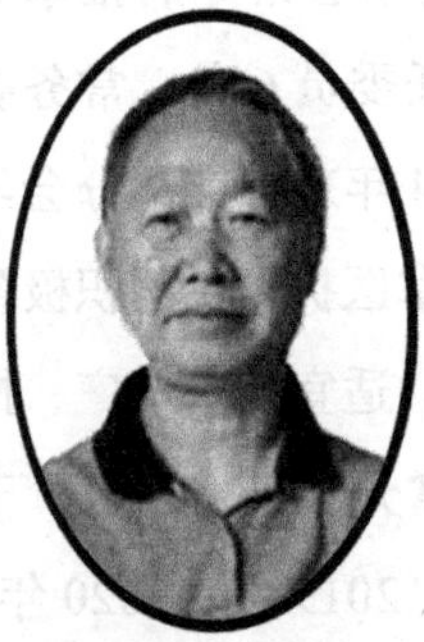

附图 1–1
第一、第二届主委陈省三

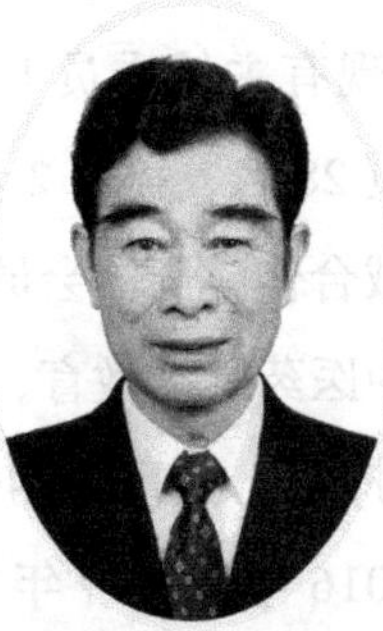

附图 1–2
第三、第四、第五届主委范炳华

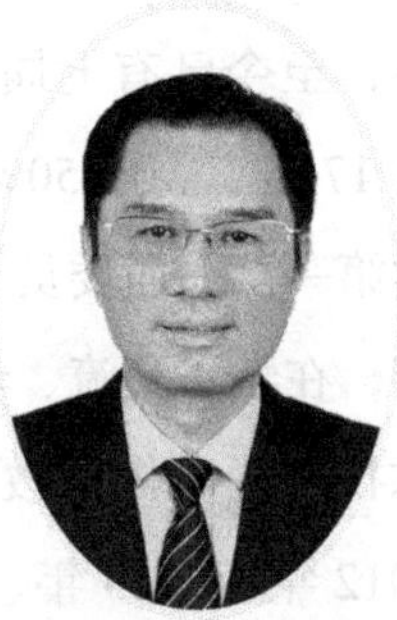

附图 1–3
第六、第七届主委吕立江

（三）推拿分会重大学术活动纪事

1. 1979—1989 年　推拿分区在刚刚成立的十年中，每年举行一次学术交流活动，每年交流的学术论文均在 20 ～ 30 篇。论文内容从传统的颈肩腰腿痛、软组织损伤疾病拓展到内、外、妇、儿科疾病，涉及推拿理论的研究及边缘学科的探讨。分会与兄弟省市推拿学会不断交流，相继成立了华东地区推拿协作组。在杭州承办了首届全国推拿学会论文评审会，陈省三主任委员任全国推拿学会学术部部长。分会积极发展国际间的学术交流，1982 年、1983 年两次与美国推拿代表团进行学术交流。1982 年 9 月，推拿分会在浙江省人民大会堂召开第一次学术年会，参会代表 40 余人。会议邀请上海中医学院㨰法创始人丁季峰老先生、针灸推拿伤科系主任陈国发教授和俞大方教授做专题学术报告，开启推拿学术年会新纪元。1989 年 8 月，陈省三主任委员应邀赴美国做学术报告。10 月由国家科学技术委员会、浙江省科学技术委员会牵头，浙江中医学院及浙江中医学院附属医院承办，与加拿大国际推拿中心一起组织在杭州举办了中国传统医学推拿疗法研讨会，同年11月，沈景允副主任委员应邀去日本访问并讲学。

2. 1990—1999年 1992年推拿分会与湖州市天峰制药厂进行技术合作，对该厂生产的龙猛按摩膏进行了临床疗效观察，并在当年年会上做专题报告，提出以推拿结合按摩膏提高疗效。1994年11月，推拿分会学术年会在台州举行，全省40余名推拿从业人员参加会议。1995年6月，由浙江省中医药学会推拿分会承办的中华中医药学会推拿专业委员会第四次学术交流会暨浙江省中医药学会推拿分会学术年会在杭州召开，来自全国各地的200余名推拿专家学者参会。此次会议是我省第一次承办的全国推拿学术年会。1996年由推拿分会主任委员陈省三牵头编著了第一部代表浙江推拿学术水平的推拿专著《实用推拿手册》，由浙江科学技术出版社出版。沈景允主任中医师被遴选为全国第二批老中医药专家学术经验继承工作指导老师，指导带教学术继承人吴华军三年，其于2000年通过考核顺利出师。沈景允主任中医师成为我省推拿学科第一位全国老中医药专家学术经验继承工作指导老师。1998年12月，推拿分会学术年会在新昌县举行，由新昌县中医院承办，来自全省的60余名推拿人员参加会议。

3. 2000—2006年 2000年11月，在杭州召开推拿分会第三届委员会换届会议暨学术年会，来自全省各地的70余名推拿专业人员参加了会议（附图1–4）。会议通过民主选举产生了推拿分会第三届委员会：顾问2名、委员20名。陈省三教授、沈景允主任中医师为推拿分会顾问，由范炳华担任主任委员。2001年11月，推拿分会第三届委员会第一次学术年会暨国家级中医药继续教育项目在舟山召开（附图1–5）。会议由舟山市中医骨伤联合医院承办，参会代表85人，大会收到学术论文40篇。2002年11月，第三届推拿分会第二次学术年会暨国家级中医药继续教育项目“颈性眩晕推拿研究新进展”培训班在杭州召开（附图1–6），来自省内外100余名推拿专家、学者参会。2003年11月，第三次学术年会暨国家级中医药继续教育项目班在嘉兴召开，由嘉兴市第二医院承办，来自全省各地130余名代表参加会议（附图1–7）。2004年5月，第三届推拿分会在杭州举办浙江省中医药继教项目“推拿主治医师高级培训班”。2005年11月第五次学术年会暨国家级中医药继续教育项目“推拿治疗颈性眩晕研究新进展”培训班在杭州召开，参会代表120余人（附图1–8）。

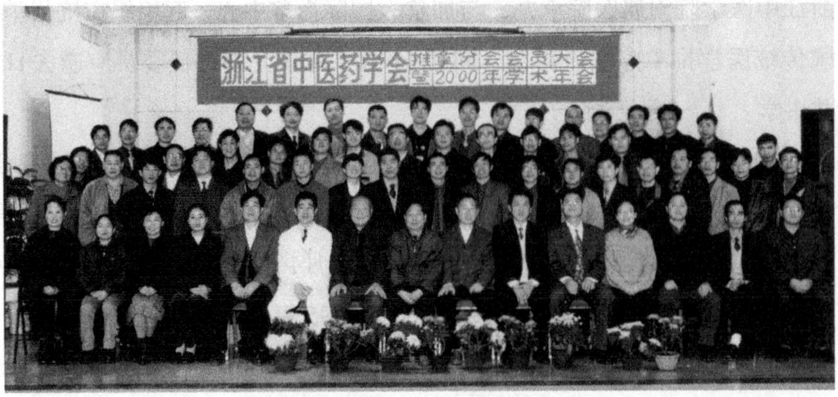

附图 1–4　2000 年学术会议（杭州）

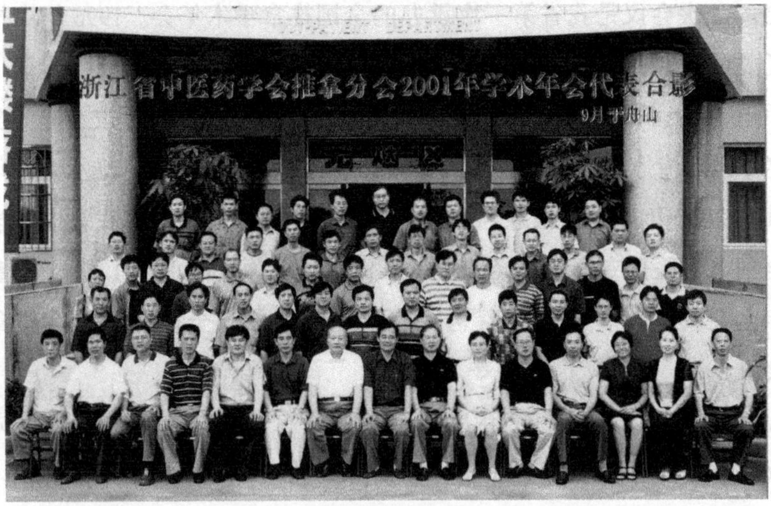

附图 1–5　2001 年学术会议（舟山）

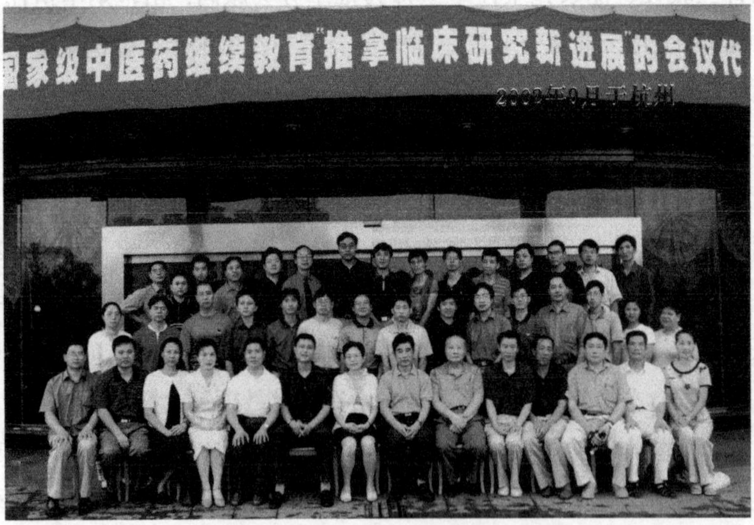

附图 1–6　2002 年学术会议（杭州）

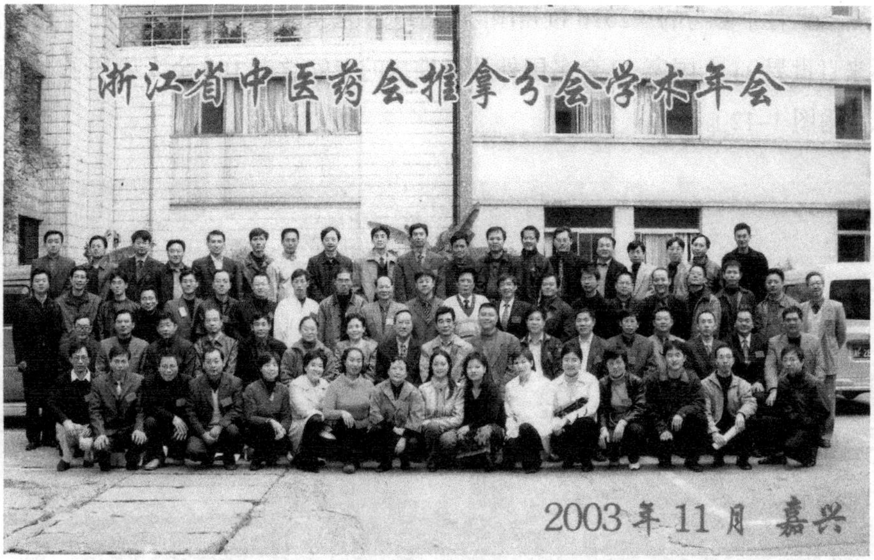
浙江省中医药会推拿分会学术年会
2003年11月 嘉兴

附图 1-7　2003 年学术会议（嘉兴）

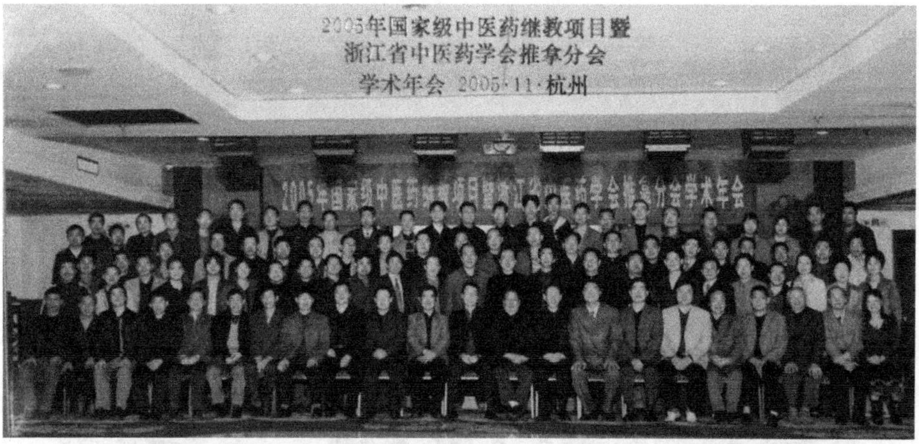
2005年国家级中医药继教项目暨
浙江省中医药学会推拿分会
学术年会 2005·11·杭州

附图 1-8　2005 年学术会议（杭州）

4. 2007—2010 年　2007 年 11 月，第四届推拿分会第一次学术年会暨国家级中医药继续教育项目“推拿优势病种诊疗技术”培训班在丽水青田召开，来自全省各地 80 余名推拿界专家学者参加了会议（附图 1-9）。2008 年 9 月，第四届推拿分会第二次学术年会暨国家级中医药继续教育项目“推拿优势病种诊疗技术”培训班在温岭召开，全省 70 余名代表参加了本次会议（附图 1-10）。2009 年 11 月，第四届推拿分会第三次学术年会暨国家级中医药继续教育项目“推拿优势病种诊疗技术”培训班在杭州召开，全省 130 余名代表参加了本次会议（附图 1-11）。2010 年 10 月，浙江中医药大学附属第三医院主办，推拿分会学术骨干参与的“2010杭州国际推拿（手法）学术论坛”在杭州召开，包括来自世界11个国家30余名国外从事推拿的专家学者100余人参加了本次论坛（附图1–12）。

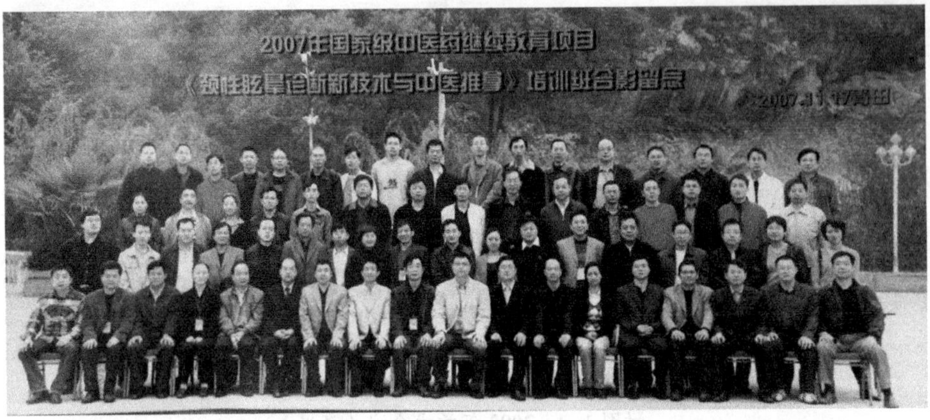

附图1–9　2007年学术会议（青田）

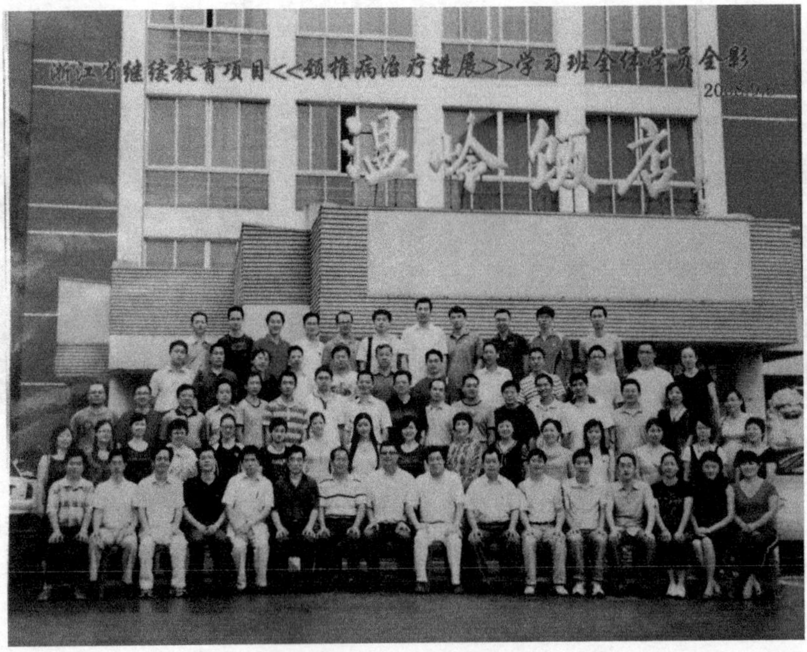

附图1–10　2008年学术会议（温岭）

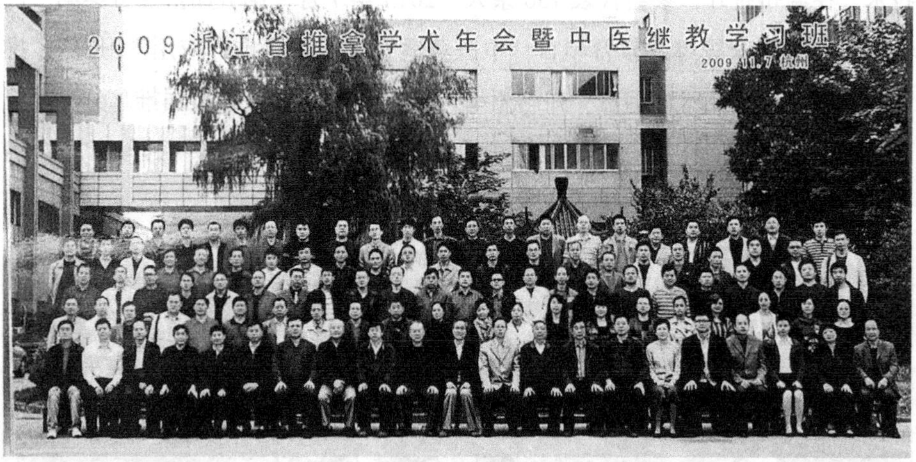

附图 1-11　2009 年学术会议（杭州）

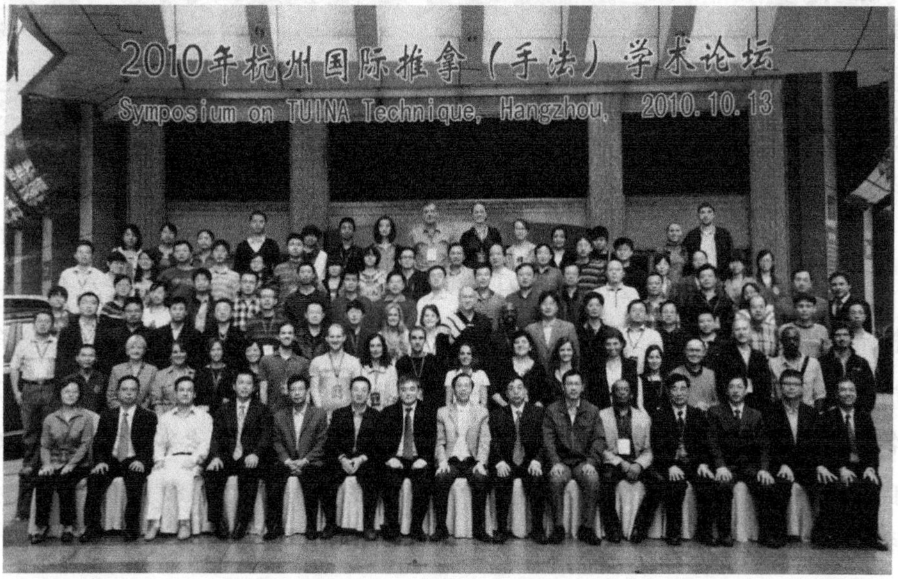

附图 1-12　2010 年杭州国际推拿（手法）学术论坛

5. 2011—2015 年　2011 年 7 月，第五届推拿分会换届选举会议在杭州召开。会议通过无记名投票的方式选举产生了主任委员 1 名、副主任委员 6 名、常务委员 20 名，范炳华任主任委员，吕立江、詹强、吴华军、李正祥、叶树良、柴俊飞任副主任委员。11 月，第五届推拿分会第一次学术年会暨国家级中医药继续教育项目“四肢筋伤推拿技术”培训班在宁波慈溪召开，会议收到学术论文 70 篇，来自全省各地 110 余名专家学者参加大会（附图 1-13）。2012 年 8 月，第五届推拿分会第二次学术年会暨省级中医药继续教育项目“整脊推拿技术”在温州召开，参会代表150余人。2013年7月，第五届推拿分会第三次学术年会暨国家级继续教育项目“中医药适宜技术临床推广应用学习班”“推拿优势病种诊疗技术培训班”在湖州举行。2015年7月，第五届推拿分会第五次学术年会暨名老中医药专家范炳华教授推拿学术会议在温岭召开，170余名代表参加会议。

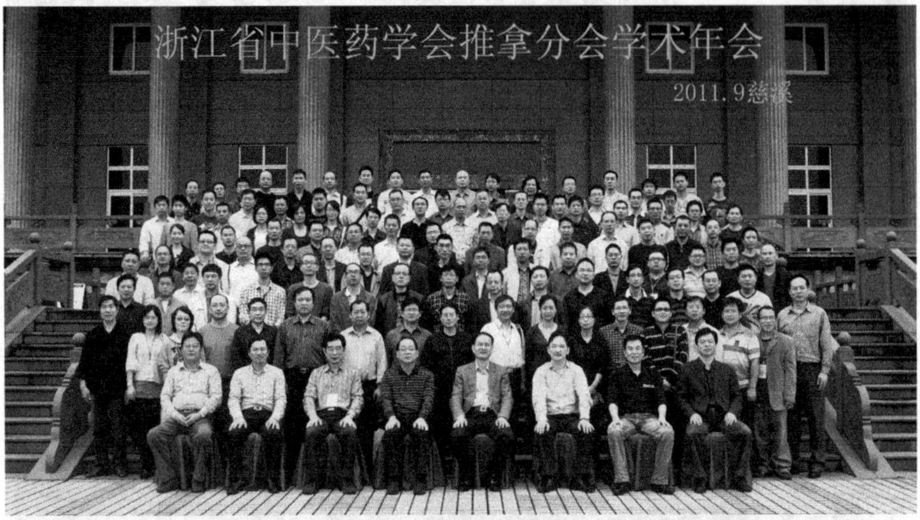

附图1–13 2011年学术会议（慈溪）

6. 2016—2020年 2016年7月，推拿分会第六届委员会换届选举会议在杭州召开。会议以无记名投票方式选举产生了第六届委员会，浙江中医药大学吕立江教授当选为主任委员。同时选举产生了副主任委员6名、常务委员17名，新一届委员会共49人。7月8—10日，推拿分会学术年会在杭州举办，来自全省各地市从事推拿临床、教学及科研工作的专业代表共180余人参会（附图1–14）。

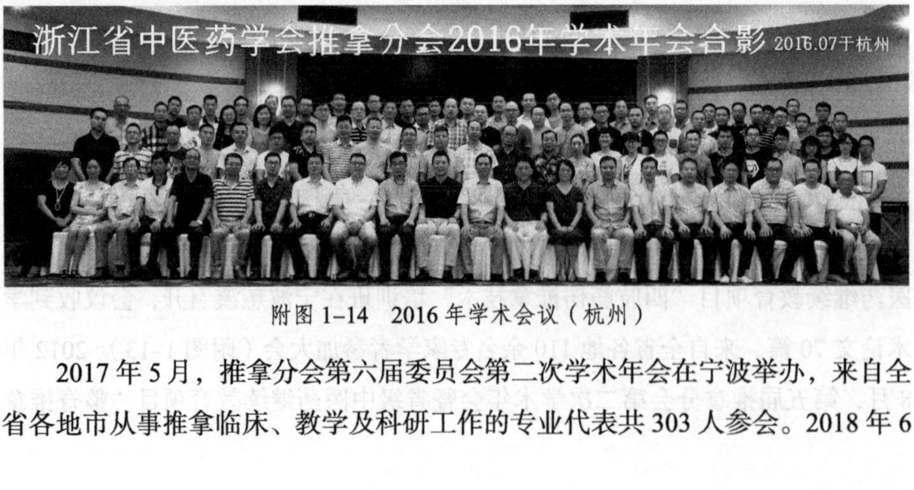

附图1–14 2016年学术会议（杭州）

2017年5月，推拿分会第六届委员会第二次学术年会在宁波举办，来自全省各地市从事推拿临床、教学及科研工作的专业代表共303人参会。2018年6

月，第六届委员会第三次学术年会暨国家继续教育项目“中医特色手法技术治疗颈腰疾病应用培训班”在衢州召开。来自全省各地市从事推拿临床、教学及科研工作的专业代表共 180 余人参会（附图 1–15）。

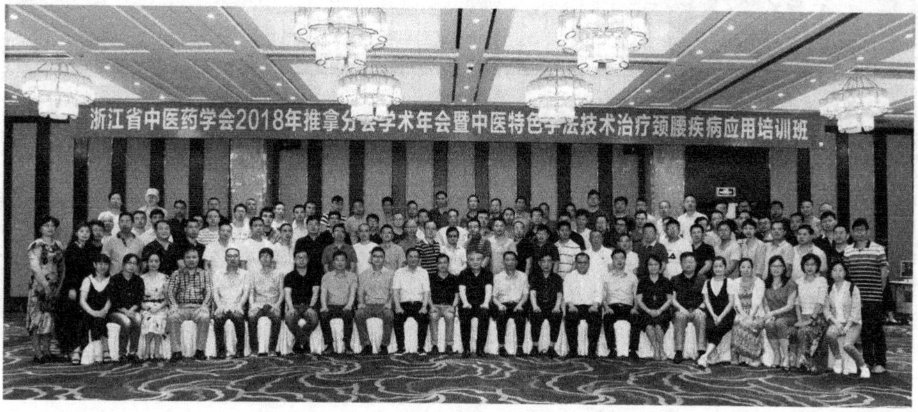

附图 1–15　2018 年学术会议（衢州）

2019 年 8 月，在浙江省绍兴市中金豪生大酒店举办 2019 年推拿分会学术年会暨国家继续教育项目培训班（附图 1–16）。来自全省各地市从事推拿临床、教学及科研工作的专业代表共 170 余人参会。

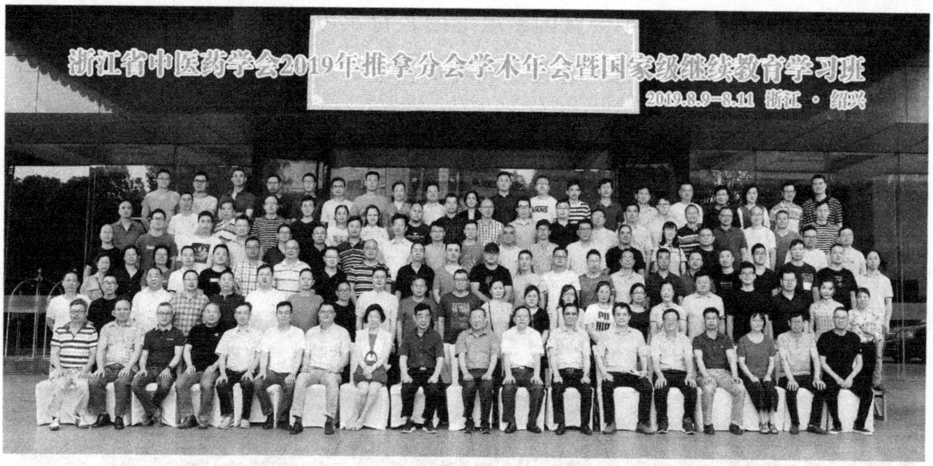

附图 1–16　2019 年学术会议（绍兴）

国际学术交流不断开展，浙江省中医药学会推拿分会主任委员吕立江教授于 2019 年 11 月 8—17 日赴澳大利亚和新西兰做学术交流，其间在悉尼科技大学做杠杆定位手法治疗腰椎间盘突出症的临床研究报告，并做手法操作演示；在新西兰中医学院做了杠杆定位手法临床应用与手法教学演示，得到澳大利亚与新西兰与会人员的赞扬。

2020 年 10 月 30 日—11 月 1 日在浙江省嘉兴市举办 2020 年推拿分会学

术年会暨国家级继续教育项目“中医特色手法技术治疗脊柱疾病应用培训班”(附图 1–17)。

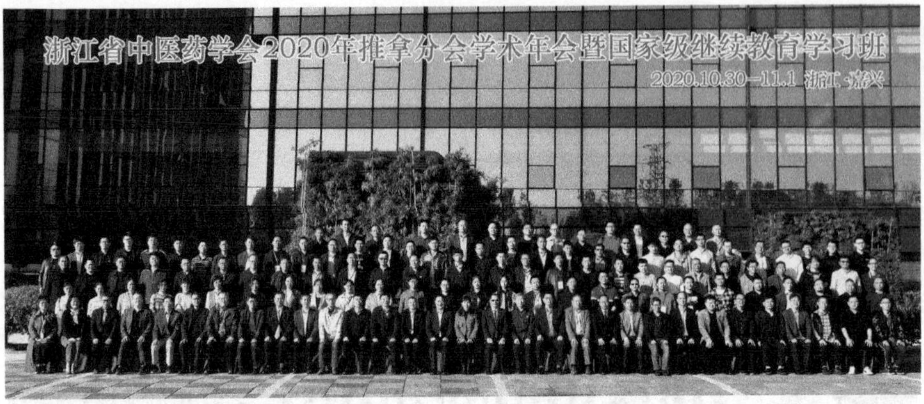

附图 1–17　2020 年学术会议(嘉兴)

7. 2021—2024 年　2021 年 10 月 28 日，浙江省中医药学会推拿分会第七届委员会换届选举会议在杭州之江饭店会议中心一楼中会场召开。会议选举产生了主任委员：吕立江；副主任委员：詹强、李正祥、吴华军、叶树良、许丽、柴俊飞。孙佳蕾任第七届推拿分会秘书。10 月 29 日，浙江省中医药学会 2021 年推拿分会学术年会暨国家级继续教育学习班在杭州之江饭店隆重召开(附图 1–18)。同年 7 月，分会主任委员吕立江教授当选为教育部中医指导委员会推拿学科联盟副理事长。指导全国推拿学科师资培训、人才培养、硕博士招生及各级各类等级考试等工作。吕立江主任委员还担任全国中医药行业高等教育“十四五”规划教材《推拿手法学》副主编；全国中医药行业高等教育“十四五”规划教材《推拿功法学》主编。

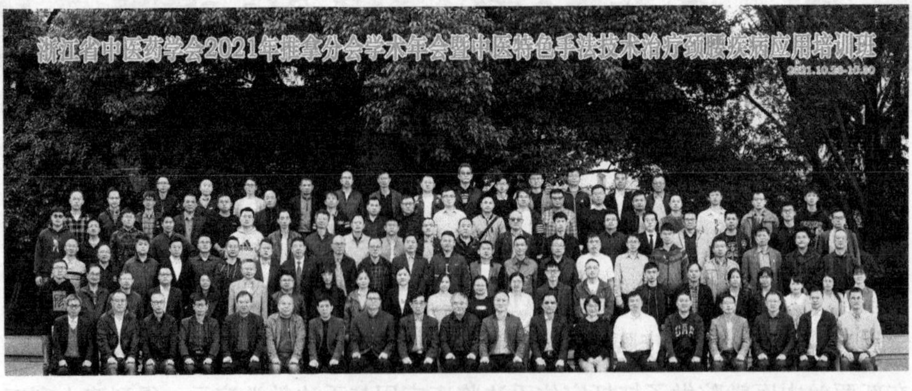

附图 1–18　2021 年学术会议(杭州)

名中医传承与拜师：2021 年 5 月 28 日与 2021 年 9 月 30 日分别在杭州市富阳区中医院、新昌县中医院成立浙江省名中医吕立江工作室，袁元辉、杨柏龙、吕智桢、何芳芳、薛凯诚、袁钱炯等医师拜入吕立江教授门下为徒。活动当天，工作室的专家还开展了免费义诊及教学指导工作。范炳华教授、吕立江教授分别于 2021 年成立了浙江省国医名师传承工作室与浙江省名老中医专家传承工作室，推拿分会委员与秘书成为工作室建设成员。

2022 年 5 月，召开推拿分会第七届第一次常务委员会会议。会议决定推拿分会 2022 年学术年会因紧急疫情防控要求，线下会议紧急调整为线上举行，为保证学术活动如期顺利进行，各讲课专家连夜赶制线上会议讲座，

2023 年 6 月，2023 年推拿分会学术年会暨“中医特色手法技术治疗颈腰疾病应用培训班”在温岭顺利召开（附图 1–19）。会议由浙江省中医药学会推拿分会主任委员吕立江教授主持，来自全国的专家学者等近 220 人参加了大会。

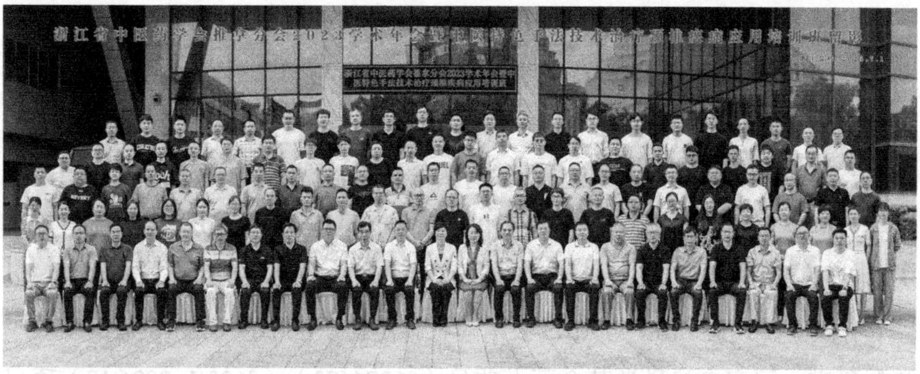

附图 1–19　2023 年学术会议（温岭）

2024 年 6 月，在浙江湖州举办推拿分会学术年会暨国家继教培训班。大会邀请了全国著名专家李义凯、唐成林教授等授课，会议由吕立江教授主持，大会对 180 余名相关医务人员进行了中医特色手法的技术培训（附图 1–20）。

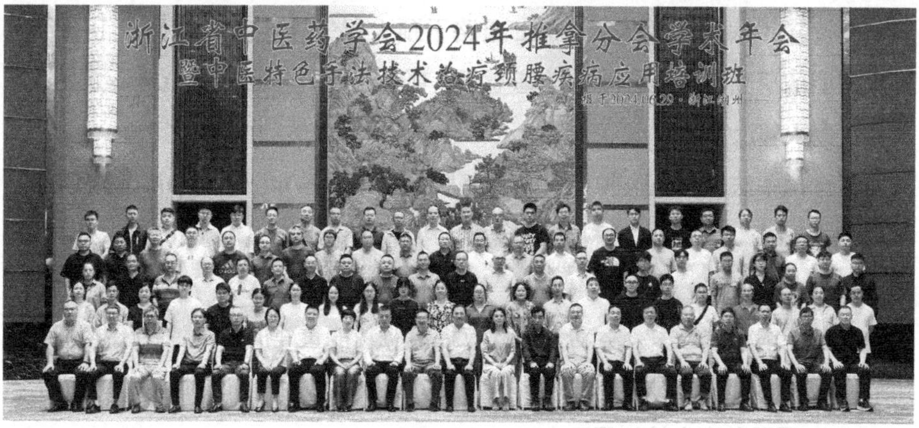

附图 1–20　2024 年学术年会（湖州）

附录二　浙派中医推拿专科的学术贡献

（一）科学研究（代表性项目）

1. 基于神经反馈控制建立腰椎间盘生物力学模型及杠杆定位手法对腰椎间盘影响的仿真研究，国家自然科学基金面上项目（81273866），（2013.1–2016.12）**项目负责人吕立江**

2. 脉冲电场干预下杠杆定位手法对腰椎间盘生物力学特性及神经反馈机制研究，国家自然科学基金面上项目（81774442），（2018.1–2021.12）**项目负责人吕立江**

3. 基于多模态 fMRI 与 MRS 技术对杠杆定位手法干预 LDH 镇痛的脑效应机制研究，国家自然科学基金面上项目（82274672），（2023.1–2026.12）**项目负责人吕立江**

4. 不同扳动模式的杠杆定位手法对腰椎间盘的应力—应变及瞬态载荷下流—固耦合效应研究，国家自然科学基金面上项目（82474668），（2025.1–2028.12）**项目负责人吕立江**

5. 按揉手法调控 Notch1/Notch 通路干预大鼠失神经支配骨骼肌卫星细胞再生潜能的研究，国家自然科学基金面上项目（82374606），（2024.1–2027.12）**项目负责人郭汝宝**

6. 按揉手法对家兔失神经支配骨骼肌卫星细胞 Wnt/β–catenin 通路调控的靶向效应研究，国家自然科学基金面上项目（81873391），（2019.1–2022.12）**项目负责人郭汝宝**

7. 基于中枢神经系统运动控制调节稳定肌功能重建的推拿治疗腰椎间盘突出症作用机制研究，国家自然科学基金委员会面上项目（81774447），（2018.1–2021.12）**项目负责人杜红根**

8. 六字诀训练适应与腰椎矢状面曲度活动度调节的定量数理关系研究，国

家自然科学基金青年基金项目（81303016），（2013.1–2015.12）**项目负责人王晓东**

9. 手法调控雪旺氏细胞表达及其诱导失神经支配骨骼肌卫星细胞成肌分化的动态研究，国家自然科学基金青年项目（81303064），（2014.1–2016.12）**项目负责人郭汝宝**

10. 手法调控瞬时受体电位敏化介导“椎骨错缝”CLBP大鼠细胞内钙稳态的效应机制研究，国家自然科学基金面上项目（82305426），（2024.1–2026.12），**项目负责人吕智桢**

11. 多功能膝关节康复治疗仪研发，浙江省科技厅重大科技项目（2013C03049–1），（2013.1–2015.12）**项目负责人范炳华**

12. 脊柱侧弯的中医智能化矫正设备的研发与应用，浙江省“尖兵”“领雁”研发攻关计划项目（2022C03123），（2022.1–2024.12）**项目负责人吕立江**

13. 青少年特发性脊柱侧弯中西医结合防控新技术研究，浙江省“尖兵”“领雁”研发攻关计划项目（2022C03101），（2022.1–2024.12）**项目负责人杜红根**

14. 基于表观基因–表型的青少年特发性脊柱侧弯风险预测与精准诊疗关键技术研究，浙江省“尖兵”“领雁”研发攻关计划项目（2023C03G1752107），（2024.1–2026.12）**项目负责人蒋忠**

15. 胸椎错缝（胸椎后关节紊乱症）中医诊疗标准指南制定，国家中医药管理局（SATCM–2015–BZ081），（2015.11–2016.10）**项目负责人吕立江**

16. 杠杆定位手法适宜技术国际推广项目，国家中医药管理局（2018–001），（2018.9–2021.9）**项目负责人吕立江**

17. 中医治未病技术操作规范–肩周操，国家中医药管理局项目（T/CACM 1083 — 1087 — 2018），（2015.2–2018.9）**项目负责人傅瑞阳**

18. 经络点穴推拿技术操作规范，国家中医药管理局（SATCM–2015–BZ332），（2015.1–2018.12）**项目负责人宋鸿权**

19. 创编太极导引功研究，国家体育局课题（QG08C006），（2008.10–2010.10）**项目负责人吕立江**

20. 基于杠杆定位手法对腰椎间盘生物力学影响的有限元建模与仿真研究，浙江省自然科学基金（Y2111054），（2012.1–2014.12）**项目负责人吕立江**

21. 颈性眩晕的椎–基底动脉动脉（V1、V2、V3、V4段）血管形态病理学研究，国家中医药管理局（编号：06–07LP21），（2006.7–2009.6）**项目负责**

人范炳华

22. 青少年特发性脊柱侧弯中西医诊疗智能数字服务关键技术研发及系统应用，国家中医药管理局－浙江省中医药管理局共建重大项目（GZY–ZJ–KJ–23011），（2023.1–2025.12）**项目负责人杜红根**

23. 基于退变腰椎全节段有限元模型的点按后伸手法生物力学分析，浙江省自然基金（LY13H290010），（2013.1–2015.12）**项目负责人杜红根**

24. "一次推拿正骨法治疗腰椎间盘突出症"技术优化及应用推广研究，浙江省科技厅公益技术项目（2015C33158），（2015.1–2017.12）**项目负责人杜红根**

25. 杠杆定位手法治疗腰椎间盘突出症的生物力学指标提取及临床规范化应用研究，浙江省科技厅公益技术项目（Y2111054），（2014.1–2016.12）**项目负责人吕立江**

26. 老年人腰椎矢状面曲度、活动度与其呼吸肌功能的相关性研究，浙江省自然科学基金（LQ12H27004），（2014.1–2016.12）**项目负责人王晓东**

27. 基于 TRPV1 调控 Ca^{2+}/CaMK Ⅱ /NLRP3 通路探讨推拿手法改善"椎骨错缝"炎性痛的机制研究，浙江省自然科学基金—青年探索项目（LQ23H270010），（2023.1–2025.12）**项目负责人吕智桢**

28. 推拿手法对家兔椎－基底动脉供血不足的"神经－血管"反馈调控机理研究，浙江省自然科学基金—青年探索项目（LQ18H270005），（2018.1–2020.12）**项目负责人李增图**

29. 基于 miRNAs 介导的 mTOR–NLRP3 自噬－炎症途径研究电针减轻脑卒中后认知障碍的机制，浙江省科技厅公益技术项目（LGF22H270001），（2022.1–2024.12）**项目负责人郎伯旭**

30. 基于多模态功能磁共振探讨"天牖五部"腧穴推拿治疗颈源性头痛的中枢镇痛机制，浙江省自然科学基金—青年探索项目（Q22H276501），（2022.1–2024.12）**项目负责人金昕**

31. 脊柱推拿调控小脑顶核 GABA 能神经元介导腰椎稳态重塑改善腰突症"筋骨失衡"的神经机制研究，浙江省自然科学基金—青年探索项目（LQ24H270014），（2024.1–2026.12）**项目负责人文亚**

32. 垫枕在胸腰椎压缩性骨折中作用原理的光弹研究，浙江省中医药科技计划（2000C76），（2000.9–2002.8）**项目负责人范炳华**

33. 颈性眩晕的椎动脉形态学改变及其对血流速的影响，浙江省中医药科

技计划重点项目（浙卫发 [2001]352–2），（2001.9–2003.8）**项目负责人范炳华**

34. 椎动脉性眩晕的血管形态学变化及分型，浙江省中医药科技计划（2003C120），（2003.9–2005.8）**项目负责人范炳华**

35. “髓海不足”与椎动脉供血不足的相关性研究，浙江省中医药科技计划（2004C15），（2004.9–2006.8）**项目负责人范炳华**

36. 蛙式四步扳法治疗骶髂关节半脱位，浙江省中医药科技计划（2007SA005），（2007.9–2009.8）**项目负责人范炳华**

37. 三部推拿法治疗颈性眩晕技术，浙江省中医药科技计划（2008ZA007），（2008.9–2010.8）**项目负责人范炳华**

38. 治疗腰椎间盘突出症的推拿有效手法及其定量化的生物力学研究，浙江省中医药科技计划（2005SA002），（2005.9–2007.8）**项目负责人吕立江**

39. 杠杆定向手法治疗腰椎间盘突出症疗效评价的多中心研究，浙江省中医药科技计划（2007SA007），（2007.9–2009.8）**项目负责人吕立江**

40. 杠杆定向手法治疗移行型腰椎间盘突出症的影像学研究，浙江省中医药科技计划（2008CB017），（2008.9–2010.8）**项目负责人吕立江**

41. 杠杆定位手法治疗膨出型腰椎间盘突出症疗效评价的多中心研究，浙江省中医药科技计划（2010ZS001），（2010.9–2012.8）**项目负责人吕立江**

42. 足部反射区推拿疗法对 IL–1 与 IL–6 基因表达的影响，浙江省中医药科技计划（98042），（1998.9–2001.8）**项目负责人詹强**

43. 足穴推拿治疗原发性骨质疏松的疗效观察与作用机制研究，浙江省中医药科技计划（2002C089），（2002.9–2005.8）**项目负责人詹强**

44. 足穴推拿疗法对去卵大鼠骨生物力学状态影响的研究，浙江省中医药科技计划（2003C127）（2003.9–2006.8）**项目负责人詹强**

45. 筋舒霜防治痹症的临床前研究，浙江省经济贸易委员会中药现代化专项（200602），（2006.9–2009.8）**项目负责人詹强**

46. 痹痛消巴布膏治疗膝痹病的临床前研究，浙江省经济贸易委员会中药现代化专项（JMW200901），（2009.1–2011.12）**项目负责人詹强**

47. 膝关节骨性关节炎的推拿治疗单病种诊疗规范研究，浙江省中医药科技计划（2012ZA099），（2012.9–2015.8）**项目负责人詹强**

48. 基于胸椎 CT 三维重建模型下定点整复治疗小关节紊乱症临床评价及手法规范研究，浙江省中医药科技计划（2014ZA095），（2012.9–2015.8）**项目负责人詹强**

49. 探穴针罐灌注疗法治疗陈旧性踝关节扭伤疾病技术研究，浙江省中医药科技计划（2017ZA150），（2017.1–2019.12）**项目负责人詹强**

50. 特发性早发性脊柱侧弯的中医体质类型及分布规律的研究，浙江省中医药科技计划中医药现代化专项（2022ZX015），（2022.1–2025.12）**项目负责人詹强**

51. 基于背部图像识别和深度学习算法的青少年脊柱侧弯筛查系统研发，浙江省医药科技计划（2022PY019），（2022.1–2024.12）**项目负责人詹强**

52. 旋后牵伸法治疗肱骨外上髁炎，浙江省卫生厅计划项目（2007SA012），（2007.7–2009.6）**项目负责人傅瑞阳**

53. 中医脊柱平衡法综合治疗青少年特发性脊柱侧凸疗效及对表面肌电图影响的研究，浙江省中医药科技计划优秀青年人才项目（2012ZQ011），（2012.9–2015.8）**项目负责人杜红根**

54. 三种不同旋转手法对腰椎间盘突出症疗效、技术优化及个体化研究，浙江省中医药科技计划（2016ZB034），（2016.1–2019.12）**项目负责人杜红根**

55. 五线五区十三穴推拿法治疗颈型颈椎病技术推广应用研究，浙江省中医药科技计划项目，（2016ZT021），（2016.1–2018.12）**项目负责人江振家**

56. 真实世界视域下的中医康复综合疗法防治青少年特发性脊柱侧弯的临床疗效研究，浙江省中医药科技计划项目（2024ZL1112），（2024.1–2026.12）**项目负责人沈林兴**

57.“益肾活血通脉”手法对高血压患者的血压变异性及昼夜节律长期效应的临床研究，浙江省中医药科技计划项目（2012ZBZ154），（2012.1–2014.12）**项目负责人沈志方**

58. 基于“筋骨平衡”推拿治疗早期膝关节骨性关节炎患者的疗效观察及机制研究，浙江省中医药科技计划项目（2024ZL1066），（2024.1–2026.12）**项目负责人沈志方**

59. 微针刀治疗颈源性眩晕技术，浙江省中医药科技计划（2020ZT011），（2020.1–2022.12）**项目负责人郎伯旭**

60. 电针调控 miRNAs 介导的 mTOR–NLRP3 自噬 – 炎症途径减轻脑卒中后认知障碍的机制研究，浙江省中医药科技计划（2022ZB392），（2022.1–2024.12）**项目负责人郎伯旭**

61. 针刺配合手法对青年型颈性头昏 / 眩晕的作用及机理研究，浙江省中医药科技计划（2005C193），（2005.1–2007.12）**项目负责人郎伯旭**

62. 脑外伤后遗症于寰枢关节错位的相关性研究，浙江省中医药科技计划（2006C116），（2006.1–2008.12）**项目负责人郎伯旭**

63. 多发性抽动症蛋白指纹图谱研究，浙江省医药科技计划（2011KYB142），（2011.1–2014.12）**项目负责人郎伯旭**

64. 推拿治疗小儿肌性斜颈的推广应用研究，浙江省中医药科技计划（2007SA006），（2007.1–2010.12）**项目负责人许丽**

65. 范炳华教授推拿治疗特色及临床经验的整理研究，浙江省中医药科技计划（2013ZB076），（2013.1–2015.12）**项目负责人许丽**

66. 桥弓穴自我推拿辅助降压的临床规范化研究，浙江省中医药科技计划青年人才专项研究项目（2010ZQ003），（2010.1–2012.12）**项目负责人许丽**

67. 基于剪切波弹性成像技术评价揉捏牵转法治疗小儿肌性斜颈的疗效研究，浙江省中医药科技计划项目（2023ZL470），（2023.1–2025.12）**项目负责人许丽**

68. 蛙式扳法结合核心锻炼治疗骶髂关节紊乱临床研究，浙江省中医药科技计划（2020ZA013），（2020.1–2022.12）**项目负责人舒剑锋**

69. 肌骨超声评估推拿联合八段锦治疗慢性非特异性腰痛的临床疗效研究，浙江省中医药科技计划（2021ZB028），（2021.1–2023.12）**项目负责人舒剑锋**

70. 褪黑素通过 miR–29c–3p 靶向 TFEB 调节自噬对骨关节炎的治疗作用机制研究，浙江省医药卫生科技计划（2023KY473），（2023.1–2025.12）**项目负责人舒剑锋**

71. 骨盆调整手法治疗腰椎间盘突出症伴骶髂关节错位的随机对照研究，浙江省中医药科技计划（2013ZQ018），（2013.1–2015.12）**项目负责人郭汝宝**

72. 脊柱推拿结合施罗特呼吸疗法治疗特发性脊柱侧弯的技术，浙江省中医药科技计划（2018ZT003），（2018.1–2020.12）**项目负责人应晓明**

73. 慢性非特异性腰痛患者呼吸训练适应过程中核心肌群阵列式表面肌电特征变化规律的研究，浙江省医药卫生科技计划（2019329307），（2019.1–2021.12）**项目负责人王晓东**

74. 胸椎定点对抗扳法配合药物渗透干预胸椎错峰的生物力学作用－临床效应相关性研究，浙江省中医药科技计划（2021ZB159），（2022.1–2024.12）**项目负责人牛红社**

75. 5G 时代基于区块链的智慧养老多元信息协同模式与实现路径研究，浙江省医药卫生科技计划（2024KY690），（2024.1–2026.12）**项目负责人舒剑锋**

76. 杠杆定位手法治疗特发性脊柱侧弯的筋骨评估与临床评价研究，浙江省中医药科技计划项目（2023ZL469），（2023.1–2025.12）**项目负责人吕智桢**

77. 六字诀呼吸导引治疗慢性非特异性腰痛技术，浙江省中医药科技计划项目（2023ZL080），（2023.1–2025.12）**项目负责人王晓东**

78. 推拿治疗腰椎间盘突出症技术的应用推广，浙江省中医药科技计划（2015ZT002），（2015.1–2018.12）**项目负责人宋鸿权**

79. 三种不同扳法对寰枢关节错位的疗效评价、技术优化以及个体化方案的研究，浙江省中医药科技计划（2022ZB121），（2022.1–2024.12）**项目负责人金昕**

80. 名老中医沈景允—“二位分粘法”技术对冻结肩（冻结期）生物力学仿真研究，浙江省中医药科技计划（2022Z058）（2022.1–2024.12）**项目负责人乔祖康**

81. 盂肱下韧带、喙肱韧带三维有限元结合运动捕捉数字模型对麻醉下手法松解治疗冻结肩（冻结期）的临床疗效评价，浙江省医药卫生科技计划（2023ZF138），（2023.1–2025.12）**项目负责人乔祖康**

82. 基于高密度 sEMG 探讨脊柱推拿对 AIS 肌肉激活和协调模式的作用机制，浙江省中医药科技计划（2023ZL377），（2023.1–2025.12）**项目负责人陈韶**

83. 体液免疫效应因子介导的 Tourette’s 外周机制及推拿干预机制，浙江省中医药科技计划（2023ZL396），（2023.1–2025.12）**项目负责人温存**

84. 名老中医沈景允“一次推拿正骨治疗腰椎间盘突出症”技术经验总结，浙江省中医药科技计划（2023ZF022），（2023.1–2025.12）**项目负责人谢云兴**

85. 沈氏功法膝骨性关节炎患者下肢功能的应用研究，浙江省中医药科技计划（2023ZL376），（2023.1–2025.12）**项目负责人王焕民**

86. 运动疗法结合“4+1”功能锻炼治疗粘连期肩周炎疾病技术，浙江省中医药科技计划（2023ZL478），（2023.1–2025.12）**项目负责人金鹰**

87. 基于名中医吕立江教授经验观察杠杆定位手法治疗脊柱侧弯患者椎旁肌肌张力临床研究，浙江省中医药科技计划（2023ZF024），（2023.1–2025.12）**项目负责人杨超**

88. 范炳华教授治疗产后腰痛手法经验总结，浙江省中医药科技计划（2023ZF028），（2023.1–2025.12）**项目负责人姚本顺**

89. 摩伸揉法治疗慢性踝关节不稳的随机对照研究，浙江省中医药科技计划（2023ZF115），（2023.1–2025.12）**项目负责人陈张**

90. 静息态功能核磁共振视域下杠杆定位手法治疗腰突症的脑功能变化的临床研究，浙江省中医药科技计划（2023ZR032），（2023.1–2025.12）**项目负责人李景虎**

91. 多位点撤针疗法治疗糖尿病前期的临床研究及技术形成 浙江省中医药科技计划（2024ZL048），（2024.1–2026.12）**项目负责人梁安**

92. 基于多模态体态评估技术探讨中西医一体化矫正住院模式对 AIS 的临床疗效，浙江省中医药科技计划（2024ZL450），（2024.1–2026.12）**项目负责人刘晨**

93. 名老中医沈景允“沈氏推拿治疗膝骨关节炎技术经验总结，浙江省中医药科技计划（2024ZF076），（2024.1–2026.12）**项目负责人钮铭**

94. 推拿调控小脑顶核 GABA/Glu 平衡介导小脑功能重塑改善腰突症“筋骨失衡”的神经机制研究，浙江省中医药科技计划（2024ZR069），（2024.1–2026.12）**项目负责人文亚**

95. 基于光学运动捕捉技术联合 sEMG 探究名老中医经验“二位分粘法”治疗冻结肩的生物力学机制，浙江省中医药科技计划（2024ZL070），（2024.1–2026.12）**项目负责人熊俊龙**

96. 点按枕神经体表投影调控三叉神经通路中 CGRP 介导硬脑膜环境稳态重塑治疗偏头痛的机制研究，浙江省医药卫生科技计划（2024KY1209），（2024.1–2026.12）**项目负责人文亚**

97. 浙江省名中医傅瑞阳治疗儿童寰枢关节半脱位的手法经验总结，浙江省中医药科技计划（2024ZF148），（2024.1–2026.12）**项目负责人张磊**

98. 基于剪切波弹性成像技术探讨肱骨外上髁炎的病变分期及旋后牵伸法疗效评价的相关性研究，浙江省中医药科技计划（2024ZR169），（2024.1–2026.12）**项目负责人沈卓**

（二）教学研究（代表性项目与论文）

1. 国家级精品资源共享课《推拿手法学》，教育部（2013–132），（2013.9–2014.8）**课程负责人范炳华**

2. 国家级精品视频公开课《呵护您的颈椎》，教育部（2014–40），（2014.9–2015.8）**课程负责人范炳华**

3. 国家精品在线开放课程《推拿保健与养生》，教育部（2018–1–0395），（2019.1–2023.12）**课程负责人吕立江**

4. 国家级一流本科课程建设《推拿保健与养生》，教育部（2020118395），

（2020.11–2025.10）**课程负责人吕立江**

5. 中医药专业学位研究生在线示范课程《针灸推拿学进展》，教育部教指委（2022–22–10），（2023.9–2023.12）**课程负责人吕立江**

6. 产学合作协同育人项目《青少年脊柱侧弯家庭自主筛查系统研发》，教育部（220604942143939）（2022.11–2023.6）**项目负责人詹强**

7. 产学合作协同育人项目《基于NLP的推拿标准化诊疗教研体系建设——以青少年特发性脊柱侧弯为例》，教育部（230804942252558）（2023.11–2024.6）**项目负责人詹强**

8. 浙江省优秀研究生课程《推拿临床研究进展》，浙江省教育厅（2023–20–231），（2022.1–2022.9）**课程负责人吕立江**

9. 浙江省虚拟仿真实验教学项目《推拿手法及生物力学效应机制虚拟仿真实验》，浙江省教育厅（2021–7–219），（2021.7–2022.4）**课程负责人吕立江**

10. 中医特色学科推拿学教学团队的建设研究，浙江省高等教育学会高等教育研究课题（KT2011119），（2011.9–2018.4）**项目负责人许丽**

11. "三全育人"视域下《小儿推拿学》课程思政教学改革探讨与实践，浙江省教育厅（2021–47），（2022.1–2024.6）**项目负责人许丽**

12. 浙江省级课程思政教学项目示范课程《小儿推拿学》浙江省教育厅（2022–51），（2023.1–2027.12）**项目负责人许丽**

13. 浙江省线上线下混合式一流课程《小儿推拿学》，浙江省教育厅（2022–158），（2023.1–2027.12）**项目负责人许丽**

14. 吕立江 . 案例教学法在中医推拿临床课程教学中的应用 [J]. 中医教育，2009，28（3）：50–52.（**第一作者吕立江**）

15. 吕立江，范炳华，许丽，等 . 推拿手法学"三位一体"实践教学探索 [J]. 中医教育，2011，30（6）：66–67，74.（**第一作者吕立江**）

16. 吕立江，马睿杰，裘伟国，等 . 新型冠状病毒肺炎疫情下的网络教学应用探讨——以慕课应用为例 [J]. 中医教育，2020，39（4）：22–24，60.（**第一作者吕立江**）

17. 范炳华，谢远军，许丽，等 . 推拿手法学课外实践教学方法与途径的探讨 [J]. 中医教育，2008，（1）：39–40.（**第一作者范炳华**）

18. 范炳华，许丽，袁相龙，等 . 推拿人才培养模式创新的实践 [J]. 北京中医药，2008，（4）：312–314.（**第一作者范炳华**）

19. 范炳华，许丽，谢远军，等 . 强化推拿手法技能教学的途径与方法 [J].

中国高等医学教育，2011，（8）：112–113.（第一作者范炳华）

20. 范炳华，梁冬艳，许丽，等．国家精品视频公开课建设体会 [J]. 中国高等医学教育，2016，（8）：111–112.（第一作者范炳华）

21. 许丽，范炳华，徐泉珍，等．发挥教学团队作用推进推拿学科精品课程建设 [J]. 中国医药导报，2014，11（7）：132–134.（第一作者许丽）

22. 陈张，王晓东，许丽．疫情防控期间基于“互联网 +”思维开展推拿功法学线上教学的实践研究 [J]. 中国高等医学教育，2022，（9）：113–114.（第一作者陈张）

23. 陈张，许丽，寇智君，等 .PBL 联合微课教学法在推拿科临床实习中的应用研究 [J]. 中国高等医学教育，2022，（8）：119–120，136.（第一作者陈张）

（三）论文发表

[1] Chen L，Zhou X，Yang C，Wu HJ，Tian Y，Hong S，Hu H，Wang K，Wu S，Wei Z，Li T，Huang Y，Hua Z，Xia Q，Chen XJ，Lv Z，Lv L. Gene association analysis to determine the causal relationship between immune cells and juvenile idiopathic arthritis. Pediatr Rheumatol Online J. 2024 Mar 8；22（1）：35.（通讯作者吕立江）

[2] Hong S，Chen L，Zhou X，Huang Y，Tian Y，Hu H，Yu B，Wu H，Yang C，Lv Z，Lv L. Genetically predicted causal effects of gut microbiota on spinal pain：a two–sample Mendelian randomization analysis. Front Microbiol. 2024 Mar 25；15：1357303.（通讯作者吕立江）

[3] Chen L，He L，Liu B，Zhou Y，Lv L，Wang Z. Intelligent structure prediction and visualization analysis of non–coding RNA in osteosarcoma research. Front Oncol. 2024 Mar 12；14：1255061.（通讯作者吕立江）

[4] Du HG，Wen Y，Dong JX，Chen S，Jin X，Liu C，Ling DY，Lv LJ. Brain plasticity following lumbar disc herniation treatment with spinal manipulation therapy based on resting–state functional magnetic resonance imaging. Heliyon. 2024 Sep 11；10（18）：e37703.（通讯作者吕立江）

[5] Chen L，Zhou X，Tian Y，Hu H，Hong S，Wu S，Wei Z，Wang K，Li T，Hua Z，Xia Q，Huang Y，Lv Z，Lv L. Analysis of the causal relationship between gut microbiota and bone remodeling growth factor from the gene association. Microb Pathog. 2024 Sep；194：106790.（通讯作者吕立江）

[6] Zhou XC，Chen LH，Wu S，Wang KZ，Wei ZC，Li T，Huang YS，

Hua ZH, Xia Q, Lv ZZ, Lv LJ. Brain effect mechanism of lever positioning manipulation on LDH analgesia based on multimodal MRI: a study protocol. BMC Complement Med Ther. 2024 Jun 24; 24（1）: 246.（通讯作者吕立江）

[7] Zicheng Wei, Zhen Liu, Hongjiao Wu, Kaizheng Wang, Shuang Wu, Lijiang Lv, Zhizhen Lv.Effectiveness of infantile tuina for improving motor dysfunction in children with spastic cerebral palsy: A systematic review and meta-analysis of randomized controlled trials, European Journal of Integrative Medicine, Volume 69, 2024, 102382.（通讯作者吕立江）

[8] Shi J, Liu Z, Zhou X, Jin F, Chen X, Wang X, Lv L. Effects of breathing exercises on low back pain in clinical: A systematic review and meta-analysis. Complement Ther Med, 2023 Dec; 79: 102993.（通讯作者吕立江）

[9] Hong SW, Wang KZ, Zhou XC, Hu HJ, Tian Y, Huang HZ, Liu Z, Lv ZZ, Lv LJ. Manual Therapy for a Chronic Non-Specific Low Back Pain Rat Model. J Vis Exp, 2023 Aug 11;（198）.（通讯作者吕立江）

[10] Liu Z, Lv Z, Zhou X, Shi J, Hong S, Huang H, Lv L. Efficacy of traditional Chinese exercises in patients with post-COVID-19 chronic fatigue syndrome: A protocol for systematic review and meta-analysis. Medicine（Baltimore）, 2022 Nov 18; 101（46）: e31450.（通讯作者吕立江）

[11] Zhou X, Lv Z, Hong S, Hu H, Tian Y, Wu S, Wang K, Wei Z, Lv L. Effectiveness and safety of acupuncture and moxibustion for chronic prostatitis: A protocol for an overview of systematic reviews and meta-analysis. Medicine（Baltimore）, 2022 Oct 14; 101（41）: e26116.（通讯作者吕立江）

[12] Zhou XC, Huang YB, Liu Z, Wu HJ, Huang HZ, Tian Y, Hong SW, Hu HJ, Lv LJ, Lv ZZ. Bibliometric Analysis of Functional Magnetic Resonance Imaging Studies on Manual Therapy Analgesia from 2002-2022. J Pain Res, 2023 Jun 19; 16: 2115-2129.（通讯作者吕智桢）

[13] Liu Z, Shi J, Huang Y, Zhou X, Huang H, Wu H, Lv L, Lv Z. A systematic review and meta-analysis of randomized controlled trials of manipulative therapy for patients with chronic neck pain. Complement Ther Clin Pract, 2023 Aug; 52: 101751.（通讯作者吕智桢）

[14] Zhou XC, Huang YB, Wu S, Hong SW, Tian Y, Hu HJ, Lv LJ, Lv ZZ. Lever positioning manipulation alters real-time brain activity in patients with

lumbar disc herniation：An amplitude of low-frequency fluctuation and regional homogeneity study. Psychiatry Res Neuroimaging，2023 Sep；334：111674.（通讯作者吕智桢）

[15] Ruiyang Fu ，Xiaoqing Guo，Zhongqiang Pan，Yaling Wang，Jing Xu，Lei Zhang，Jinxia Li.Molecular mechanisms of AMPK/YAP/NLRP3 signaling pathway affecting the occurrence and development of ankylosing spondylitis. Journal of Orthopaedic Surgery and Research，2023；18（1）：831.（第一作者傅瑞阳）

[16] Wu Yeqi，Huang Xueyan，Zhong Congcong，Wu Ting，Sun Dai，Wang Rui，Zhan Qiang，Luo Huasong. Efficacy of dietary supplements on sleep quality and daytime function of shift workers：a systematic review and Meta-analysis [J]. Frontiers in Nutrition，2022，8（9）：850417.（通讯作者詹强）

[17] Wei H，Xu J，Jiang Z，et al. Effect of a Traditional Chinese Medicine combined therapy on adolescent idiopathic scoliosis：a randomized controlled trial. J Tradit Chin Med，2015 Oct；35（5）：514-9.（通讯作者杜红根）

[18] Du HG，Liao SH，Jiang Z，et al. Biomechanical analysis of press-extension technique on degenerative lumbar with disc herniation and staggered facet joint. Saudi Pharm J. 2016 May；24（3）：305-11.（第一作者杜红根）

[19] Wen Y，Chen XM，Jin X，et al. A spinal manipulative therapy altered brain activity in patients with lumbar disc herniation：A resting-state functional magnetic resonance imaging study. Front Neurosci，2022 Sep 7；16：974792.（通讯作者杜红根）

[20] Chen XM，Wen Y，Chen S，et al.. Traditional Chinese Manual Therapy（Tuina）reshape the function of default mode network in patients with lumbar disc herniation. Front Neurosci，2023 Mar 15；17：1125677.（通讯作者杜红根）

[21] Jianfeng Shu；Rongtao Ding；Aixiang Jin；Hui Zhu；Shu Chen. Acupoint Selection for Autonomous Massage Based on Infrared Thermography[J]. Traitement du Signal，2022，Vol.39（No.1）.（第一作者舒剑锋）

[22] Jianfeng Shu ，Wei Ren ，Shu Chen ，Lin Li，Hui Zhu，Aixiang Jin .Effect of Somatosensory Interaction Transcutaneous Electrical Acupoint Stimulation on Cancer-related Fatigue and Immunity：A Randomized Controlled Trial[J]. American Journal of Clinical Oncology，2022，Vol.45（No.7）.（第一作者舒剑锋）

[23] Chen YF，Mao MC，Zhu GY，et al. The changes of neuroactivity of Tui

Na（Chinese massage）at Hegu acupoint on sensorimotor cortex in stroke patients with upper limb motor dysfunction：a fNIRS study[J].BMC Complement Med Ther.2023 Sep 21；23（1）：334.（**第一作者陈羽峰**）

[24] Niu K，Liu YL，Yang F，et al. Efficacy of traditional Chinese exercise for sarcopenia：A systematic review and meta-analysis of randomized controlled trials. Front Neurosci.2022 Dec 22；16：1094054.（**通讯作者屈庆**）

[25] 田雨，吕智桢，陈龙豪，等. 从肾督气脉论探讨腰椎间盘突出症的诊疗思路 [J]. 浙江中医药大学学报，2024，48（9）:1126–1130.（**通讯作者吕立江**）

[26] 周星辰，吕智桢，吴双，等. 基于“按之快然”点按力敏舒快态委中穴对腰椎间盘突出症患者的即刻功能脑网络研究 [J]. 中国中西医结合杂志，2024，44（7）：814–820.（**通讯作者吕立江**）

[27] 吴双，吕智桢，周星辰，等. 推拿治疗腰椎管狭窄症的手法及选穴规律 [J]. 中医药导报，2024，30（6）：119–124.（**通讯作者吕立江**）

[28] 周星辰，陈龙豪，吴双，等. 杠杆定位手法调控前额叶缓解腰椎间盘突出症患者痛情绪的脑网络效应研究 [J]. 中华中医药杂志，2024，39（5）：2675–2680.（**通讯作者吕立江**）

[29] 吴双，吕智桢，周星辰，等. 磁共振波谱在中医药研究中的应用进展 [J]. 磁共振成像，2024，15（4）：229–234.（**通讯作者吕立江**）

[30] 周星辰，吕智桢，吴双，等. 基于“按之快然”探讨“腧穴力敏 – 中枢敏化”的脑效应研究思路 [J]. 中华中医药杂志，2024，39（4）:1679–1682.（**通讯作者吕立江**）

[31] 胡会杰，吕智桢，洪双威，等. 推拿治疗腰椎间盘突出症的力敏特性初探 [J]. 中国中医药科技，2024，31（2）：234–236.（**通讯作者吕立江**）

[32] 吴双，吕智桢，周星辰，等 .MRS 评估腰椎间盘突出症患者脑代谢物与神经递质研究进展 [J]. 浙江中西医结合杂志，2024，34（2）：186–189.（**通讯作者吕立江**）

[33] 周星辰，吕智桢，黄玉波，等. 腰椎间盘突出症的多模态 MRI 应用及推拿干预进展 [J]. 中国中西医结合杂志，2024，44（6）：758–763.（**通讯作者吕立江**）

[34] 周星辰，吕智桢，黄玉波，等. 基于静息态功能磁共振探讨杠杆定位手法治疗腰椎间盘突出症的即刻脑网络效应 [J]. 中国中西医结合杂志，2024，44（1）：49–55.（**通讯作者吕立江**）

[35] 吕立江，包家立，朱朝阳，等 . 采用杠杆定位手法结合电磁经络通治疗腰椎间盘突出症的临床疗效分析 [J]. 高电压技术，2014，40（12）：3755-3761.（第一作者吕立江）

[36] 周星辰，吕智桢，黄玉波，等 . 腰椎间盘突出症的多模态 MRI 应用及推拿干预进展 [J]. 中国中西医结合杂志，2023，12（3）:1-6.（通讯作者吕立江）

[37] 周星辰，吕智桢，黄玉波，等 . 基于静息态功能磁共振探讨杠杆定位手法治疗腰椎间盘突出症的即刻脑网络效应 [J]. 中国中西医结合杂志，2023，12（4）：1-7.（通讯作者吕立江）

[38] 吕立江，冯喆，廖胜辉，等 . 平面力推拿揉法与腰椎间盘生物力学关系的有限元分析 [J]. 中华物理医学与康复杂志，2014，36（7）：549-552.（第一作者吕立江）

[39] 胡国宝，吴博海，舒文修，等 . 杠杆定位手法对腰椎间盘突出症患者表面肌电信号及腰椎功能的影响 [J]. 中华全科医学，2021，19（1）：113-115+145.（通讯作者吕立江）

[40] 吕立江，柯雪爱，毛旭丹，等 . 推拿后伸扳法治疗腰椎间盘突出症临床观察 [J]. 中国骨伤，2010，23（10）：790-791.（第一作者吕立江）

[41] 吕立江，李景虎，杨超，等 . 杠杆定位手法治疗腰椎间盘突出症疗效及对 Cobb 角影响 [J]. 中国骨伤，2021，34（1）：86-90.（第一作者吕立江）

[42] 吕立江，金叶道，郑如云，等 . 不同作用方向的整复手法治疗腰椎间盘突出症临床疗效观察 [J]. 中国骨伤，2009，22（4）:255-258.（第一作者吕立江）

[43] 黄华枝，吕立江，刘祯，等 . 推拿按揉环跳穴对坐骨神经痛大鼠脊髓背角 NF-κB p65 蛋白的干预作用 [J]. 中国骨伤，2023，36（6）：519-524.（通讯作者吕立江）

[44] 朱永涛，吕立江，张潮，等 . 颈椎生理曲度改变与寰枢关节失稳的相关性分析 [J]. 中国骨伤，2022，35（2）：132-135.（通讯作者吕立江）

[45] 吕立江，王晓东，陆森伟，等 . 仰卧旋转法治疗腰椎间盘突出症的病例对照研究 [J]. 中国骨伤，2012，25（8）：674-677.（第一作者吕立江）

[46] 吕立江，金叶道，郑如云，等 . 杠杆定位手法治疗腰椎间盘突出症 [J]. 中国骨伤，2008（8）：638.（第一作者吕立江）

[47] 吕立江 . 五步复合手法治疗腰椎间盘突出症 [J]. 中国骨伤，1999（3）：62.（第一作者吕立江）

[48] 吕立江，毛凌宇，李景虎，等 . 杠杆定位手法结合脉冲电场对腰椎间

盘突出症患者镇痛效应及IL-1β、TNF-α 的影响 [J]. 中国骨伤，2021，34（8）：780–784.（第一作者吕立江）

[49] 吕立江，冯喆，廖胜辉，等 . 杠杆定位手法对腰椎间盘影响的有限元分析 [J]. 中华中医药学刊，2014，32（5）：971–973.（第一作者吕立江）

[50] 吕立江，陆森伟，王晓东，等 . 杠杆定位手法对正常腰椎影响的生物力学实时测试 [J]. 中华中医药学刊，2015，33（1）：15–17+2–3.（第一作者吕立江）

[51] 黄玉波，吕立江，吕智桢，等 . 基于“耗散结构理论”探讨推拿手法的临床效应 [J]. 中国中医药科技，2023，30（1）：51–53.（通讯作者吕立江）

[52] 杨柏龙，黄炎洪，潘伟江，等 . 自拟中药汤剂联合激痛点推拿治疗椎动脉型颈椎病的疗效观察 [J]. 中国中医药科技，2020，27（4）：601–602.（通讯作者吕立江）

[53] 杨超，吕立江，韩笑，等 . 吕立江教授运用杠杆整脊法治疗椎间盘源性下腰痛的临证经验 [J]. 时珍国医国药，2019，30（9）：2246–2247.（通讯作者吕立江）

[54] 杨超，吕立江，王玮娃，等 . 基于“筋骨失衡，以筋为先”理念探讨颈型颈椎病的治疗 [J]. 中医正骨，2019，31（4）：64–65+69.（通讯作者吕立江）

[55] 吕立江，袁相龙，应晓明，等 . 杠杆定位手法治疗腰椎间盘突出症的疗效观察 [J]. 中医正骨，2010，22（3）：14–16.（第一作者吕立江）

[56] 叶露雯，夏臻，陈百颖，等 . 杠杆定位手法治疗腰椎间盘突出症前后 CT 观察 [J]. 浙江中医药大学学报，2010，34（5）：752–753.（通讯作者吕立江）

[57] 金晶，吕立江，楼建国，等 . 针刺联合加味四君子汤治疗慢性咽炎临床研究 [J]. 新中医，2023，55（17）：185–189.（通讯作者吕立江）

[58] 吴双，吕立江，吕智桢，等 . 吕立江从督论治慢性腰肌劳损经验 [J]. 基层中医药，2023，2（8）：7–10.（通讯作者吕立江）

[59] 吕立江，王晟，郑巧平，等 . 五步复位法治疗腰椎间盘突出症临床研究 [J]. 新中医，2022，54（12）：206–209.（第一作者吕立江）

[60] 李景虎，吕立江，孙菊 . 葛琳仪运用上病下取法论治反流性食管炎经验 [J]. 浙江中医杂志，2022，57（7）：477–478.（通讯作者吕立江）

[61] 李景虎，吕立江，吕智桢，等 . 腰椎间盘突出症从筋骨论治初探 [J]. 中医正骨，2022，34（6）：50–52.（通讯作者吕立江）

[62] 吴虹娇，吕立江，吕智桢，等 . 吕立江应用杠杆定位手法治疗腰椎间盘突出症经验探析 [J]. 浙江中医杂志，2022，57（6）：406–408.（通讯作者吕立江）

[63] 洪双威，吕智桢，胡会杰，等. 有限元分析在正骨手法治疗腰椎疾病研究中的应用进展 [J]. 中医正骨，2022，34（4）：42–45.（**通讯作者吕立江**）

[64] 朱永涛，吕立江，吕智桢，等. 静息态功能磁共振成像技术在推拿作用机制研究中的应用进展 [J]. 中医正骨,2022,34（3）:49–51.（**通讯作者吕立江**）

[65] 张豪怡，毛艺霖，吕立江. 基于杠杆定位手法对青少年特发性脊柱侧弯患者的脊柱 – 骨盆矢状位参数变化的研究 [J]. 中国现代医生，2022，60（4）：147–150.（**通讯作者吕立江**）

[66] 刘祯，吕立江，黄华枝，等. 手法治疗腰椎间盘突出症的基础研究进展 [J]. 中医正骨，2022，34（1）：66–68.（**通讯作者吕立江**）

[67] 周琼，吕立江. 推拿治疗青少年特发性脊柱侧弯的手法应用现状 [J]. 中医儿科杂志，2022，18（1）：99–102.（**通讯作者吕立江**）

[68] 陈家正，吕立江，郑巧平，等. 五步复位法治疗腰椎间盘突出症临床观察 [J]. 浙江中医药大学学报，2021，45（4）：425–429.（**通讯作者吕立江**）

[69] 陈家正，吕立江，韩笑，等. 五步复位法治疗气滞血瘀型腰椎间盘突出症的临床疗效 [J]. 中国现代医生，2021，59（8）：123–126+130.（**通讯作者吕立江**）

[70] 何芳芳，吕立江，牛红社，等. 仰卧旋转扳法联合电针治疗腰椎间盘突出症的临床效果观察 [J]. 中国现代医生，2020，58（36）：12–15.（**通讯作者吕立江**）

[71] 潘宣竹，吕立江，陈家正，等. 仰卧牵抖法联合针灸治疗老年腰椎间盘突出症的疗效观察 [J]. 中国现代医生，2020，58（34）：137–140.（**通讯作者吕立江**）

[72] 张潮，吕立江，朱永涛，等. 基于君臣佐使理论探讨五步推拿法在腰椎间盘突出症治疗中的应用 [J]. 中医正骨，2020，32（11）：17–20.（**通讯作者吕立江**）

[73] 韩笑，吕立江，应晓明，等. 杠杆定位手法结合施罗斯矫形术治疗特发性脊柱侧弯的临床研究 [J]. 浙江中医药大学学报，2020，44（11）：1047–1053.（**通讯作者吕立江**）

[74] 孙佳蕾，吕立江 .PEMFs 联合杠杆定位手法对 LDH 患者疗效及生物力学特性的影响 [J]. 中国现代医生，2020，58（24）：5–9.（**通讯作者吕立江**）

[75] 叶鑫，吕立江，李增图，等. 踩跷法联合中药外敷对腰椎间盘突出症患者症状改善情况及炎症因子和 TXB2 水平的影响 [J]. 中国现代医生，2020，

58（22）：7–12.（通讯作者吕立江）

[76] 金天驰，吕立江．推拿医师主导管理模式的疗效评价 [J]. 中医药管理杂志，2020，28（4）：141–142.（通讯作者吕立江）

[77] 王晟，吕立江，杨超，等．仰卧屈膝牵抖法治疗退行性腰椎滑脱症的生物力学作用机制 [J]. 中医正骨，2019，31（9）：39–40+45.（通讯作者吕立江）

[78] 陈晓洁，李恩锋，王玮娃，等．从经筋论治慢性腰肌劳损经验浅述 [J]. 浙江中医杂志，2019，54（8）：592.（通讯作者吕立江）

[79] 吕立江，谢云兴，陈涯峰，等．杠杆定位手法治疗腰椎间盘突出症疗效与骨盆参数影响的研究 [J]. 浙江中医药大学学报，2019，43（7）：640–644.（第一作者吕立江）

[80] 刘家宝，吕立江，陆森伟．针刺配合运动疗法治疗急性脑梗死康复期临床研究 [J]. 新中医，2019，51（7）：213–215.（通讯作者吕立江）

[81] 王玮娃，吕立江，杨超，等．基于筋骨并治原则探讨青少年颈椎曲度异常的治疗 [J]. 中医正骨，2019，31（1）：26–27+29.（通讯作者吕立江）

[82] 刘鼎，吕立江，王玮娃，等．吕立江运用杠杆定位手法结合脉冲电场治疗青少年特发性脊柱侧弯经验 [J]. 浙江中医杂志，2019，54（1）：36–37.（通讯作者吕立江）

[83] 毛凌宇，吕立江，刘鼎，等．推拿结合中药治疗原发性骨质疏松症临床观察 [J]. 新中医，2018，50（11）：201–203.（通讯作者吕立江）

[84] 朱凌峰，韩杰，吕智桢，等．基于数据挖掘的徒手拔伸治疗神经根型颈椎病的参数应用分析 [J]. 浙江中医药大学学报，2018，42（9）：756–761.（通讯作者吕立江）

[85] 李景虎，吕立江，唐成坤，等．非手术疗法治疗青少年腰椎间盘突出症的研究进展 [J]. 中医正骨，2018，30（7）：27–28+31.（通讯作者吕立江）

[86] 李景虎，吕立江，杨超，等．基于筋骨理论探讨“筋出槽，骨错缝”与青少年寰枢关节半脱位的关系 [J]. 浙江中医杂志，2018，53（7）：529–530.（通讯作者吕立江）

[87] 刘景昊，吕立江，谢云兴，等．吕立江教授治疗寰枢关节半脱位经验 [J]. 浙江中医药大学学报，2017，41（11）：901–903.（通讯作者吕立江）

[88] 刘鹏辉，吕立江，韩杰．拔伸手法结合白贴贴扎治疗急性踝关节扭伤 45 例临床观察 [J]. 甘肃中医药大学学报，2017，34（4）：80–83.（通讯作者吕立江）

[89] 陈涯峰，吕立江，谢云兴，等．吕立江运用仰卧牵枕微调法治疗神经

根型颈椎病经验 [J]. 浙江中医杂志，2017，52（8）:596-597.（**通讯作者吕立江**）

[90] 朱凌峰，吕立江，谢云兴，等 . 吕立江教授改良扩胸对抗扳法治疗胸椎错缝症经验 [J]. 浙江中医药大学学报，2017，41（5）：418-420.（**通讯作者吕立江**）

[91] 谢云兴，吕立江，陈涯峰，等 . 吕立江教授治疗青少年特发性脊柱侧弯经验 [J]. 浙江中医药大学学报，2017，41（3）：243-245.（**通讯作者吕立江**）

[92] 吕立江，朱朝阳，陈羽峰，等 . 杠杆定位手法对腰椎间盘突出症操作的规范化研究 [J]. 浙江中医药大学学报，2017，41（1）：11-16+24.（**第一作者吕立江**）

[93] 韩杰，吕立江，吕智桢，等 . 吕立江教授创新整脊手法配合中药治疗胸椎错缝症临床经验总结 [J]. 云南中医学院学报，2016，39（4）：83-85.（**通讯作者吕立江**）

[94] 吕立江，袁元辉，胡丰亚，等 . 杠杆定位手法治疗腰椎间盘突出症的疗效评价及表面肌电神经反馈分析 [J]. 浙江中医杂志，2015，50（11）：794-795.（**第一作者吕立江**）

[95] 左金红，吕立江，陈羽峰，等 . 吕立江教授治疗腰椎间盘突出症的技术创新与临床经验总结 [J]. 陕西中医学院学报，2015，38（5）：29-31.（**通讯作者吕立江**）

[96] 陈羽峰，吕立江，左金红，等 . 仰卧屈膝牵抖法治疗腰椎间盘突出症 72 例临床观察 [J]. 云南中医学院学报，2015，38（4）:44-47.（**通讯作者吕立江**）

[97] 陆森伟，吕立江，王晓东，等 . 模拟杠杆定位手法对腰椎后关节稳定性影响的生物力学研究 [J]. 浙江中医杂志，2015，50（4）：245-246.（**通讯作者吕立江**）

[98] 袁元辉，胡丰亚，赖庆钟，等 . 吕立江教授治疗腰椎间盘突出症特色及验案探析 [J]. 甘肃中医学院学报，2015，32（1）：10-12.（**通讯作者吕立江**）

[99] 赖庆钟，吕立江，袁元辉，等 . 吕立江教授手法治疗腰椎间盘突出症临床经验 [J]. 浙江中医药大学学报,2014,38（9）:1103-1105.（**通讯作者吕立江**）

[100] 胡丰亚，吕立江，袁元辉，等 . 吕立江教授仰卧牵枕法结合中药治疗椎动脉型颈椎病临床经验总结 [J]. 云南中医学院学报，2014，37（4）：79-80+96.（**通讯作者吕立江**）

[101] 吕立江，陆森伟，王晓东，等 . 杠杆定位手法对正常腰椎影响的生物力学实时测试 [J]. 中华中医药学刊,2015,33（1）:15-17+2-3.（**第一作者吕立江**）

[102] 吕立江，冯喆，廖胜辉，等．杠杆定位手法对腰椎间盘影响的有限元分析 [J]. 中华中医药学刊，2014，32（5）：971–973.（**第一作者吕立江**）

[103] 吕立江，包家立，范炳华，等．杠杆定位手法作用下正常腰椎间盘的应力－应变特性初探 [J]. 浙江中医药大学学报，2013，37（10）:1156–1159.（**第一作者吕立江**）

[104] 徐曼琪，吴自强，朱如意，等．仰卧旋转扳法治疗腰椎间盘突出症疗效的临床观察 [J]. 中医临床研究，2012，4（20）：81–82.（**通讯作者吕立江**）

[105] 倪彬斐，金昕，陈威烨，等．侧卧斜扳法治疗腰椎间盘突出症疗效的临床观察 [J]. 中医临床研究，2012，4（16）：40–41.（**通讯作者吕立江**）

[106] 吕立江，应晓明，翁军，等．仰卧旋转法治疗腰椎间盘突出症临床对照研究 [J]. 长春中医药大学学报，2012，28（4）：751.（**第一作者吕立江**）

[107] 吕立江，林咸明，范炳华，等．PBL 教学法在针灸推拿临床教学中的应用 [J]. 浙江中医杂志，2012，47（7）：534–535.（**第一作者吕立江**）

[108] 吕立江，范炳华，袁相龙，等．浅淡推拿学网络教学优势与实践 [J]. 浙江中医药大学学报，2012，36（1）：91–92.（**第一作者吕立江**）

[109] 吕立江，范炳华，许丽，等．推拿手法学“三位一体”实践教学探索 [J]. 中医教育，2011，30（6）：66–67+74.（**第一作者吕立江**）

[110] 冯喆，吕立江．旋转类手法治疗腰椎间盘突出症的研究进展 [J]. 中医临床研究，2011，3（19）：120–122.（**通讯作者吕立江**）

[111] 陆思瑜，叶露雯，何婷，等．杠杆定位手法对腰源性腰椎侧弯影响的影像学观察 [J]. 中医临床研究，2011，3（18）：78–79.（**通讯作者吕立江**）

[112] 吕立江．五步复位法治疗腰椎间盘突出症 [J]. 浙江中医药大学学报，2011，35（1）：88–89.（**第一作者吕立江**）

[113] 吕立江，袁相龙，汪芳俊，等．杠杆定位整复手法治疗腰椎间盘突出症临床对照试验 [J]. 浙江中医药大学学报，2009，33（4）：567–568.（**第一作者吕立江**）

[114] 吕立江．导引固精法治疗遗精 [J]. 按摩与导引，1991（6）:17–18.（**第一作者吕立江**）

[115] 吕立江．端提手法结合中药治疗颈性眩晕 [J]. 浙江中医药大学学报，2007（3）：368.（**第一作者吕立江**）

[116] 吕立江．扩胸对抗扳法治疗胸椎小关节紊乱症临床观察 [J]. 浙江中医学院学报，2004（5）：65–66.（**第一作者吕立江**）

[117] 张杰，范炳华，吴良浩，等. 椎动脉型颈椎病的推拿疗效与椎动脉SCTA成像对照观察 [J]. 中国中西医结合杂志，2004，（11）：1020–1021.（**通讯作者范炳华**）

[118] 许丽，汪芳俊，应晓明，等. 范炳华学术经验述要 [J]. 浙江中医杂志，2023，58（4）：235–237+232.（**通讯作者范炳华**）

[119] 范炳华. 推击法治疗增生性跟痛症 [J]. 中国骨伤，1995，（4）：40.（**第一作者范炳华**）

[120] 范炳华. 关节杠杆扳法 [J]. 中国骨伤，1998（4）：54.（**第一作者范炳华**）

[121] 范炳华，张杰. 手法治疗肩关节功能障碍 [J]. 中国骨伤，1999（4）：60–61.（**第一作者范炳华**）

[122] 范炳华，吴良浩，张杰，等. 颈性眩晕的椎动脉形态学改变及其对血流速的影响 [J]. 中国骨伤，2004（1）：5–6.（**第一作者范炳华**）

[123] 范炳华，吴良浩，张杰，等. 椎动脉性眩晕的血管形态学变化及分型研究 [J]. 中国骨伤，2005（9）：527–529.（**第一作者范炳华**）

[124] 范炳华，谢远军，叶金波. 桡尺近侧关节损伤与网球肘的鉴别及手法治疗 [J]. 中国骨伤，2007（6）：397–398.（**第一作者范炳华**）

[125] 范炳华，王鹏，徐泉珍. 推拿对颈性眩晕的椎动脉形态学及血流速的影响 [J]. 中国骨伤，2009，22（5）：354–356.（**第一作者范炳华**）

[126] 范炳华，雷言坤，王鹏，等. 蛙式四步扳法治疗骶髂关节半脱位 [J]. 中国骨伤，2010，23（8）：626–628.（**第一作者范炳华**）

[127] 汪芳俊，魏威，廖胜辉，等. 前屈位不同角度牵引治疗颈椎病的有限元分析 [J]. 中国骨伤，2014，27（7）：592–596.（**通讯作者范炳华**）

[128] 郁晓东，陈省三，徐永兴，等. 推拿治疗肩胛间疼痛综合征 [J]. 浙江中医学院学报，1982（6）：32.（**通讯作者范炳华**）

[129] 范炳华.46 名赛艇、皮划艇运动员四大关节创伤资料分析 [J]. 浙江体育科学，1986（1）：35–38.（**第一作者范炳华**）

[130] 范华炳. 比赛临场推拿法 [J]. 浙江体育科学，1988，（Z1）:23–26.（**第一作者范炳华**）

[131] 范炳华. 六运会赛艇队损伤分析及推拿治疗评估 [J]. 浙江体育科学，1989（3）：15–19.（**第一作者范炳华**）

[132] 范炳华. 推拿治疗距腓前韧带损伤 24 例 [J]. 浙江体育科学，1991（4）：40–41.（**第一作者范炳华**）

[133] 范炳华 . 颈椎病五线五区十三穴推拿法 [J]. 浙江中医杂志，1996（2）：92.（第一作者范炳华）

[134] 范炳华 .《内经》"筋脉" 为神经系统之臆断 [J]. 浙江中医杂志，1997（4）：150–151.（第一作者范炳华）

[135] 黄选美，范炳华 . 动态定位推拿法治疗半月板损伤 28 例报告 [J]. 浙江体育科学，1997（3）：42–44.（通讯作者范炳华）

[136] 范炳华，胡军飞 . 运动损伤与运动推拿的临床研究 [J]. 浙江体育科学，1999（2）：39–42+46.（第一作者范炳华）

[137] 范炳华，张杰，胡军飞 .21 世纪推拿展望 [J]. 按摩与导引，1999（4）：7–8.（第一作者范炳华）

[138] 吴树生，范炳华 . 枕下三角区综合征及其手法治疗探讨 [J]. 浙江中医学院学报，2000（5）：53–54.（通讯作者范炳华）

[139] 胡军飞，范炳华 . 指按法不同作用力方向治疗腰椎间盘突出症 132 例疗效观察 [J]. 现代康复，2001（20）：97–98.（通讯作者范炳华）

[140] 范炳华，邵岳军，陈鹏 . 垫枕在胸腰椎压缩性骨折中的运用 [J]. 浙江中医学院学报，2001（6）：69–70.（第一作者范炳华）

[141] 范炳华，邵岳军，吕荣坤，等 . 垫枕在胸腰椎压缩性骨折中作用原理的光弹研究 – Ⅰ[J]. 中国临床康复，2002（2）：202–203.（第一作者范炳华）

[142] 范炳华，邵岳军，吕荣坤，等 . 垫枕在胸腰椎压缩性骨折中作用原理的光弹研究 – Ⅱ [J]. 中国临床康复，2002（4）：504–505.（第一作者范炳华）

[143] 范炳华，张杰，吴良浩，等 . 张介宾"无虚不能作眩"论的学术价值浅识 [J]. 中医药学刊，2004（9）：1628–1629.（第一作者范炳华）

[144] 范炳华，吴良浩，张杰，等 . 椎动脉供血不足成因的三维 CT 血管造影观察 [J]. 中国中医骨伤科杂志，2004（2）：36–37.（第一作者范炳华）

[145] 张杰，范炳华 . 椎动脉型颈椎病诊治的研究进展 [J]. 现代中西医结合杂志，2004（5）：690–691+694.（第一作者范炳华）

[146] 范炳华，吴良浩 . 椎动脉入横突孔位置异常与眩晕的关系 [J]. 中国中医骨伤科杂志，2005（6）：1–3.（第一作者范炳华）

[147] 范炳华，祁建伟，赵怀峰，等 . 综合性医院中医药学科的建设状况及发展途径——浙江省杭州市三级甲等综合性医院调查报告 [J]. 中医药管理杂志，2005（4）：28–31.（第一作者范炳华）

[148] 王鹏，范炳华 . 范炳华教授治疗颈性眩晕经验集粹 [J]. 中医药学刊，

2006（9）：1618–1619.（通讯作者范炳华）

[149] 范炳华，吴良浩，吴玲光，等．“髓海不足”与椎动脉供血不足的相关性研究 [J]. 浙江中医药大学学报，2007（1）：64–66.（第一作者范炳华）

[150] 叶金波，范炳华．枕三角区手法治疗枕神经痛的临床经验 [J]. 浙江中医药大学学报，2007（6）：747–748.（第一作者范炳华）

[151] 范炳华，王鹏，徐泉珍，等.《黄帝内经》所论之眩晕探析 [J]. 浙江中医杂志，2007（12）：687–688.（第一作者范炳华）

[152] 徐泉珍，范炳华．范炳华三向推拿风池穴思路及临证撷菁 [J]. 浙江中西医结合杂志，2008（8）：465+468.（通讯作者范炳华）

[153] 谷海洋，孙静，范炳华．范炳华教授枕下三角区推拿临证举例 [J]. 中医外治杂志，2009，18（1）：61–62.（通讯作者范炳华）

[154] 陈鹏，范炳华，李雅国，等．手法按揉风池为主治疗颈性头痛 34 例观察 [J]. 浙江中医杂志，2010，45（2）：131–132.（通讯作者范炳华）

[155] 密琳，包洁，董娴蔚，等．推拿传统桑枝棒的制作及其应用价值 [J]. 浙江中医药大学学报，2010，34（4）：577.（通讯作者范炳华）

[156] 雷言坤，范炳华．推拿治疗骶髂关节半脱位的解剖学和生物力学作用机制研究进展 [J]. 中医正骨，2011，23（1）：40–42.（通讯作者范炳华）

[157] 谷海洋，孙静，范炳华．范炳华治疗颈性眩晕的三部推拿法 [J]. 中医正骨，2011，23（6）：72+74.（通讯作者范炳华）

[158] 范炳华，王鹏，徐泉珍，等．三部推拿法治疗椎 – 基底动脉缺血性眩晕 65 例临床观察 [J]. 中国中医药科技，2011，18（3）：227.（第一作者范炳华）

[159] 陈鹏，郑胜明，金肖青，等．推拿治疗颈性肩背痛及对相关炎性因子的调节作用 [J]. 山东中医杂志，2011，30（8）：553–554.（通讯作者范炳华）

[160] 范炳华，王新华，王鹏，等．三部推拿法治疗颈性眩晕 120 例临床疗效观察 [J]. 浙江中医药大学学报,2011,35（4）:581–583+586.（第一作者范炳华）

[161] 范炳华，李伟，林咸明，等．“上虚则眩”理论的椎 – 基底动脉形态病理学机制研究 [J]. 中华中医药学刊，2011，29（10）：2211–2213.（第一作者范炳华）

[162] 诸波，范炳华，王鹏，等．蛙式扳法治疗骶髂关节源性下腰痛的临床疗效观察 [J]. 中华中医药学刊，2012，30（7）：1607–1609.（通讯作者范炳华）

[163] 黄钦，曲建鹏，范炳华．范炳华推拿治疗产后骶髂关节错缝症经验 [J]. 长春中医药大学学报，2013，29（1）：82–83.（通讯作者范炳华）

[164] 舒剑锋，范炳华 . 范炳华运用三部推拿法治疗颈性眩晕经验 [J]. 浙江中医杂志，2013，48（2）：81–82.（**通讯作者范炳华**）

[165] 王鹏，范炳华，丛德毓，等 . 五线五区十三穴推拿法治疗颈僵型项痹病 105 例临床疗效验证观察 [J]. 浙江中医药大学学报，2013，37（11）：1275–1278.（**通讯作者范炳华**）

[166] 曲建鹏，邓文章，范炳华 . 范炳华教授抱颈提胸法治疗胸椎小关节紊乱症经验 [J]. 浙江中医药大学学报，2014，38（2）:150–152.（**通讯作者范炳华**）

[167] 邓文章，范炳华 . 范炳华教授治疗膝关节骨性关节炎 [J]. 长春中医药大学学报，2014，30（6）：1041–1043.（**通讯作者范炳华**）

[168] 汪芳俊，许丽，范炳华 . 范炳华审症求因治疗颈椎病学术思想和临床经验总结 [J]. 浙江中西医结合杂志，2015，25（1）:3–4+11+2.（**通讯作者范炳华**）

[169] 张慈，诸波，范炳华 . 自制膏摩结合推拿法治疗颈型颈椎病 30 例 [J]. 中医外治杂志，2012，21（4）：16–17.（**通讯作者范炳华**）

[170] 许丽，汪芳俊，范炳华 . 范炳华推拿“辨因论治”临证实例剖析 [J]. 浙江中医杂志，2015，50（8）：551–552.（**通讯作者范炳华**）

[171] 戴文俊，熊俊龙，徐文斌，等 . 范炳华教授从“颈”论治慢性咽炎的经验探析 [J]. 浙江中医药大学学报，2016，40（1）：31–33.（**通讯作者范炳华**）

[172] 曲建鹏，陈鹏，范炳华 . 范炳华抱颈提胸法治疗胸椎小关节紊乱 35 例 [J]. 浙江中医杂志，2016，51（3）：192.（**通讯作者范炳华**）

[173] 汪芳俊，许丽，范炳华 . 范炳华推拿医案二则 [J]. 浙江中西医结合杂志，2016，26（5）：408–409.（**通讯作者范炳华**）

[174] 潘高之胤，邹善林，柯奇朝，等 . 范炳华教授诊治腰椎滑脱症经验探究 [J]. 浙江中医药大学学报，2016，40（8）：604–607.（**通讯作者范炳华**）

[175] 郭少卿，诸波，范炳华 . 范炳华诊治骶髂关节源性下腰痛临床经验 [J]. 浙江中西医结合杂志，2016，26（8）：690–692.（**通讯作者范炳华**）

[176] 舒剑锋，范炳华，叶树良，等 . 三部推拿法治疗颈性眩晕技术多中心评价研究 [J]. 浙江中医药大学学报，2016，40（9）:705–709.（**通讯作者范炳华**）

[177] 潘高之胤，周彩虹，范炳华 . 范炳华治疗小儿急性感染性斜颈一得 [J]. 浙江中医杂志，2017，52（3）：185.（**通讯作者范炳华**）

[178] 潘高之胤，白瑞婷，王浩，等 . 范炳华教授诊治骶髂关节紊乱症经验探析 [J]. 浙江中医药大学学报，2017，41（4）：292–294.（**通讯作者范炳华**）

[179] 王浩，陈佳丽，钱桑 . 范炳华教授诊治 3 种常见颈椎生理结构异常的

经验 [J]. 中医正骨，2018，30（3）：56–58.（**通讯作者范炳华**）

[180] 姚本顺，应晓明，李增图，等 . 范炳华教授追本溯源法诊治下腰痛学术经验探析 [J]. 浙江中医药大学学报，2019，43（10）：1176–1180.（**通讯作者范炳华**）

[181] 姚本顺，应晓明，范炳华 . 范炳华诊治尾椎源性下腰痛医案二则 [J]. 浙江中西医结合杂志，2020，30（2）：163–164+177.（**通讯作者范炳华**）

[182] 熊俊龙，黄钦，朱博文，等 . 范炳华特色推拿法治疗颈型颈椎病的临床疗效观察 [J]. 浙江中医药大学学报，2020，44（12）：1222–1225+1229.（**通讯作者范炳华**）

[183] 应晓明，姚本顺，范炳华 . 范炳华脊柱病诊断经验介绍 [J]. 新中医，2020，52（24）：199–200.（**通讯作者范炳华**）

[184] 胡伟峰，钱炯辉，陈辉，等 . 范炳华教授"症因相关"论治膝痹及应用举隅 [J]. 浙江中医药大学学报，2020，44（10）：995–998.（**通讯作者范炳华**）

[185] 应晓明，姚本顺，范炳华 . 范炳华教授推拿之扳法应用经验 [J]. 中国乡村医药，2020，27（15）：18–19.（**通讯作者范炳华**）

[186] 董贻奇，汪芳俊，范炳华 . 尾骨脱位相关腰痛的诊治探讨 [J]. 中医正骨，2020，32（6）：38–39.（**通讯作者范炳华**）

[187] 陈辉，钱炯辉，胡伟峰，等 . 推拿手法治疗急性腰扭伤致下肢肌肉萎缩一则 [J]. 中国乡村医药，2020，27（9）：21.（**通讯作者范炳华**）

[188] 钱炯辉，陈辉，胡伟峰，等 . 范炳华教授治疗髂腹下神经刺激征经验探讨 [J]. 中国乡村医药，2020，27（10）：33–34.（**通讯作者范炳华**）

[189] 邹善林，卢超，范炳华 . 范炳华从"胸腰段"论治髂腹下神经刺激征经验介绍 [J]. 新中医，2019，51（10）：337–339.（**通讯作者范炳华**）

[190] 金鹰，许丽，范炳华 . 范炳华教授治疗椎源性脏腑病经验举隅 [J]. 浙江中医药大学学报，2019，43（5）：420–423.（**通讯作者范炳华**）

[191] 潘高之胤，范炳华 . 范炳华治疗颈性偏头痛经验介绍 [J]. 新中医，2017，49（8）：207–209.（**通讯作者范炳华**）

[192] 柯奇朝，潘高之胤，王浩，等 . 范炳华治疗弥漫性特发性骨肥厚症举隅 [J]. 浙江中医杂志，2017，52（5）：318.（**通讯作者范炳华**）

[193] 许丽，褚海林，余慧华，等 . 揉捏牵转法治疗小儿肌性斜 98 例临床观察 [J]. 中国中医药科技，2011，18（2）：156–157.（**第一作者许丽**）

[194] 许丽，汪芳俊，应晓明，等 . 范炳华学术经验述要 [J]. 浙江中医杂

志，2023，58（4）：235-237+232.（**第一作者许丽**）

[195] 屠毅颖，林芸逸，胡抑扬，等．“改良仰卧拔伸法”治疗颈源性抽动障碍 [J]. 浙江中医杂志，2023，58（3）：214-215.（**通讯作者许丽**）

[196] 吴嘉颖，许丽．揉捻点推拔伸法治疗小儿拇指狭窄性腱鞘炎验案一则 [J]. 中国乡村医药，2022，29（22）：31+38.（**通讯作者许丽**）

[197] 陈凌菲，许丽．手法治疗小儿肌性斜颈临床经验撷英 [J]. 中国乡村医药，2022，29（17）：35-37.（**通讯作者许丽**）

[198] 方淡思，许丽．不同频率清天河水手法治疗小儿外感发热临床观察 [J]. 中医儿科杂志，2022，18（4）：83-86.（**通讯作者许丽**）

[199] 陆燕玲，方淡思，金月琴，等．小儿推拿结合穴位贴敷治疗小儿功能性便秘 30 例临床观察 [J]. 中医儿科杂志，2021，17（6）：94-97.（**通讯作者许丽**）

[200] 詹玉聪，许丽，吴丽芳．推拿疗法治疗小儿外科病临床举隅 [J]. 新中医，2021，53（21）：203-205.（**通讯作者许丽**）

[201] 陈凌菲，许苗苗，许丽．拉颈旋转扳法结合拇指旋转分压法治疗儿童寰枢关节半脱位验案一则 [J]. 中国乡村医药，2021，28（13）：19+18.（**通讯作者许丽**）

[202] 许苗苗，陈凌菲，许丽．推拿“三步法”治疗小儿 X 型腿验案 [J]. 浙江中医杂志，2021，56（1）：60.（**通讯作者许丽**）

[203] 许苗苗，许丽．推拿治疗小儿遗尿症的临床研究进展 [J]. 中国乡村医药，2020，27（15）：72-74.（**通讯作者许丽**）

[204] 高饴擎，黄萍，史琳琳，等．揉捏牵转法结合拇指旋转分压法治疗小儿肌性斜颈验案一则 [J]. 中国乡村医药，2020，27（9）：20.（**通讯作者许丽**）

[205] 蔡艳华，黄小霞，张梅洪，等．运脾导滞推拿法治疗小儿功能性便秘 65 例临床观察 [J]. 浙江中医杂志，2020，55（4）：276.（**通讯作者许丽**）

[206] 高饴擎，黄萍，史琳琳，等．许丽运用小儿推拿治疗原发性遗尿临床经验总结 [J]. 中国乡村医药，2020，27（7）：24-25.（**通讯作者许丽**）

[207] 黄萍，高饴擎，许丽．中医治病八法在小儿推拿临床中的应用 [J]. 中国乡村医药，2020，27（5）：24-25.（**通讯作者许丽**）

[208] 方淡思，许丽．清天河水手法治疗小儿外感发热初期 30 例 [J]. 浙江中医杂志，2019，54（10）：736-737.（**通讯作者许丽**）

[209] 蔡艳华，钱桑，陈佳丽，等．推拿联合易罐治疗小儿多发性抽动症 30 例临床观察 [J]. 中医儿科杂志，2019，15（1）：71-74.（**通讯作者许丽**）

[210] 钱桑，陈佳丽，蔡艳华，等 . 五部推拿法联合捏痧治疗小儿食积咳嗽 25 例 [J]. 浙江中医杂志，2018，53（10）：739.（**通讯作者许丽**）

[211] 方雪婷，许丽 . 小儿推拿手法中频率快慢补泻对小儿便秘的临床观察 [J]. 中国高等医学教育，2017（4）：136+138.（**通讯作者许丽**）

[212] 胡洁，许丽 . 针灸联合推拿治疗膝关节骨性关节炎临床疗效分析 [J]. 中国地方病防治杂志，2016，31（5）：531–532.（**通讯作者许丽**）

[213] 陈远青，许丽 . 揉捏牵转法结合家庭护理治疗小儿先天性肌性斜颈的临床疗效观察 [J]. 浙江中医药大学学报，2015，39（9）：704–707.（**通讯作者许丽**）

[214] 许丽，汪芳俊，范炳华 . 范炳华推拿"辨因论治"临证实例剖析 [J]. 浙江中医杂志，2015，50（8）：551–552.（**第一作者许丽**）

[215] 许丽，徐泉珍，陈远青 . 独穴疗法在小儿推拿中的应用举隅 [J]. 中医儿科杂志，2015，11（2）：62–64.（**第一作者许丽**）

[216] 金鹰，许丽 . 袁相龙以痛为腧水针法配合全麻下肩关节松解术治疗冻结肩经验介绍 [J]. 新中医，2019，51（8）：330–331.（**第一作者金鹰**）

[217] 金鹰，许丽，范炳华 . 范炳华教授治疗椎源性脏腑病经验举隅 [J]. 浙江中医药大学学报，2019，43（5）：420–423.（**第一作者金鹰**）

[218] 郭少卿，金鹰，赵钰琦，等 . 针刺治疗对肩周炎患者生存质量改善及临床效果比较研究 [J]. 中华中医药学刊，2023（4）：1–8.（**第一作者郭少卿**）

[219] 陈远青，许丽 . 四部推拿法治疗小儿腹泻的疗效研究 [J]. 辽宁中医杂志，2023，50（9）：208–211.（**第一作者陈远青**）

[220] 张园园，申屠嘉俊 . 基于"手摸心会"探析"平秘论"诊疗体系 [J]. 中华中医药杂志，2023，38（11）：5323–5325.（**通讯作者詹强**）

[221] 詹强 . 足部推拿疗法对不同年龄人群血清 IL–6 水平变化的影响 [J]. 中国中医药科技，2004（3）：133–134.（**第一作者詹强**）

[222] 詹强 . 足部反射区推拿对白介素 –1B 水平的影响 [J]. 浙江中西医结合杂志，2004（3）：138–139.（**第一作者詹强**）

[223] 詹强，周翔 . 推拿正骨术结合胶原酶溶解术治疗腰椎间盘突出症 [J]. 中医正骨，2004（5）：38.（**第一作者詹强**）

[224] 詹强，倪克锋，邵雪英 . 足部反射区推拿疗法对去卵巢大鼠骨生物力学的影响 [J]. 中国中医药科技，2007（1）：38.（**第一作者詹强**）

[225] 詹强，韩金生 . 筋舒霜膏摩疗法镇痛作用的实验研究 [J]. 中国中医药科技，2009，16（6）：448–449.（**第一作者詹强**）

[226] 詹强，罗华送，何嘉莹. 夹胫推肘牵膝法为主推拿治疗退行性膝关节病 180 例 [J]. 中国中医药科技，2009，16（4）：319.（第一作者詹强）

[227] 詹强，唐君. 夹胫推肘牵膝推拿法对膝骨性关节炎实验兔胫股角的影响 [J]. 中国中医药科技，2012，19（3）：289.（第一作者詹强）

[228] 詹强，曹畅，周翔，等. 三联中医外治疗法分期治疗膝痹的临床研究 [J]. 中国中医急症，2015，24（4）：618–621.（第一作者詹强）

[229] 詹强，曹畅，周翔，等. 膝关节局部拉伸结合热敷治疗康复期膝痹临床观察 [J]. 新中医，2015，47（8）：247–249.（第一作者詹强）

[230] 詹强，陈红梅，俞忠明，等. 多指标综合评分法优化痹痛消巴布膏提取工艺 [J]. 中国现代应用药学，2016，33（7）：891–895.（第一作者詹强）

[231] 詹强，曹畅，周翔，等. 针刺结合夹胫推肘牵膝法治疗缓解期膝痹的疗效观察 [J]. 中国中医药科技，2016，23（3）：333–334.（第一作者詹强）

[232] 詹强，陈张，崔太松，等. 探穴针罐灌注疗法治疗急性踝关节扭伤疗效观察 [J]. 浙江中西医结合杂志，2017，27（10）：869–871.（第一作者詹强）

[233] 詹强，陈红梅，俞忠明，等. 痹痛消巴布膏的质量标准研究 [J]. 中国现代应用药学，2018，35（7）：1050–1053.（第一作者詹强）

[234] 詹强，李小梅，申屠嘉俊，等. 推拿结合探穴针法治疗肩胛背神经卡压综合征的疗效观察 [J]. 广州中医药大学学报，2020，37（3）：469–473.（第一作者詹强）

[235] 詹强，刘晨，桑杲，等. 益肺健脾推拿手法治疗新冠肺炎医学观察期患儿的临床研究 [J]. 浙江中西医结合杂志，2019，31（9），841–844.（第一作者詹强）

[236] 曹畅，詹强，赵鹏杰，等. 推拿结合热敏灸治疗脾虚湿滞型假性近视的临床疗效观察 [J]. 云南中医学院学报，2015，38（4）：48–50+81.（通讯作者詹强）

[237] 曹畅，詹强，周翔，等. 胸椎三维定点整复法治疗胸椎小关节紊乱症临床观察 [J]. 云南中医学院学报，2014，37（4）：39–41.（通讯作者詹强）

[238] 韩金生，詹强. 中医外治法治疗膝骨关节炎进展 [J]. 针灸临床杂志，2008（6）：55–57.（通讯作者詹强）

[239] 周宏杰，詹强，张艺，等. 筋舒霜膏摩结合浮针治疗急性期膝关节骨性关节炎的临床观察 [J]. 中国中医急症，2015，24（4）：723–725.（通讯作者詹强）

[240] 顾文跃，詹强. 肘尖点压肩井穴治疗神经根型颈椎病临床观察 [J]. 山东中医杂志，2009，28（5）：324–325.（通讯作者詹强）

[241] 唐君，詹强．夹胫推肘牵膝推拿法对膝骨性关节炎实验兔膝关节间隙的影响 [J]. 中国医药导报，2013，10（30）：20–23.（**通讯作者詹强**）

[242] 董虹，詹强．食疗配合拔罐改善湿热体质人群痤疮症状的疗效观察 [J]. 中国实用护理杂志，2013（10）：56–57.（**通讯作者詹强**）

[243] 赵莉，詹强．推拿手法治疗膝痹的临床研究概况 [J]. 内蒙古中医药，2012，31（4）：115–116.（**通讯作者詹强**）

[244] 曹畅，詹强，韩金生，等．詹强教授治疗胸椎小关节紊乱临床经验总结 [J]. 浙江中医药大学学报，2016，40（2）：143–145.（**通讯作者詹强**）

[245] 寇智君，崔太松，陈东林，等．詹强教授治疗陈旧性踝关节扭伤的临床经验 [J]. 浙江中医药大学学报，2017，41（7）：621–623.（**通讯作者詹强**）

[246] 申屠嘉俊，张园园，徐赟赟，等 .SOCS_3–JAK_2/STAT_3 与慢性脑缺血损伤及电针干预作用 [J]. 中华中医药学刊，2018，36（9）：2207–2209.（**通讯作者詹强**）

[247] 寇智君，詹强，崔太松，等．詹强“经痹点”理论浅析 [J]. 中华中医药杂志，2018，33（9）：3843–3845.（**通讯作者詹强**）

[248] 崔太松，寇智君，申屠嘉俊，等．詹强探穴针法治疗膝骨性关节炎急性期经验介绍 [J]. 新中医，2018，50（2）：193–195.（**通讯作者詹强**）

[249] 蔡健，沈林林，詹强．探穴针罐灌注疗法联合筋舒霜膏摩治疗跗骨窦综合征 23 例 [J]. 中国中医骨伤科杂志，2019，27（3）：47–49.（**通讯作者詹强**）

[250] 刘晨，詹强，沈琛越．基于“以筋为先”理念治疗特发性脊柱侧弯 1 例 [J]. 浙江中医杂志，2020，55（8）：612.（**通讯作者詹强**）

[251] 刘晨，詹强，等．中医外治法治疗喉源性咳嗽临床研究进展 [J]. 新中医，2020，52（17）22–24.（**通讯作者詹强**）

[252] 郑扬扬，詹强．詹强运用平秘论治疗下交叉综合征经验介绍 [J]. 新中医，2020，52（22）：194–195.（**通讯作者詹强**）

[253] 曹畅，陈羽峰，王睿，等．探穴通痹疗法治疗急性踝关节扭伤的临床疗效观察 [J]. 中国中医药科技，2021，28（6）：926–927.（**通讯作者詹强**）

[254] 沈琛越，詹强，梁允棋，等．中医外治法治疗髌下脂肪垫损伤的临床研究进展 [J]. 中国乡村医药，2021，28（15）：78–80.（**通讯作者詹强**）

[255] 李小梅，张园园，申屠嘉俊，等．詹强教授“平秘论”思想辨治急性腰扭伤（气滞血瘀证）经验撷菁 [J]. 中国中医急症，2022，31（12）：2221–2224.（**通讯作者詹强**）

[256] 曹畅，陈羽峰，王睿，等．詹强教授“调脏止痉中医综合疗法”治疗小儿抽动障碍经验 [J]. 中医儿科杂志，2022，18（6）：39–42.（**通讯作者詹强**）

[257] 董贻奇，詹强．探穴针联合玉屏风膏摩法治疗儿童肺虚感寒型鼻鼽效果观察 [J]. 中国乡村医药，2022，29（14）：8–9.（**通讯作者詹强**）

[258] 梁允棋，沈琛越，林恩得，等．詹强运用平秘推拿法治疗特发性脊柱侧弯经验 [J]. 浙江中医杂志，2022，57（4）：272–273.（**通讯作者詹强**）

[259] 高饴擎，詹强．詹强教授运用“经痹点”理论治疗儿童寰枢关节错缝经验 [J]. 中国中医骨伤科杂志，2023，31（9）：75–76.（**通讯作者詹强**）

[260] 施芳英，蒋晨琳，梁允棋，等．基于数据挖掘探讨詹强治疗早发性脊柱侧弯用药规律 [J]. 浙江中西医结合杂志，2023，33（8）：775–777+784.（**通讯作者詹强**）

[261] 申屠嘉俊，张园园，江呈暘，等．詹强“探穴针法”撷菁 [J]. 浙江中医杂志，2023，58（2）：139–140.（**通讯作者詹强**）

[262] 刘晨，詹强，杜红根．膝关节平衡整复法治疗膝骨关节炎的临床研究 [J]. 中国中医骨伤科杂志，2023，31（1）：30–35.（**通讯作者詹强**）

[263] 王睿，詹强，罗华送，等．平秘论指导治疗功能性内科疾病理论初探 [J]. 新中医，2016，48（3）：8–10.（**第一作者王睿**）

[264] 周翔，罗华送，何嘉莹，等．正骨手法治疗颈源性突发性耳聋的随机对照试验 [J]. 中国骨伤，2015，28（1）：62–65.（**第一作者周翔**）

[265] 陈张，王晓东，寇智君，等．理筋手法联合探穴针罐法治疗陈旧性踝关节扭伤的临床研究 [J]. 中医正骨，2021，33（3）：20–25.（**第一作者陈张**）

[266] 陈张，孙佳蕾，王晓东，等．摩伸揉手法联合探穴针罐法治疗陈旧性踝关节扭伤 30 例 [J]. 中国中医骨伤科杂志，2021，29（5）：59–61+65.（**第一作者陈张**）

[267] 陈张，王晓东，寇智君，等．推拿手法联合探穴针罐法治疗陈旧性踝关节扭伤 1 例 [J]. 中国乡村医药，2021，28（14）：43.（**第一作者陈张**）

[268] 陈张，詹强，寇智君，等．詹强教授“三部三层”理论治疗脊柱相关疾病经验 [J]. 浙江中西医结合杂志，2017，27（3）：198+202.（**第一作者陈张**）

[269] 王睿，詹强，孙戴，等．平秘脏腑推拿改善肿瘤患者进食欲望的临床研究 [J]. 中国现代医生，2019，57（14）：128–133.（**第一作者王睿**）

[270] 王睿，詹强．平秘推拿对内科功能性疾病的诊疗意义探析 [J]. 亚太传统医药，2018，14（7）：79–80.（**第一作者王睿**）

[271] 朱博文，袁欣瑶，叶树良，等 . 针刺带脉治疗急性腰扭伤 38 例 [J]. 中国针灸，2022，42（8）：871–872.（**通讯作者杜红根**）

[272] 杜红根，蒋忠，魏晖，等 . 手法结合中药治疗青少年腰椎间盘突出症临床分析 [J]. 中国骨伤，2009，22（4）：253–254.（**第一作者杜红根**）

[273] 杜红根，叶树良，徐金元，等 . 表面肌电图在中医脊柱平衡法治疗青少年特发性脊柱侧凸症中的应用 [J]. 中国骨伤，2013，26（11）：914–917.（**第一作者杜红根**）

[274] 杜红根，魏晖，黄梅珍，等 . 手法治疗高流速型颈性眩晕的随机对照试验 [J]. 中国骨伤，2010，23（3）：212–215.（**第一作者杜红根**）

[275] 杜红根，魏晖，蒋忠，等 . 三种不同脊柱旋转手法治疗腰椎间盘突出症的病例对照研究 [J]. 中国骨伤，2016，29（5）：444–448.（**第一作者杜红根**）

[276] 杜红根，徐金元，蒋忠，等 . 脊柱平衡疗法对青少年特发性脊柱侧凸患者肺功能及表面平均肌电比值的影响 [J]. 中国骨伤，2016，29（4）：316–319.（**第一作者杜红根**）

[277] 杜红根，魏晖，蒋忠，等 . 青少年腰椎间盘突出症的手法治疗及发病因素探讨 [J]. 中国中医骨伤科杂志，2006，14（6）：19–21.（**第一作者杜红根**）

[278] 杜红根，魏晖，蒋忠，等 . 手法治疗青年颈椎病疗效以及抑郁状况评价的临床对照研究 [J]. 中医正骨，2009，21（5）：5–7.（**第一作者杜红根**）

[279] 魏晖，杜红根，叶树良，等 . 脊柱平衡法治疗青少年特发性脊柱侧凸症的随机对照研究 [J]. 中华中医药学刊，2014，32（5）：1070–1073.（**通讯作者杜红根**）

[280] 曹颖，杜红根，乔祖康，等 . 推拿结合肌肉能量技术治疗上交叉综合征临床疗效观察 [J]. 中国现代医生，2020，58（23）：9–12.（**通讯作者杜红根**）

[281] 金昕，杜红根，叶树良 . 沈氏三步法结合五禽戏干预慢性腰痛临床研究 [J]. 新中医，2021，53（17）：169–171.（**通讯作者杜红根**）

[282] 张丽金，陈韶，杜红根 . 耳穴贴压法联合“沈氏”运脾理肠手法治疗儿童功能性便秘效果观察 [J]. 中国乡村医药，2021，28（13）：14–15.（**通讯作者杜红根**）

[283] 谢云兴，吕立江，杜红根，等 . 杠杆定位手法治疗腰椎间盘突出症的临床研究 [J]. 中医正骨，2021，33（3）：1–5.（**第一作者谢云兴**）

[284] 吕智桢，房敏 . 脊柱微调手法治疗非特异性下腰痛 [J]. 中华中医药杂志，2022，37（1）：218–220.（**第一作者吕智桢**）

[285] 吕智桢，孔令军，程艳彬，等 . 基于 CatWalk 评价脊柱推拿干预慢性下腰痛模型大鼠步态行为研究 [J]. 中华中医药杂志，2022，37（6）：3475–3479.（第一作者吕智桢）

[286] 吕智桢，朱清广，孔令军，等 . 手法加载对慢性下腰痛模型大鼠降钙素基因相关肽和神经生长因子的影响研究 [J]. 中国骨伤，2021，34（3）：282–287.（第一作者吕智桢）

[287] 吕智桢，孔令军，姚重界，等 . 基于中医手法镇痛探讨腰痛动物模型选择及应用 [J]. 南京中医药大学学报，2020，36（6）：921–925.（第一作者吕智桢）

[288] 吕智桢，孔令军，房敏 . 触诊在脊柱病“筋骨评估”中的重要性 [J]. 中医正骨，2019，31（5）：18–19.（第一作者吕智桢）

[289] 吕智桢，王晓东 . 仰卧微调手法对椎动脉型颈椎病脑血流的影响 [J]. 浙江中医杂志，2013，48（3）：212–213.（第一作者吕智桢）

[290] 江振家 . 手法松解合颈椎整复治疗颈源性肩周炎 40 例 [J]. 山东中医杂志，2004，23（12）：729–730.（第一作者江振家）

[291] 江振家 . 弹拨手法合定点腰椎斜扳法治疗腰 3 横突综合征 [J]. 浙江中医学院学报，2004，28（6）：58–59.（第一作者江振家）

[292] 江振家 . 摇正拔伸手法治疗神经根型颈椎病 70 例 [J]. 福建中医药，2004，35（6）：14–15.（第一作者江振家）

[293] 江振家 . 手法理筋正脊治疗颈性头痛 50 例 [J]. 中医药临床杂志，2005，17（2）：184.（第一作者江振家）

[294] 江振家 . 正骨推拿手法治疗颈性眩晕临床观察 [J]. 中医药临床杂志，2006，18（6）：540–541.（第一作者江振家）

[295] 江振家，陈文君，胡兴越 . 针刺结合牵正散加味治疗特发性面神经麻痹 30 例临床疗效与神经电生理改变观察 [J]. 浙江中医杂志，2012，47（4）：280–281.（第一作者江振家）

[296] 江振家 . 揉推搬按手法治疗小儿肌性斜颈 30 例 [J]. 福建中医药，2013，44（2）：36–37.（第一作者江振家）

[297] 江振家 . 腰椎定点正骨复位结合针刺治疗腋下型腰椎间盘突出症临床观察 [J]. 辽宁中医杂志，2014，41（7）：1494–1495.（第一作者江振家）

[298] 江振家 . 牵抖摇挎法结合针刺治疗颈源性失眠 60 例临床观察 [J]. 山东中医药大学学报，2014，38（6）：571–573.（第一作者江振家）

[299] 江振家 . 从颈椎关节紊乱的复杂性论龙氏正骨十法的临床应用 [J]. 辽

宁中医杂志，2015，42（1）：86–88.**（第一作者江振家）**

[300] 沈林兴，曹彦瑜，黄耀珍 . 综合运用头针和体针治疗中风后遗症 [J]. 浙江临床医学，2010，12（6）：631–632.**（第一作者沈林兴）**

[301] 沈林兴，黄耀珍 . 推拿配合纳米穴位贴敷治疗小儿先天性肌性斜颈 22 例疗效观察 [J]. 中医正骨，2012，24（5）：49–50.**（第一作者沈林兴）**

[302] 沈林兴，王菊艳，钱丰，等 . 温针灸结合推拿手法治疗寒湿型膝关节骨关节炎的疗效观察 [J]. 中华全科医学，2020，18（2）：303–306.**（第一作者沈林兴）**

[303] 沈志方，沈清河，金月琴，等 . 温针加一指禅推法治疗颞下颌关节功能紊乱综合征疗效观察 [J]. 上海针灸杂志，2014，33（4）：335–336.**（第一作者沈志方）**

[304] 沈志方，边晓东，高峰，等 . 推拿手法对高血压患者血压及血压变异性的影响（英文）[J].Journal of Acupuncture and Tuina Science，2015，13（3）：180–184.**（第一作者沈志方）**

[305] 沈志方，朱高峰，沈清河，等 . 易筋经锻炼配合推拿治疗肩关节周围炎的临床观察（英文）[J].Journal of Acupuncture and Tuina Science，2017，15（4）：285–289.**（第一作者沈志方）**

[306] 沈志方，罗开涛，颜玉琴，等 . 针刺、推拿加康复疗复疗法对痉挛性脑瘫患儿下肢运动功能障碍的影响（英文）[J].Journal of Acupuncture and Tuina Science，2017，15（1）：31–35.**（第一作者沈志方）**

[307] 沈志方 . 推拿联合激光疗法治疗第三腰椎横突综合征 38 例 [J]. 浙江中医杂志，2012，47（8）：571.**（第一作者沈志方）**

[308] 俞年塘，韩为，张玲，等 . 针刺预处理对卒中早期预警的研究 [J]. 中国针灸，2013，33（11）：980–984.**（第一作者俞年塘）**

[309] 俞年塘，许成华，刘颖东，等 . 艾灸配合推拿治疗 0 级糖尿病足疗效观察 [J]. 上海针灸杂志，2016，35（3）：294–296.**（第一作者俞年塘）**

[310] 俞年塘，许成华，鲁静，等 . 印堂穴温针灸配合隔姜灸治疗过敏性鼻炎疗效观察 [J]. 上海针灸杂志，2017，36（11）：1333–1335.**（第一作者俞年塘）**

[311] 俞年塘，刘颖东，熊圣彪，等 . 针刺腹部穴位加推拿治疗腰椎间盘突出症疗效观察 [J]. 针灸推拿医学 . 英文版，2019.17（1）.**（第一作者俞年塘）**

[312] 俞年塘，许成华，鲁静，等 . 艾灸配合推拿治疗早期糖尿病足疗效观察 [J]. 上海针灸杂志，2017，36（12）：1435–1438.**（第一作者俞年塘）**

[313] 许成华，俞年塘，鲁静，等．艾灸、推拿联合心理干预对早期糖尿病足患者的效果观察 [J]. 中国生化药物杂志，2017.37（7）.（**通讯作者俞年塘**）

[314] 许成华，俞年塘，鲁静，等．隔姜药物铺灸配合推拿治疗腰椎间盘突出症的疗效观察 [J]. 上海针灸杂志，2018，37（9）：1059–1062.（**通讯作者俞年塘**）

[315] 许成华，吴云，俞年塘，等．艾灸、推拿联合中药泡足干预早期糖尿病足的临床观察 [J]. 针灸推拿医学（英文版），2018.16（6）.（**通讯作者俞年塘**）

[316] 赵煜，俞年塘，赖忠涛，等．揿针疗法分经论治神经根型颈椎病的临床研究 [J]. 针灸推拿医学（英文版），2020.18（2）.（**通讯作者俞年塘**）

[317] 方秀娟，郑国新，皇甫烨辉，等．热敏灸联合西药治疗糖尿病周围神经病变疗效观察 [J]. 针灸推拿医学（英文版），2020.18（6）.（**通讯作者俞年塘**）

[318] 柯美华，洪银芳，俞年塘，等．丁氏百合安神汤加减联合穴位贴敷治疗忧郁伤神型郁病的临床观察 [J]. 中国中医药科技，2021，28（2）：334–335.（**通讯作者俞年塘**）

[319] 傅瑞阳，李金霞，郭小青，等．液压扩张法配合牵张手法治疗冻结肩临床疗效观察 [J]. 中华中医药学刊，2019，37（4）：925–928.（**第一作者傅瑞阳**）

[320] 傅瑞阳，王娅玲，顾钟忠，等．旋后牵伸法治疗肱骨外上髁炎临床观察 [J]. 中国骨伤，2009，22（2）：102–103.（**第一作者傅瑞阳**）

[321] 傅瑞阳，顾钟忠，王宝虎，等．旋后牵伸手法与内旋伸肘顿拉手法治疗肱骨外上髁炎的临床对比研究 [J]. 中医正骨，2011，23（1）：10–13.（**第一作者傅瑞阳**）

[322] 王仁灿，潘伟江，黄炎洪，等．运用“悬吊牵引床”治疗腰椎间盘突出症临床观察 [J]. 浙江中西医结合杂志，2016，26（11）：1032–1034.（**第一作者王仁灿**）

[323] 王仁灿，潘伟江，黄炎洪，等.45°肩踝悬吊牵引下撞击腰椎疗法治疗L4/L5 椎间盘突出症 150 例疗效观察 [J]. 浙江中医药大学学报，2015，39（11）：829–831.（**第一作者王仁灿**）

[324] 王仁灿，黄炎洪，潘伟江，等.45°肩踝悬吊牵引下撞击腰椎疗法治疗L_5S_1 椎间盘突出症 [J]. 中医正骨，2015，27（8）：51–52.（**第一作者王仁灿**）

[325] 舒剑锋，范炳华，叶树良，等．三部推拿法治疗颈性眩晕技术多中心评价研究 [J]. 浙江中医药大学学报，2016，40（9）：705–709.（**第一作者舒剑锋**）

[326] 舒剑锋，陈舒，李东，等．蛙式扳法结合身痛逐瘀汤治疗骶髂关节紊乱临床效果观察 [J]. 中华中医药学刊，2023，41（2）：189–192.（**第一作者舒剑锋**）

[327] 舒剑锋，范炳华 . 颈性眩晕发病机制研究进展 [J]. 中医外治杂志，2013，22（1）：51–54.（**第一作者舒剑锋**）

[328] 舒剑锋，范炳华 . 范炳华运用三部推拿法治疗颈性眩晕经验 [J]. 浙江中医杂志，2013，48（2）：81–82.（**第一作者舒剑锋**）

[329] 郎伯旭，潘金亮，方震宇，等 . 三步十法检查法在腰椎间盘突出症诊断中的应用 [J]. 中国骨伤，2000（4）：47–48.（**第一作者郎伯旭**）

[330] 郎伯旭 . 屈颈四法在腰椎间盘突出症临床诊断中的价值分析 [J]. 中国骨伤，2001（5）：27–28.（**第一作者郎伯旭**）

[331] 郎伯旭，罗建昌，郎珈望，等 . 微针刀治疗颈源性眩晕病例对照研究 [J]. 中国骨伤，2022，35（2）：153–158.（**第一作者郎伯旭**）

[332] 郎伯旭 . 廖洪税老师针灸经验简介 [J]. 浙江中医学院学报，1994（6）：46.（**第一作者郎伯旭**）

[333] 郎伯旭，刘斯尧，方震宇，等 . 椎动脉分段观点在颈性眩晕发病机理研究中的应用 [J]. 中国中医骨伤科杂志，2010，18（3）：61–62.（**第一作者郎伯旭**）

[334] 郎伯旭，金灵青 . 照海穴在五官疾病中的应用 [J]. 上海针灸杂志，2010，29（6）：404–405.（**第一作者郎伯旭**）

[335] 郎伯旭，金灵青，徐临，等 . 椎动脉病变节段与颈性眩晕发病的关系研究 [J]. 中医正骨，2011，23（1）：14–16.（**第一作者郎伯旭**）

[336] 郎伯旭，金灵青，刘斯尧，等 . 针刺配合常规疗法治疗早期甲型 H1N1 流感的疗效观察 [J]. 中华中医药学刊，2011，29（2）：411–412.（**第一作者郎伯旭**）

[337] 郎伯旭 . 逆行射精案 [J]. 中国针灸，1994（5）：35.（**第一作者郎伯旭**）

[338] 郎伯旭，陈海燕 . 耳穴埋针治疗单纯性鼻出血临床疗效观察 [J]. 中国针灸，1995（2）：19–20.（**第一作者郎伯旭**）

[339] 郎伯旭 . 尿浊案 [J]. 中国针灸，1999（2）：45.（**第一作者郎伯旭**）

[340] 郎伯旭，叶印生，卢伟 . 头针为主治疗功能性不射精临床观察 [J]. 中国针灸，2000（5）：25–26.（**第一作者郎伯旭**）

[341] 郎伯旭，方震宇，柳新端 . 针刺配合手法治疗环枕筋膜挛缩综合征 100 例 [J]. 中国针灸，2003，23（5）.（**第一作者郎伯旭**）

[342] 郎伯旭，金灵青 . 针刺项八穴治疗椎基底动脉供血不足性眩晕临床观察 [J]. 上海针灸杂志，2014，33（10）：890–892.（**第一作者郎伯旭**）

[343] 郎伯旭，罗建昌，王罗丹，等 . 内、外因辩证关系原理在颈性眩晕发

病机制研究中的应用 [J]. 中医正骨，2014，26（7）:70–71+73.（**第一作者郎伯旭**）

[344] 郎伯旭，金灵青，徐文斌 . 头针配合体针治疗原发性不射精症临床观察 [J]. 上海针灸杂志，2018，37（4）：395–398.（**第一作者郎伯旭**）

[345] 郎伯旭，王罗丹，罗建昌，等 . 椎动脉寰枢段因素与颈性眩晕发病的关系 [J]. 中医正骨，2017，29（2）：28–30.（**第一作者郎伯旭**）

[346] 郎伯旭，金灵青，郎珈望，等 .600 例多发性抽动症患儿临床特点回顾性分析 [J]. 中国现代医生，2021，59（5）: 12–15+19+193.（**第一作者郎伯旭**）

[347] 潘丹，金城钟，徐文斌，等 . 醒脑开窍针法结合项八针对脑卒中后睡眠倒错患者夜间睡眠的影响 [J]. 中国现代医生，2021，59（23）:120–123+128.（**通讯作者郎伯旭**）

[348] 何彩娣，郎伯旭，金灵青，等 . 头针联合脑电生物反馈疗法治疗儿童注意缺陷多动障碍：随机对照研究 [J]. 中国针灸，2014，34（12）:1179–1183.（**通讯作者郎伯旭**）

[349] 罗建昌，郎伯旭 . 针刺项八穴治疗枕大神经痛 56 例 [J]. 中国针灸，2020，40（10）：1052–1054.（**通讯作者郎伯旭**）

[350] 罗建昌，王罗丹，徐文斌，等 . 微针刀对颈源性眩晕患者疗效及椎动脉血流动力学的影响 [J]. 中国针灸，2022，42（8）.（**通讯作者郎伯旭**）

[351] 王凌鸿，郎伯旭 . 穴位埋线联合针刺治疗黄褐斑 82 例 [J]. 辽宁中医杂志，2013，40（10）: 2107–2108.（**通讯作者郎伯旭**）

[352] 丁慧敏，郎伯旭，金彩君，等 . 腹针对中风后偏瘫患者上肢运动功能的影响 [J]. 上海针灸杂志，2014，33（4）：306–308.（**通讯作者郎伯旭**）

[353] 罗建昌，郎伯旭，金灵青 . 针刺配合手法治疗“脑外伤后综合征”的临床研究 [J]. 中医正骨，2014，26（7）：13–16.（**通讯作者郎伯旭**）

[354] 罗建昌，郎伯旭 . 项八针配合头部阿是穴留针治疗颈源性头痛临床研究 [J]. 上海针灸杂志，2015，34（8）：758–761.（**通讯作者郎伯旭**）

[355] 王罗丹，郎伯旭 . 超微针刀配合 Maitland 手法治疗膝骨关节炎疗效观察 [J]. 上海针灸杂志，2015，34（12）：1223–1226.（**通讯作者郎伯旭**）

[356] 潘丹，郎伯旭，金城钟，等 . 针刺配合放血疗法治疗脑卒中后感觉障碍疗效观察 [J]. 上海针灸杂志，2016，35（7）：782–785.（**通讯作者郎伯旭**）

[357] 金灵青，郎伯旭 . 脐针“四正位”联合腹针治疗慢性荨麻疹 50 例疗效观察 [J]. 浙江中医杂志，2018，53（4）：276–277.（**通讯作者郎伯旭**）

[358] 金灵青，郎伯旭 .“五门十变”配穴法治疗桡骨茎突狭窄性腱鞘炎 25

例 [J]. 浙江中医杂志，2018，53（6）：457.（**通讯作者郎伯旭**）

[359] 金灵青，郎伯旭，李星辰 . 腹针联合运动疗法治疗中风后痉挛性偏瘫的临床疗效观察 [J]. 中国现代医生，2018，56（13）：94–96+100.（**通讯作者郎伯旭**）

[360] 郎珈望，郎伯旭，罗建昌，等 . 郎伯旭教授运用“项八穴”治疗颈源性疾病临床经验 [J]. 浙江中医药大学学报，2020，44（7）：668–672.（**通讯作者郎伯旭**）

[361] 潘丹，徐文斌，泮金亮，等 . 醒脑开窍针法结合项八针治疗卒中后睡眠倒错临床观察 [J]. 中国现代医生，2021，59（21）：144–147.（**通讯作者郎伯旭**）

[362] 王罗丹，郎伯旭，方震宇 . 项八针联合吞咽康复训练对假性延髓麻痹吞咽障碍患者血清 VEGF、TGF–β1 的影响 [J]. 中国现代医生，2020，58（9）：7–10.（**第一作者王罗丹**）

[363] 王罗丹，方震宇，郎伯旭 . 项八针为主治疗卒中后假性延髓麻痹患者吞咽障碍疗效观察 [J]. 上海针灸杂志，2019，38（9）：953–958.（**第一作者王罗丹**）

[364] 王罗丹，方震宇，郎伯旭 . 项八针联合功能训练治疗脑卒中后吞咽障碍的临床研究 [J]. 中国现代医生，2020，58（8）：19–22+26.（**第一作者王罗丹**）

（四）成果获奖

1. 推拿对颈性眩晕的椎动脉形态学及其血流速的影响，浙江省科学技术奖二等奖（0802116–1）。授予部门：浙江省人民政府。**获奖者：范炳华排名第一**（附图 2–1）

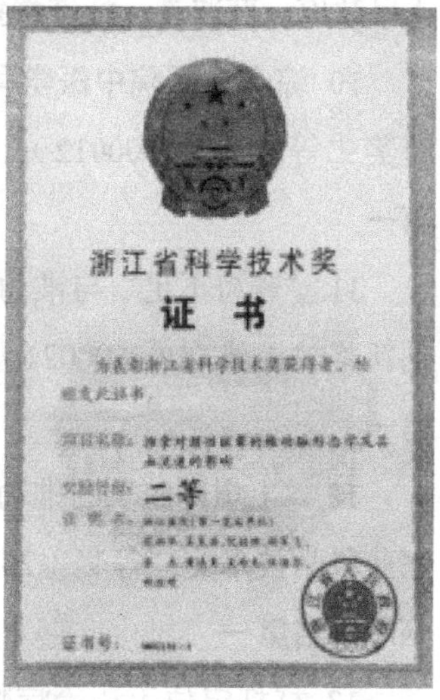

附图 2–1　范炳华　浙江省科学技术二等奖

2. 中老年常见病症的自我按摩保健疗法 VCD 光盘系统，浙江省科学技术进步奖三等奖（0144007）。授予部门：浙江省人民政府。**获奖者：范炳华排名第一**

3. 在城乡社区卫生服务中推拿优势病种及实用手法的优选与推广应用，浙江省科学技术奖三等奖（1203274）。授予部门：浙江省人民政府。**获奖者：范炳华排名第一**

4. 眩晕病推拿干预机制创新研究与应用，浙江省科学技术进步奖三等奖（2018–J–3–094–D01）。授予部门：浙江省人民政府。**获奖者：范炳华排名第一**

5. 中医特色学科推拿学课程建设的创新和实践，浙江省教学成果奖二等奖

（092045）。授予部门：浙江省人民政府。**获奖者：范炳华排名第一**

6. 推拿优势病种诊疗技术（著作），中华中医药学会学术著作奖三等奖（XS201503-14 LC-12-R01）。授予部门：中华中医药学会。**获奖者：范炳华排名第一**

7. 杠杆定位手法治疗腰椎间盘突出症的技术创新及临床规范化应用，浙江省科学技术进步奖二等奖（2019-J-2-035-R01）。授予部门：浙江省人民政府。**获奖者：吕立江排名第一**（附图 2-2）

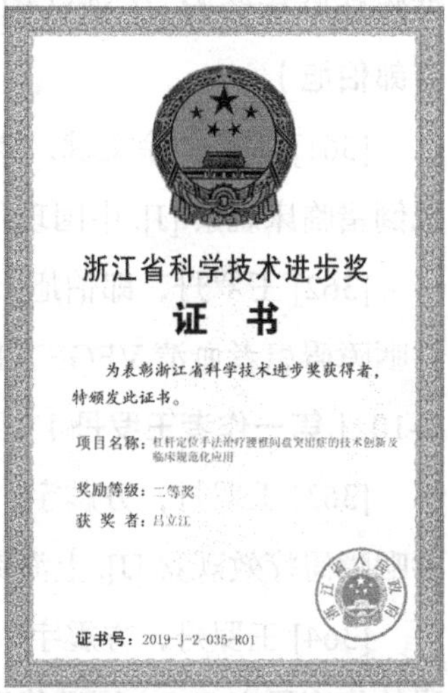
浙江省科学技术进步奖
证　书
为表彰浙江省科学技术进步奖获得者，
特颁发此证书。
项目名称：杠杆定位手法治疗腰椎间盘突出症的技术创新及临床规范化应用
奖励等级：二等奖
获 奖 者：吕立江
证书号：2019-J-2-035-R01
附图 2-2　吕立江　浙江省科学技术进步二等奖

8. 杠杆定位手法治疗腰椎间盘突出症的临床研究，浙江省科学技术奖三等奖（201103220-1）。授予部门：浙江省人民政府。**获奖者：吕立江排名第一**

9. 中医治疗青少年特发性脊柱侧凸技术及表面肌电图对康复评估的作用，浙江省科技进步三等奖（2016-J-3-143-R01）。授予部门：浙江省人民政府。**获奖者：杜红根排名第一**

10. 综合性医院中医学科建设状况及发展研究，浙江省中医药科学技术创新奖二等奖（200500012）。授予部门：浙江省卫生厅。**获奖者：范炳华排名第一**

11. “髓海不足”与椎动脉供血不足的相关性研究，浙江省中医药科学技术创新奖二等奖（200600021）。授予部门：浙江省卫生厅。**获奖者：范炳华排名第一**

12. “上虚则眩”的椎动脉病理机制及推拿手法干预的参数优化，浙江省中医药科学技术奖二等奖（201300037）。授予部门：浙江省卫生厅。**获奖者：范炳华排名第一**

13. 杠杆定位手法治疗腰椎间盘突出症的生物力学指标提取及临床规范化应用研究，浙江省中医药科学技术二等奖（20170030）。授予部门：浙江省卫生厅。**获奖者：吕立江排名第一**

14. 杠杆定位手法治疗移行型腰椎间盘突出症的影像学研究，浙江省中医药科学技术三等奖（20110039）。授予部门：浙江省卫生厅。**获奖者：吕立江排名第一**

15. 杠杆定位手法治疗腰椎间盘突出症疗效评价的多中心研究，浙江省中医药科学技术三等奖（2010013）。授予部门：浙江省卫生厅。**获奖者：吕立江排名第一**

16. 足部反射区推拿疗法对 IL–1 与 IL–6 基因表达的影响，浙江省教育厅科研成果三等奖（浙教科奖 0001733）。授予部门：浙江省卫生厅。**获奖者：詹强排名第一**

17. 足穴推拿疗法对去卵大鼠骨生物力学状态影响的研究，浙江省中医药科学技术创新奖二等奖（200700023）。授予部门：浙江省卫生厅。**获奖者：詹强排名第一**

18. 足穴推拿治疗原发性骨质疏松的疗效观察与作用机制研究，浙江省中医药科学技术创新奖三等奖（200900040）。授予部门：浙江省卫生厅。**获奖者：詹强排名第一**

19. 基于实验与临床验证下“夹胫推肘牵膝法”治疗膝关节骨性关节炎规范化方案研究，浙江省中医药科技创新三等奖。授予部门：浙江省卫生厅。**获奖者：詹强排名第一**

20. 推拿治疗小儿肌性斜颈的推广应用研究，浙江省中医药科学技术三等奖（20130074）。授予部门：浙江省卫生厅。**获奖者：许丽排名第一**

21. 中医脊柱平衡法综合治疗青少年特发性脊柱侧凸技术及表面肌电图在疗效和侧凸进展评估中的应用，浙江省中医药科学技术二等奖（20160025）。授予部门：浙江省卫生健康委员会。**获奖者：杜红根排名第一**

22. 旋后牵伸法治疗肱骨外上髁炎，浙江省中医药科学技术奖二等奖（20110023）。授予部门：浙江省卫生厅。**获奖者：傅瑞阳排名第一**

23. 蜂鹿壮骨胶囊（丸或丹）治疗退行性骨关节病的机理研究，浙江省中医药科学创新奖三等奖（200400045）。授予部门：浙江省卫生厅。**获奖者：傅瑞阳排名第一**

（五）教材专著

1. 新世纪全国整脊医学系列教材《腰椎整脊学》，中国海洋出版社 2009 年出版，**吕立江任主编**

2. 新世纪全国整脊医学系列教材《整脊保健学》，中国海洋出版社 2009 年出版，**吕立江任主编**

3. 全国中医药行业高等教育“十二五”规划教材《推拿功法学》，中国中医药出版社 2012 年出版，**吕立江任主编**

4. 国际高等中医院校系列教材（中英文版）《推拿功法学》，海洋出版社2011年出版，**吕立江任主编**

5. 全国高等中医药院校“十三五”规划教材《推拿功法学》，中国中医药出版社2016年出版，**吕立江任主编**

6. 全国中医药行业高等教育“十三五”创新教材《中医养生保健学》，中国中医药出版社2016年出版，**吕立江任主编**

7. 全国中医药行业高等教育“十三五”创新教材《针灸推拿诊疗基础》，中国中医药出版社2017年出版，**吕立江任主编**

8. 全国中医药行业高等教育“十三五”规划教材《推拿功法学》，科学出版社2019年出版，**吕立江任主编**

9. 全国中医药行业高等教育“十四五”规划教材《〈推拿功法学〉题库》，中国中医药出版社2023年出版，**吕立江任主编**

10. 全国中医药行业高等教育“十四五”规划教材《推拿功法学》，中国中医药出版社2021年出版，**吕立江任主编**

11. 全国中医药行业高等教育“十四五”创新教材《中医养生保健学》，中国中医药出版社2023年出版，**吕立江任主编**

12. 医学专著《腰椎间盘突出症》，上海中医药大学出版社2010年出版，**吕立江任主编**

13. 医学专著《脊柱病中医特色疗法》，中国中医药出版社2023年出版，**吕立江任主编**

14. 新世纪全国高等中医药院校规划教材《中医养生学》，中国中医药出版社2009年出版，**吕立江任副主编**

15. 高等中医院校创新教材《推拿功法学》，人民卫生出版社2009年出版，**吕立江任副主编**

16. 新世纪全国高等中医药院校创新教材《中医气功学》，中国中医药出版社2010年出版，**吕立江任副主编**

17. 新世纪全国高等中医药院校创新教材《中医养生学》，中国中医药出版社2012年出版，**吕立江任副主编**

18. 浙江省重点教材《推拿优势病种学》，中国中医药出版社2012年出版，**吕立江任副主编**

19. 卫生部“十二五”规划教材高等中医药院校教材《推拿功法学》，人民卫生出版社2012年出版，**吕立江任副主编**

20. 国际标准化中医教材（英文版）《Qi Gong in Chinese Medicine》，人民卫生出版社 2011 年出版，**吕立江任副主编**

21. 全国高等中医药院校“十二五”规划教材《推拿治疗学》，中国医药科技出版社 2013 年出版，**吕立江任副主编**

22. 全国中医药行业高等教育“十二五”规划教材《推拿手法学》，中国中医药出版社 2014 年出版，**吕立江任副主编**

23. 全国高等中医院校“十二五”规划教材《中医养生学》，中国医药科技出版社 2015 年出版，**吕立江任副主编**

24. 全国高等中医药院校“十三五”规划教材《推拿手法学》，中国中医药出版社 2016 年出版，**吕立江任副主编**

25. 全国高等中医药院校“十三五”规划教材《推拿治疗学》，人民卫生出版社 2016 年出版，**吕立江任副主编**

26. 普通高等教育中医药类“十三五”规划教材《推拿手法学》，上海科学技术出版社 2019 年出版，**吕立江任副主编**

27. 全国中医药行业高等教育“十四五”规划教材《推拿手法学》，中国中医药出版社 2021 年出版，**吕立江任副主编**

28. 医学专著《图解推拿手法与疾病防治》，辽宁科学技术出版社 2008 年出版，**吕立江任副主编**

29. 医学著作《实用软组织损伤学》，海洋出版社 2012 年出版，**吕立江任副主编**

30. 高等中医院校协编教材《中医气功学》，人民卫生出版社 1994 年出版，**吕立江任编委**

31. 新世纪全国高等中医院校国家级规划教材《推拿手法学》，中国中医药出版社 2007 年出版，**吕立江任编委**

32. 新世纪全国高等中医院校国家级创新教材《中医气功学》，中国中医药出版社 2007 年出版，**吕立江任编委**

33. 浙江中医药大学限定选修课教材《针灸推拿手法基础》，浙江中医药大学出版社 2007 年出版，**吕立江任编委**

34. 新世纪全国高等中医院校创新教材《中医整脊学》，中国中医药出版社 2009 年出版，**吕立江任编委**

35. 新世纪全国高等中医院校规划教材《中医气功学》，中国中医药出版社 2010 年出版，**吕立江任编委**

36. 全国高职高专医药院校规划教材《推拿学》，科学出版社 2012 年出版，**吕立江任编委**

37. 全国高等中医药院校“十二五”规划教材《推拿学》，中国医药科技出版社 2012 年出版，**吕立江任编委**

38. 全国高等中医药院校“十二五”规划教材《中医气功学》，中国中医药出版社 2012 年出版，**吕立江任编委**

39. 全国高等学校卫生部“十二五”规划教材《传统康复方法学》，人民卫生出版社 2013 年出版，**吕立江任编委**

40. 全国高等中医药院校“十二五”规划教材《推拿手法学》，中国中医药出版社 2013 年出版，**吕立江任编委**

41. 全国高等中医院校“十三五”规划研究生教材《推拿学研究进展》，中国医药科技出版社 2018 年出版，**吕立江任编委**

42. 老年人社会体育指导员（一级）培训教材《老年人体育培训》，中国中医药出版社 2014 年出版，**吕立江任编委**

43. 国家卫生和计划生育委员会中医类、中西医结合类住院医师规范化培训“十二五”规划教材《针灸推拿学》，人民卫生出版社 2015 年出版，**吕立江任编委**

44. 全国高等中医药院校“十三五”规划教材《推拿学》，中国中医药科技出版社 2016 年出版，**吕立江任编委**

45. 全国中医药行业高等教育“十三五”规划教材《中医气功学》，中国中医药出版社 2016 年出版，**吕立江任编委**

46. 国家卫生和计划生育委员会“十三五”规划教材《中医养生研究》，人民卫生出版社 2017 年出版，**吕立江任编委**

47. 国家卫生和计划生育委员会“十三五”规划教材《推拿学临床研究》，人民卫生出版社 2017 年出版，**吕立江任编委**

48. 世界中医学专业核心教材《推拿学》，中国中医药出版社 2019 年出版，**吕立江任编委**

49. 住院医师教材《推拿学》，人民卫生出版社 2020 年出版，**吕立江任编委**

50. 医学著作《中国推拿治疗学》，人民卫生出版社 2011 年出版，**吕立江任编委**

51. 医学著作《实用推拿手册》，浙江科学技术出版社 1996 年出版，**陈省**

三等编著

52. 普通高等教育“十一五”家级规划教材《推拿学》，中国中医药出版社2008年出版，**范炳华任主编**

53. 普通高等教育“十一五”国家级规划教材《推拿学习题集》，中国中医药出版社2011年出版，**范炳华任主编**

54. 全国中医药行业高等教育“十三五”规划教材《推拿治疗学》，中国中医药出版社2016年出版，**范炳华任主编**

55. 全国中医药行业高等教育“十四五”规划教材《推拿治疗学》，中国中医药出版社2021年出版，**范炳华担任主审**

56. 老年人社会体育指导员（一级）培训教材《老年人体育培训》，中国中医药出版社2014年出版，**范炳华任主编**

57. 医学著作《肩周炎门诊》(专家门诊丛书)，浙江科学技术出版社2000年出版，**范炳华任主编**

58. 医学著作《推拿优势病种诊疗技术》(第二版)，中国中医药出版社2017年出版，**范炳华任主编**

59. 医学著作《推拿优势病种诊疗技术》，中国中医药出版社2011年出版，**范炳华任主编**

60. 医学著作《推拿养生保健学》，浙江科学技术出版社2012年出版，**范炳华任主编**

61. 医学著作《手到病除6招搞定》(中英文版)，浙江科学技术出版社2016年出版，**范炳华任主编**

62. 医学著作《手到病除6招搞定》(罗马文版)，浙江科学技术出版社2016年出版，**范炳华任主编**

63. 医学著作《椎系眩晕血管病理三维彩色图谱》，人民卫生出版社2017年出版，**范炳华任主编**

64. 医学著作《基层中医药适宜技术丛书》，中国中医药出版社2020年出版，**范炳华任主编**

65. 医学著作《常见病防治与中医药适宜技术》，科学普及出版社2010年出版，**范炳华任副主编**

66. 医学著作《整骨技术图谱》(英译中)，上海世界图书出版公司2019年出版，**范炳华任副主译**

67. 医学著作《詹氏医论》，浙江科学技术出版社2009年出版，**詹强任**

主编

68. 医学著作《詹医师的体质养生课》丛书8册，浙江科学技术出版社2010年出版，**詹强任主编**

69. 医学著作《社区中医药适宜技术推广应用手册》，杭州出版社2012年出版，**詹强任主编**

70. 医学著作《花草浴足》，金盾出版社2013年出版，**詹强任主编**

71. 医学著作《中药做的家常菜》，浙江科学技术出版社2014年出版，**詹强任主编**

72. 医学著作《中国近代牌匾的中医药元素》，浙江大学出版社2019年出版，**詹强任主编**

73. 医学著作《健康宝典》，杭州出版社2019年出版，**詹强任主编**

74. 医学著作《术擅岐黄——杭州市针灸推拿名医经验》，浙江大学出版社2019年出版，**詹强任主编**

75. 普通高等教育"十三五"规划教材《伤科推拿治疗学》，科学出版社2019年出版，**詹强任副主编**

76. 高等医学院校创新教材《治未病概论》，人民卫生出版社2013年出版，**詹强任副主编**

77. 医学著作《浙江中医临床名家 范炳华》，科学出版社2019年出版，**许丽任主编**

78. 医学专著《10分钟穴道按摩》，辽宁科学技术出版社2003年出版，**许丽任主编**

79. 医学专著《10分钟拔罐疗法》，辽宁科学技术出版社2003年出版，**许丽任主编**

80. 医学专著《拔罐排毒一身轻》，辽宁科学技术出版社2007年出版，**许丽任主编**

81. 医学专著《图解按摩治百病》，辽宁科学技术出版社2008年出版，**许丽任主编**

82. 医学专著《推拿养生保健学》，浙江科学技术出版社2012年出版，**许丽任主编**

83. 医学专著《便携式拔罐疗法挂图》，辽宁科学技术出版社2014年出版，**许丽任主编**

84. 医学专著《浙江中医临床名家 范炳华》，科学出版社2019年出版，**许丽**

任主编

85. 医学专著《儿科常见病中医药适宜技术》，中国中医药出版社 2020 年出版，**许丽任主编**

86. 普通高等教育“十一五”国家级规划教材《推拿学》配套教学用书《推拿习题集》，中国中医药出版社 2011 年出版，**许丽任副主编**

87. 全国中医药行业高等教育“十二五”规划教材《小儿推拿学》，中国中医药出版社 2012 年出版，**许丽任副主编**

88. 全国普通高等教育中医药类精编教材《小儿推拿学》，上海科学技术出版社 2013 年出版，**许丽任副主编**

89. 浙江省重点教材《推拿优势病种诊疗技术》，中国中医药出版社 2011 年出版，**许丽任副主编**

90. 全国中医药行业高等教育“十三五”规划教材《小儿推拿学》，中国中医药出版社 2016 年出版，**许丽任副主编**

91. 全国中医药行业高等教育“十三五”创新教材《推拿手法实训教程》，中国中医药出版社 2017 年出版，**许丽任副主编**

92. 普通高等教育中医药类“十三五”规划教材 / 全国普通高等教育中医药类精编教材《小儿推拿学》，上海科学技术出版社 2017 年出版，**许丽任副主编**

93. 普通高等教育中医药类“十三五”规划教材 / 全国普通高等教育中医药类精编教材《推拿功法学》，上海科学技术出版社 2019 年出版，**许丽任副主编**

94. 普通高等教育中医药类“十三五”规划教材《推拿学》，上海科学技术出版社 2019 年出版，**许丽任副主编**

95. 全国中医药行业高等教育“十三五”创新教材《芳香按摩实践》，中国中医药出版社 2019 年出版，**许丽任副主编**

96. 普通高等教育“十三五”规划教材《推拿诊断学》，科学出版社 2019 年出版，**许丽任副主编**

97. 全国中医药行业高等教育“十三五”创新教材《中医预防医学》，中国中医药出版社 2019 年出版，**许丽任副主编**

98. 全国中医药行业高等教育“十四五”规划教材《小儿推拿学》，中国中医药出版社 2021 年出版，**许丽任副主编**

99. 现代学徒制医药卫生健康执业教育系列教材《小儿推拿学》，中国中医药出版社 2021 年出版，**许丽任副主编**

100. 医学专著《中国儿科推拿》，河南科学技术出版社 2019 年出版，**许丽**

任副主编

101. 医学专著《脊柱病中医疗法》，中国中医药出版社2023年出版，**许丽任副主编**

102. 全国高等中医院校精编教材《推拿手法学》，上海科学技术出版社2009年出版，**许丽任编委**

103. 全国普通高等教育中医药类精编教材《推拿治疗学》，上海科学技术出版社2011年出版，**许丽任编委**

104. 全国普通高等教育中医药类精编教材《推拿功法学》，上海科学技术出版社2011年出版，**许丽任编委**

105. 全国中医药行业高等教育"十二五"规划教材《推拿功法学》，中国中医药出版社2012年出版，**许丽任编委**

106. 卫生部"十二五"规划教材/全国高等中医药院校教材《推拿学》，人民卫生出版社2012年出版，**许丽任编委**

107. 卫生部"十二五"规划教材/全国高等中医药院校教材《小儿推拿学》，人民卫生出版社2012年出版，**许丽任编委**

108. 高级卫生专业技术资格考试指导用书《针灸推拿学高级教程》，人民军医出版社2012年出版，**许丽任编委**

109."十二五"普通高等教育本科国家级规划教材《推拿学》，高等教育出版社2013年出版，**许丽任编委**

110. 普通高等教育"十二五"国家级规划教材《推拿学》，中国中医药出版社2015年出版，**许丽任编委**

111. 全国中医药行业高等教育"十三五"规划教材《推拿治疗学》，中国中医药出版社2016年出版，**许丽任编委**

112. 全国中医药行业高等教育"十三五"规划教材《针灸推拿学》，中国中医药出版社2016年出版，**许丽任编委**

113. 全国中医药行业高等教育"十三五"规划教材《推拿学》，中国中医药出版社2016年出版，**许丽任编委**

114. 国家卫计委"十三五"规划教材/全国高等中医药教育教材《小儿推拿学》，人民卫生出版社2012年出版，**许丽任编委**

115. 全国中医药行业高等教育"十四五"规划教材《推拿治疗学》，中国中医药出版社2021年出版，**许丽任编委**

116. 国家卫生健康委员会"十四五"规划教材《小儿推拿学》，人民卫生

出版社 2021 年出版，**许丽任编委**

117. 全国中医药行业高等教育“十四五”规划教材《针灸推拿学》，中国中医药出版社 2023 年出版，**许丽任编委**

118. 上海普通高校“九五”重点教材，高等中医院校协编教材《推拿手法学》，上海科学技术出版社 2000 年出版，**许丽任编委**

119. 普通高等教育“十一五”国家级规划教材《推拿学》，中国中医药出版社 2008 年出版，**许丽任编委**

120. 医学专著《中医药适宜技术应用手册》，科学普及出版社 2008 年出版，**许丽任编委**

121. 医学专著《针灸推拿临床诊疗基础》，中国中医药出版社 2003 年出版，**许丽任编委**

122. 医学专著《健康宝典腰椎间盘突出症》，上海中医药大学出版社 2010 年出版，**许丽任编委**

123. 医学专著《按摩保健法》，辽宁科学技术出版社 2012 年出版，**许丽任编委**

124. 医学专著《拔罐保健法》，辽宁科学技术出版社 2012 年出版，**许丽任编委**

125. 医学专著《椎系眩晕血管病理三维彩色图谱》，人民卫生出版社 2017 年出版，**许丽任编委**

126. 医学专著《范炳华推拿医案精粹》，浙江科学技术出版社 2017 年出版，**许丽任编委**

127. 医学专著《新生儿推拿》，人民卫生出版社 2017 年出版，**许丽任编委**

128. 医学专著《浙江省中医儿科特色技术研究荟萃》，浙江科学技术出版社 2018 年出版，**许丽任编委**

129. 医学专著《中国推拿全书》，湖南科学技术出版社 2018 年出版，**许丽任编委**

130. 医学专著《小儿推拿传世古本集成》，湖南科学技术出版社 2023 年出版，**许丽任编委**

131. 全国中医药高等教育中医骨伤科专业院校规划教材《中医骨伤学发展史》，中国中医药出版社 2022 年出版，**杜红根任主编**

132.《浙江中医临床名家·沈景允》，科学出版社 2019 年出版，**杜红根任主编**

133.《图解颈肩腰腿痛推拿疗法》，人民军医出版社 2016 年出版，**傅瑞阳任编著**

134.《精编临床中医学》，天津科学技术出版社 2018 年出版，**沈林兴任主编**

135. 医学专著《实用针灸推拿临床常见疾病诊治技术》，科技文献出版社 2016 年出版，**郎伯旭任主编**

136. 医学专著《常见疾病中医治疗与康复》，天津科学技术出版社 2021 年出版，**郎伯旭任主编**

137. 医学专著《医海撷英》，天津科学技术出版社 2016 年出版，**郎伯旭任主编**

138. 医学专著《实用针灸特色疗法》，科技文献出版社 2020 年出版，**郎伯旭任主编**

139. 医学专著《新医正骨手法实用指南》，军事医学科学出版社 2014 年出版，**郎伯旭任编委**

140. 医学专著《浙江中医临床名家 – 沈景允》，科学出版社 2019 年出版，**郎伯旭任编委**

141. 医学专著《新编中医学》，天津科技出版 2019 年出版，**郎伯旭任编委**

142. 医学专著《范炳华推拿医案精粹》，浙江科学技术出版社 2017 年出版，**汪芳俊任主编**

143. 医学专著《生活中的中医药》，浙江科学技术出版社 2014 年出版，**汪芳俊任编委**

144. 医学专著《中医药科普大讲堂》，浙江科学技术出版社出版，**沈灏任编委**

（六）发明专利

1. 一种杠杆定位手法治疗调节器，发明专利，专利号 ZL201310581035.4，**第一发明人：吕立江**

2. 一种胸椎复位法治疗调节装置，发明专利，专利号 ZL201410214564.5，**第一发明人：吕立江**

3. 一种杠杆定位手法施力装置，发明专利，专利号 ZL202110147958.3，**第一发明人：吕立江**（附图 2-3）

4. 一种脊柱侧弯矫正装置，发明专利，专利号 ZL202111142643.6，**第一发明人：吕立江**

5. 一种脊柱侧弯测量仪，发明专利，专利号 ZL201911022677.4，**第一发明**

人：**吕立江**（附图 2–4）

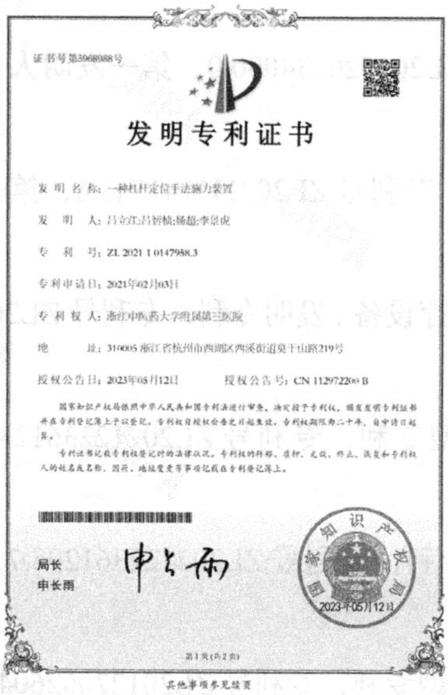

证书号第5968988号

发明专利证书

发 明 名 称：一种杠杆定位手法施力装置

发 明 人：吕立江;吕智桢;杨超;李景虎

专 利 号：ZL 2021 1 0147958.3

专利申请日：2021年02月03日

专 利 权 人：浙江中医药大学附属第三医院

地 址：310005 浙江省杭州市西湖区西溪街道莫干山路219号

授权公告日：2023年05月12日　　授权公告号：CN 112972200 B

国家知识产权局依照中华人民共和国专利法进行审查，决定授予专利权，颁发发明专利证书并在专利登记簿上予以登记。专利权自授权公告之日起生效。专利权期限为二十年，自申请日起算。

专利证书记载专利权登记时的法律状况。专利权的转移、质押、无效、终止、恢复和专利权人的姓名或名称、国籍、地址变更等事项记载在专利登记簿上。

局长 申长雨

2023年05月12日

第1页（共2页）

其他事项参见续页

附图 2–3　吕立江　一种杠杆定位手法施力装置发明专利证书

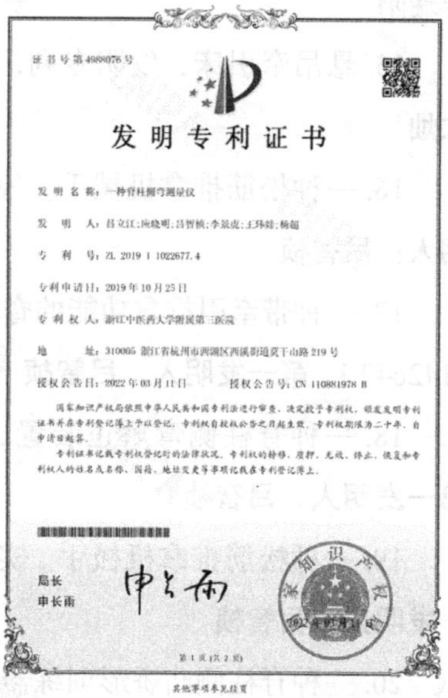

证书号第4988076号

发明专利证书

发 明 名 称：一种脊柱侧弯测量仪

发 明 人：吕立江;应晓明;吕智桢;李景虎;王玮娃;杨超

专 利 号：ZL 2019 1 1022677.4

专利申请日：2019年10月25日

专 利 权 人：浙江中医药大学附属第三医院

地 址：310005 浙江省杭州市西湖区西溪街道莫干山路219号

授权公告日：2022年03月11日　　授权公告号：CN 110881978 B

国家知识产权局依照中华人民共和国专利法进行审查，决定授予专利权，颁发发明专利证书并在专利登记簿上予以登记。专利权自授权公告之日起生效。专利权期限为二十年，自申请日起算。

专利证书记载专利权登记时的法律状况。专利权的转移、质押、无效、终止、恢复和专利权人的姓名或名称、国籍、地址变更等事项记载在专利登记簿上。

局长 申长雨

第1页（共2页）

其他事项参见续页

附图 2–4　吕立江　一种脊柱侧弯测量仪发明证书

6. 一种带牵引推拿功能的脊柱侧弯医疗设备，发明专利，专利号 ZL202111142642.1，**第一发明人：吕立江**

7. 一种模拟杠杆定位手法装置，实用新型专利，专利号 ZL201320343547.2，**第一发明人：吕立江**

8. 一种杠杆定位手法的人体数据采集装置，实用新型专利，专利号 ZL20162071907.5，**第一发明人：吕立江**

9. 一种杠杆定位手法的力学参数与肌电的测试装置，实用专利，专利号 ZL201620712907.5，**第一发明人：吕立江**

10. 一种松筋推拿机械手，实用专利，专利号 ZL202122361298.7，**第一发明人：吕立江**

11. 可调式充气保健枕，发明专利，专利号 ZL201010262206.3，**第一发明人：范炳华**

12. 一种膝关节治疗仪，发明专利，专利号 ZL201510736703.5，**第一发明人：范炳华**

13. 治疗骨关节炎的外用霜剂及制备方法，发明专利，专利号

ZL200910100776.X，**第一发明人：詹强**

14. 一种式气罐灸盒，发明专利，专利号 ZL201521022079.4，**第一发明人：傅瑞阳**

15. 悬吊牵引床，发明专利，专利号 ZL201520134000.0，**第一发明人：王仁灿**

16. 一种松筋推拿机械手，发明专利，专利号 ZL202111141745.6，**第一发明人：吕智桢**

17. 一种带牵引推拿功能的脊柱侧弯医疗设备 . 发明专利，专利号 ZL202111142642.1，**第一发明人，吕智桢**

18. 一种脊柱侧弯矫正装置 . 实用新型专利，专利号 ZL202122361243.6，**第一发明人，吕智桢**

19. 一种松筋推拿机械手 . 实用新型专利，专利号 ZL202122361298.7，**第一发明人，吕智桢**

20. 一种脊柱侧凸矫形训练器，实用新型专利，专利号 ZL201220626049.4，**第一发明人：王晓东**

21. 一种脊柱侧凸矫正和腰椎曲度调节同步实施装置，实用新型专利，专利号 ZL 201621281441.4，**第一发明人：王晓东**

22. 一种胸廓和腹腔压力检测系统，实用新型专利，专利号 ZL201821675143.2，**第一发明人：王晓东**

23. 一种足底筋膜松解训练装置及系统，实用新型专利，专利号 ZL201821281282.7，**第一发明人：王晓东**

24. 一种模拟指拨 / 指揉手法按摩装置，实用新型专利，专利号 ZL201920657519.5，**第一发明人：王晓东**

25. 一种脊柱侧弯牵引床，实用新型专利，专利号 ZL202022394673.3，**第一发明人：应晓明**

26. 一种膝关节治疗装置，实用新型专利，专利号 ZL201520871999.7，**第一发明人：许丽**

27. 一种基于针灸康复用银针收纳存放装置，实用新型专利，专利号 202021582268.8，**第一发明人：郎伯旭**

28. 微针刀，实用新型专利，专利号 ZL202021460196.X，**第一发明人：郎伯旭**

29. 一种微针刀枪，实用新型专利，专利号 ZL202021844649.9，**第一发明**

人：郎伯旭

30. 一种治疗腱鞘炎一次性钩针，实用新型专利，专利号ZL202023013933.4，**第一发明人：郎伯旭**

31. 一种针灸推拿治疗床，实用新型专利，专利号ZL202121085205.6，**第一发明人：郎伯旭**

32. 慢性腰背痛患者腰腹肌辅助训练仪，实用新型专利，专利号ZL202320456436.6，**第一发明人：舒剑锋**